U0341597

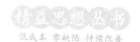

精益思想丛书
低成本 零缺陷 持续改善

Lean Hospitals
Improving Quality, Patient Safety,
and Employee Engagement
3rd Edition

精益医院

世界最佳医院管理实践

（原书第3版）

［美］ 马克·格雷班 著
（Mark Graban）

张国萍 王泽瑶 等译

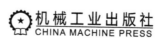

机械工业出版社
CHINA MACHINE PRESS

图书在版编目（CIP）数据

精益医院：世界最佳医院管理实践（原书第 3 版）/（美）马克·格雷班（Mark Graban）著；张国萍等译 . —北京：机械工业出版社，2018.1（2024.6重印）
（精益思想丛书）
书名原文：Lean Hospitals: Improving Quality, Patient Safety, and Employee Engagement

ISBN 978-7-111-58573-2

I. 精… II. ① 马… ② 张… III. 医院 - 管理 - 教材 IV. R197.32

中国版本图书馆 CIP 数据核字（2017）第 288613 号

北京市版权局著作权合同登记 图字：01-2017-3571 号。

精益医院：世界最佳医院管理实践（原书第 3 版）

出版发行：机械工业出版社（北京市西城区百万庄大街 22 号 邮政编码：100037）

责任编辑：冯小妹　　　　　　　　　　　　责任校对：李秋荣

印　　刷：固安县铭成印刷有限公司　　　　版　　次：2024 年 6 月第 1 版第 12 次印刷

开　　本：170mm×242mm 1/16　　　　　印　　张：23.5

书　　号：ISBN 978-7-111-58573-2　　　　定　　价：69.00 元

客服电话：（010）88361066　68326294

当前，医疗组织的领导正在不断改善治疗结果，这需要将精力专注于优化潜在的、可提升的护理流程和领导方式。马克的这本著作针对如何改善工作环境和医疗模式，并达到安全、质优的治疗效果，向我们呈现了一个绝妙的想法。

——昆特·施图德 施图德创始人、首席执行官

2010 年马尔科姆·鲍德里奇国家质量奖获得者

《追求结果：目的、有意义的工作、影响力与结果》与

《最终：追求结果将引领你的公司登顶》的作者

当我们在全美范围内将日本丰田汽车生产体系的方法应用于医疗领域时，马克·格雷班的书如实记录了各个医院的现状与变革。这本书清晰地描述了精益理论的具体细节，并且向读者介绍了由于管理方式改变而带来的困难与挑战。格雷班的书里介绍了许多制胜的法则，而在泰德康医疗集团我们每天都在运用这些法则。我无比希望在六年前就已接触到这本书，因为它本能帮助我们在实现以精益理论为中心的改革征途上避免许许多多的错误。

——涂尚德 医学博士

泰德康医疗集团董事长和首席执行官

马克·格雷班巧妙地在医护机构的日常工作中诠释了丰田生产体系的要义。他引导读者思考医护行业实施向其他行业借鉴的标准化

体系的可行性问题。他用通俗易懂的方式揭开了精益医院成功背后的商业秘密。

——理查德·P. 香农　医学博士、弗吉尼亚大学健康事务

执行副总裁

医护机构的承诺和表现之间有一条巨大的鸿沟。格雷班阐释了医护界如何为患者、股东和付款人三方改善医护质量。

——史蒂文·J. 斯皮尔　麻省理工学院高级讲师、《高速边缘》作者

马克·格雷班孜孜不倦地研究如何在尊重我们所服务的患者和提供优质护理的员工的同时，将精益理论运用到医护领域。他对医护体系的运行方式有着敏锐的洞察力，这对于那些想真正提高医护护理效果的人士来说意义重大。

——特德·伊坦　医学博士

这本书不仅为医学界在提高护理的质量和效率与减少成本方面提供了许多值得借鉴的方法和技巧，同时还提高了所有员工的参与度。马克·格雷班在将精益理论应用到医护领域这一方面经验丰富。他的书为如何将源于制造业领域的概念应用于环境不同的医护领域提供了方法大纲。不要错失这一机会，这本书将让你学习并在实践中应用这些先进的理论！

大卫·迈耶 畅销书《丰田模式（实战手册篇）》和《丰田人才精益模式》合著者

本书所列举的理念是我所见过的加强一线员工的创新能力、主人翁意识和责任心的最有力的工具。在当前日益复杂的医护行业中，所有的领导者都必须读一读这本书。

——布雷特·李　医学博士、FACHE

太尼特保健公司市场首席执行官

医学研究所需要的医护系统是支持不断学习和过程改进的。并且，医学研究所强调浪费是在实现一个高度可靠的、按值定价的医护系统的过程中的基本障碍。精益理论能够有效避免浪费，而结果导向能够确保改革的持续性。避免浪费和员工参与是实现将药品按值定价的关键。在药品的按值定价中，浪费

是确定的、被消除的，同时在一个不断学习的组织中，价值来源于持续的过程改进。本书是理解持续进行过程改进的医护领域中的概念和应用方法的最基本的教科书。并且书中实际的指导和相关的案例也能帮助为顾客消除浪费、增加价值。

——贝弗利·B. 罗杰斯 达拉斯儿童医疗中心首席病理学家
得克萨斯州州立大学西南医学院病理学教授

马克·格雷班的这本书将带你了解什么是精益理论、精益理论能为医院带来什么。自从 2008 年本书出版发行，我已经开始带领我的职员们学习精益法治理医院。每个人都有一本《精益医院》，并且以之为指导手册。我十分期待第 3 版的发行！它是我的治理圣经！

——吉姆·亚当斯 达拉斯儿童治疗中心实验室高级主管

毫无疑问，马克·格雷班在医护行业从事多年，深知在医护环境中贯彻精益哲学、实施精益工具的复杂性。若是想提高在当今医护系统中存活下来的概率，那么就读一读这本书吧。

——迪安·布里斯 艾奥瓦医疗体系精益改进专家

格雷班将精益思想的术语、操作以及工具转化到了医院日常工作和面临的问题中，让人受益匪浅。他写的这本书用大量医院实施精益的真实事例阐释了精益的各大要素。想要体验精益思想益处的人都应该读一读本书。

——大卫·曼恩 《创造精益文化》作者

精益护理现已逐步成为一项全球性的活动。过高的成本、降低患者安全性、浪费患者时间的医疗过失以及普遍存在的低下的管理效率等因素，都是促使医院实施精益管理的原因。用精益术语来说，医院的问题是怎样消除浪费。医护行业虽有别于汽车制造业，但许多医院都发现，丰田生产体系的原则同样适用于医院，并给医院带来了显著的改善。《丰田之路》的两大支柱理念——对人员的尊重和持续改进，同样可以运用于医护领域。但不幸的是，改善的取得仍局限在一些特定的科室，而且难以维持。造成这一现象的原因是"人"这个神秘的因素，丰田对人的理解很透彻。人既是医护行业帮助的对象，又是医护体系的操纵者，而人又不可能是完美的。丰田体系是被设计用来支持人员的发展的，而不是一些固有的技术工具，支持人员的发展要花费一些时间。很多健康顾问堂而皇之地称自己为精益顾问，而实际上却不理解丰田生产模式背后的真正思想。马克·格雷班是个例外。他努力学习哲学并理解了丰田模式的精髓。他把丰田生产模式翻译成了任何健康护理专家都能理解的通俗易懂的语言。

——杰弗瑞·K. 莱克 密歇根大学教授、《丰田模式》作者

赞誉

推荐序

译者序

作者简介

前言

第1章　医院为什么需要实施精益 / 1

实施精益带来的更佳效果 / 1

医院为什么需要实施精益 / 1

一个新的目标感 / 3

精益方法对医疗护理行业并非新事物 / 4

精益一词的起源 / 5

精益管理在汽车制造业外同样有效 / 7

精益方法正帮助医院改进 / 7

医疗护理行业中的问题 / 10

更低成本的高质量服务 / 15

相互联系的利益关系 / 16

部门成功范例：达拉斯儿童医学中心实验室 / 17

从部门到医院和整个组织系统的成功 / 21

结论 / 22

精益课堂 / 23

思考要点和小组讨论 / 23

第2章　精益医院和精益模式下的医疗体系概览 / 25

什么是精益 / 25

精益：大野的定义 / 25

精益思想 / 27

丰田三角模型：工具、文化和管理系统 / 28

"丰田模式"哲学 / 32

精益和其他方法论 / 41

关于精益理论的误解 / 43

结论 / 44

精益课堂 / 45

思考要点和小组讨论 / 45

第3章　价值与浪费 / 47

浪费：具有局部解决方案的全局问题 / 47

更好的目标：通过减少浪费而降低花费 / 47

什么是浪费 / 49

什么是价值？价值从顾客开始 / 50

怎样定义广义价值 / 52

增值和非增值活动案例 / 57

学会识别和描述浪费 / 58

答案并非总很简单 / 72

必要的非增值活动 / 72

非增值的纯粹浪费 / 74

结论 / 75

精益课堂 / 76

思考要点和小组讨论 / 77

第4章　观察工作流程和价值流 / 78

学会观察 / 78

如何找出浪费？亲自去看看 / 78

价值流是什么 / 79

价值流程图 / 80

创建现阶段价值流程图 / 81

未来状态的流程图 / 83

打破孤岛，减少局部优化 / 84

现场观察流程 / 85

产品的活动 / 86

员工的活动 / 91

结论 / 98

精益课堂 / 99

思考要点和小组讨论 / 99

第 5 章 以标准化操作作为精益基础 / 100

有益的标准化：从 171 个表格变为 6 个表格 / 100

标准化操作的必要性 / 100

丰田屋模型 / 101

精益模式概览 / 103

精益基础：标准化操作 / 103

标准化操作的定义 / 104

标准化不是同一化 / 108

谁做谁编制 / 109

考虑任务时长 / 110

基于数据的员工分配 / 111

标准化操作文档类型 / 112

规范日常工作 / 113

明确角色与职责 / 114

标准化工作的快速转换模式 / 116

解释为何使用标准化操作 / 117

标准化操作文档和标准化操作体系 / 118

标准化操作的贯彻：评估与观察 / 119

标准化操作的阻力 / 120

标准化操作未成功执行：询问原因 / 120

适用于医生的标准化操作 / 123

精益理论与工作清单 / 125

引发关注的标准化工作 / 126

标准化工作同样适用于管理者 / 127

标准化操作在培训中的应用 / 128

结论 / 129

精益课堂 / 130

思考要点和小组讨论 / 130

第 6 章 精益方法：可视化管理、5S 以及看板法 / 131

精益不仅是工具，精益工具大有裨益 / 131

通过可视化管理减少浪费 / 131

患者流可视化管理范例 / 133

可视化管理防止流程失误案例 / 134

5S：整理、存储、清洁、标准化和保持 / 136

第 6 个 S：安全？ / 146

看板：一种管理材料的精益方法 / 148

传统材料系统问题 / 149

折中库存 / 151

物资补充中的看板应用 / 153

结论 / 162

精益课堂 / 162

思考要点和小组讨论 / 163

第 7 章 积极解决问题根源 / 164

一场本可避免的关于玛丽·麦克林顿的悲剧 / 164

改善医疗质量，提高患者安全性 / 165

医疗质量提升的文化障碍 / 166

为什么会出现失误 / 167

医疗质量改善的案例 / 169

寻找根本原因，预防失误发生 / 171

权宜之计以及修复问题根源的必要性 / 172

问"为什么"而不是"谁的错" / 174

始于现场 / 175

用简单的方法寻找根本原因 / 176

丰田解决问题的实践案例 / 186

积极使用"失效模式与影响分析"工具 / 189

积极解决险兆（虚惊）近误（Near-Miss）事件 / 190

海因里希安全金字塔法则 / 191

结论 / 193

精益课堂 / 193

思考要点和小组讨论 / 194

第 8 章　**避免失误和伤害** / 195

问题依旧存在 / 195

减少责罚个人 / 196

戴瑞·伊森案 / 196

通过预防差错从源头创造品质 / 198

小心谨慎还不足以避免出错 / 198

为什么百分之百的检查不是百分之百有效 / 199

防错的类型 / 201

通过健全系统来承受失误 / 205

防错，不是防呆 / 206

医院中应用防错措施的实例 / 207

停止生产线（安灯） / 212

检查防错措施 / 214

结论 / 215

精益课堂 / 215

思考要点和小组讨论 / 215

第 9 章　**改善流程** / 217

精益质量，精益流程 / 217

等待：一个世界性的问题 / 217

没有路径的目标有可能适得其反 / 219

着眼于流程 / 219

价值流程应像河流般从容流淌 / 220

工作量不均衡是流程的障碍 / 222

使员工与工作量相匹配，解决工作量不均衡 / 229

改善患者流程 / 232

改善辅助后勤保障部门的流程 / 238

结论 / 247

精益课堂 / 247

思考要点 / 248

第 10 章　**精益设计** / 249

更优化、更迅捷、更低价 / 249

设计未来前，要理解当下 ／ 250

东田纳西州儿童医院的精益设计 ／ 255

阿克伦城儿童医院的综合精益项目交付 ／ 257

总结 ／ 258

精益课堂 ／ 259

思考要点和小组讨论 ／ 259

第 11 章　员工的激励与领导 ／ 260

改变管理模式 ／ 260

主管应扮演何种角色 ／ 263

战略部署 ／ 267

管理中普遍存在的问题 ／ 268

作为管理体系和指导原则的精益 ／ 269

日常精益管理体系 ／ 270

绩效评估 ／ 274

结论 ／ 295

精益课堂 ／ 296

思考要点和小组讨论 ／ 296

第 12 章　从精益开始 ／ 297

我们如何开始 ／ 297

LEI 精益转型模型 ／ 298

我们从何开始 ／ 298

我们以何称之 ／ 303

从持续性改进开始 ／ 303

事项改进 ／ 305

事项改进的缺陷 ／ 307

精益变革项目 ／ 307

精益项目团队 ／ 309

高层的支持和领导 ／ 312

从中层开始 ／ 314

建立范例和路线图 ／ 315

不止于精益项目 ／ 319

精益部门　/ 319

变革管理的重要性　/ 321

精益医院成功案例：艾维拉·麦肯南医院和大学医疗中心　/ 324

结论　/ 332

精益课堂　/ 332

思考要点和小组讨论　/ 333

第 13 章　**精益医院和精益医疗体系的愿景**　/ 334

介绍　/ 334

医院何时才能算是精益的　/ 335

一家精益医院应该是怎样的　/ 336

在一家精益医院中患者会有怎样的体验　/ 337

在一家精益医院工作会是什么样子　/ 338

我们该怎样描述一家精益医院呢　/ 340

总结　/ 344

思考要点和小组讨论　/ 344

过去五年里，我研究了 16 个国家，超过 160 个组织，来寻找"医疗保健领域的丰田"。不幸的是，我还没有找到它。但我已经看到了精益原则在每种类型医疗环境下的合理尝试。自从马克·格雷班的书 2008 年首次出版以来，这是一个重大的变化。随着我们更加了解成功的精益变革，我们就能够确定成功变革的核心要素。

这十分重要。随着美国国民生产总值的 20% 用于医疗保健行业，现在有一个重大问题务必得到解决，否则我们在全球的经济地位会继续下滑，这个问题本可以通过精益思考模式加以避免。其他国家也同样面临着由于日益增长的医疗保健支出而造成的类似的财政重负，没有任何一个国家愿意应对当前的成本曲线和费用难题，然而美国医疗保健的高费用更具显著性。

精益思维改变了所有的"常规医疗保健思维"，这是很好的。因为如果我们想提高患者的价值，我们必须实现医疗行业的全面转型。在这本书里，马克围绕精益的要点提出了新的看法与改进的医疗保健体系案例。

在泰德康医疗集团工作期间，我们运用本书的原理来改良我们的医疗体系。改良从影响各系统（如精益的中心控制室、精益的管理系统、领导工作和其他所需工作）的基本原则开始。正如马克指出的，在实践中学习是十分重要的。另一个重要的概念是"模型法"。模型法有两个不同且相斥的作用。首先，它作为一个测试中心，人们可以试验想法，从失败中学习，并提炼出新的方法。其次，它也是案例展示平台——呈现出你新创造的理想医保方案。它将帮助你传播精益医疗理念与方案。

自从 2009 年以来，我与许多组织在泰德康医疗集团共事（想要了解更多，请查看 createvalue.org/networks/healthcare-value-network/）。极少数证明精益医疗可行的领导者管理着这些组织。当前的问题并不是"精益医疗是否可行"，而是"如何去实施"。好奇的领导者可以去西雅图儿童医院、帕罗奥多医疗基金，或者位于明尼苏达州圣保罗的 HealthEast 看看切实的改变。大家可以前往明尼苏达的 Winona Health Services 去了解如何消除浪费的预算并进行滚动预测，又或者去俄勒冈州的 Salem Health 看看分析与运营团队如何合作来提升患者安全。再次重申，当前问题是你如何实施精益医疗。我相信阅读本书将是一个不错的开端。

马克清楚他要谈论什么。他致力于研究并且将精益理论教授给医疗保健领域的专家们。这本书正是个证明。马克吸纳新的知识和实例，使书的内容更深入，旨在帮助我们提供更低成本和更高质量的患者护理——更具价值的患者医疗保健模式。

但是，你也必须清楚，你不能单单从书本中学习精益理论。书籍创造一个思维框架。然而，唯一真正了解的方法是去到工作的现场，去观察、学习和检验。如果一个管理者没有花费至少 20% 的时间在现场，他将永远无法学会或应用精益。管理者越频繁去现场，消耗在补救问题的时间就越少，因为他们能接收到来自基层患者的投诉和问题。因此，麻烦得以消除并争取到更多的时间来完善工作。

然而这个过程并非一帆风顺。打破医疗保健领域的传统理念相当具有难度：所有事情都由委员会做出决定，那些真正了解问题并且能够提出最佳解决方案的前线工作人员的想法永远受到上层权力的打压。

这本书展示了精益理论的基本要点，并且描述了一些管理方式改变导致的更为艰巨的挑战。《精益医院》是一本包含成功案例的书，这样类似的案例每天都在泰德康医疗集团上演。我希望我在 2004 年就阅读了这本书，因为这样我们就可能避免了在泰德康医疗集团的精益转型过程中犯下的一些错误。

这种新型的思维模式加上精益模式的管理技巧可以减少失误、提高质量，使其成为可以将更多时间用于患者护理并缓解矛盾的关键。这些改进方案将会造就更为优质的服务质量，并会实现更低的费用支出，换言之，使医疗保健更具卓越的价值。这也正是我们的患者所期望的。

涂尚德，医学博士，首席执行官

泰德康医疗集团

｜译 者 序

　　受邀翻译和修订《精医医院》第 3 版中译本之时，适逢在哈佛大学开展合作研究和学术交流工作的几年中，我们的跨国合作团队也将 MAYO、MGH、UCLA 等世界级医疗体系的卓越管理实践经验陆续引入中国，介绍给国内读者和医疗专业管理人士。更欣闻近十年来已出版的《向世界最好的医院学管理》《精益医院》等中译本总计重印 40 余次，成为卫生部干部指定用书，以及医院管理专业学位、医院院长和医疗组织治理高级研修班教材，传递着关于梅奥诊所百年品牌组织模式创新和口口相传的医道与管理故事，以及关于全美医院精益运作系统的经验，也欣悉有超过百所的中国医院发布学习经验，并成为政府部门和医院主体相关改革实践和政策借鉴依据。《完美处方》则是关于 UCLA 医疗体系的世界级客户体验的领导力教程，是科学研究和资金运作、组织治理和创新交织的真实案例。这三部关于医院管理的姊妹著作向中国读者完美诠释着世界级医疗组织治理、制度建设和护理系统中任何一项重大突破都离不开科学精神和管理精髓的有机碰撞。

　　中国医疗体制改革方兴未艾，具有非营利组织性质的医院进入医疗组织治理和模式创新的现代医院管理制度变革的破冰阶段，是中国医疗整体改革的症结和突破口。当受邀为诸个省市级政府建言推进医院改革和现代医院管理制度的政策和方案意见时，一方面包含了医疗组织治理和创新模式的系列对策，即组建公立医院管理委员会等外部和区域政府治理体系，逐步探索理事会决策的院长负责制和医学与行政负责人分设等自主治理结构和机制，推进政府推动的垂直医联体的集团化建设和商业推动的专业医联体，探索医院主体多元化改革，推进智能医疗的创新模式和第三方医疗管理服务合作模式，坚持患者至上理念和推进医疗安全体验服务，缓解医患矛盾，打造医疗品牌；另一方面也包含了可落实的利益相关主体对医疗改革和医院组织治理工作的措施，即推行精益医院管理，将精益思想和标准化系统工具应用于医院管理，规范和控制医护管理质量和流程，降低费用支出和经营成本，提高医疗质量和效率，提升医疗服务能力，提升良好社会效益。相关研究和实践经验显示，医疗支出 1/3 是浪费支出项目，其中低效服务超过 15%，不必要服务超过 25%，而所有医疗事故中 40% ～ 70% 是可以避免的。通过创新流程提高医疗质量，从而减少事故，缩短就医时间，在降低风险的同时保证医疗安全和质量。通过精益的理念和工具为医院更接近完美的医疗服务目标提供极大的帮助。通过推进精益管理，控制浪费支出和低效及不必要的服务实现节约和效率的共同推进，既可以放宽我国医院管理中的实际招标工作的尴尬限制，也可以落实国家对医疗、医药、医院改革政策中规定的关键 KPI 指标。

当医院拥有世界一流的医生和一流的诊疗手段，而绩效系统指标却表现不佳，满意度普遍不尽如人意，完全破碎或损坏的管理流程和进程，以及不断增长的来自外部的压力与挑战都凸显了实施精益的必要性。"精益"是一个过程改进的方法论，更是一种领导风格和一套管理体系。一个"精益模式下的医院"要求其领导者具有谦逊的态度和谦卑的胸怀、好奇和追求创新的心态，以及一种管理风格，以此管理风格能够允许和促进医疗服务各方面的再创新进程，并且创造出可持续改进的组织文化。"精益"探索范围从精益医院扩展为精益模式下的医疗体系。

精益是一种能够改变医院组织和管理方式的哲学。精益医院管理以提高服务质量，增强患者满意度，帮助员工实现自身价值为发展目标，医院运行过程始终致力于提高效率并降低损耗，而这一原则也顺应组织自身发展原动力。如同生物进化永无止境，精益的过程永不停歇，在持续改进过程中，精益理念渗透到组织的每个角落，使组织发展不偏离方向。

精益是一个无尽的旅程，使领导者与管理者有机会接受并发掘流程的不完美，意识到任何出色的工作都仍有提升空间。精益结构是不同管理层级间的信息流动和反馈回路，工作质疑在解决问题过程中得以验证。精益框架中的工作并非为"所做之事"，而框定为"应做之事"。区分行动（所做之事）和价值（对患者有助之事）是精益实施历程中的关键步骤。

精益管理作为一种科学管理方法论和指导原则，能够为员工和医生提供支持，清除障碍，有效解决医院管理体系的共同问题，即不同部门、不同职能领域管理方法和风格的极大分歧或成百上千的小困扰，通过消除"可避免"的失误使医护人员行动更迅速，有力削减护理成本，提高员工工作热情，从而提高工作效率和医疗服务质量。

精益是一种系统，能够在较长一段时期里增强医院组织性——降低成本和风险，促进成长和规模扩张。精益医院在管理体系中引入分层审查和标准化作业检查、适时有效的表现评估、平衡计分和公开的测评、每日面向主管或同事的站立会议和建议分享、在官僚制度和完全失控的变化间维持平衡的标准化管理建议方式，以及持续改进的流程和可视化追踪的建议管理。

本书原作第 1 版获得 2009 年新乡奖之研究著作类奖（2009 Shingo Research and Professional Publication Prize），第 1 版出版六年后，原著第 2 版在中国重译，其间在北美大陆形成了医院精益再造的热潮。不少医院通过自身精益改造，提升了工作效率，减少了工作失误，改善了医疗环境，提升了患者满意度，增强了员工忠诚度，降低了运营成本。精益医院不仅造福了患者，也造福了医院和员工，一定程度上优化了美国医疗环境。

此次出版的是第 3 版译本，尤其增设了"精益设计"的独立章节，其相关理念和实践已被医疗机构及其缔造者和开发者欣然接纳，"精益设计"着眼于医疗空间、服务流程和工作效果的同时，改进和共同设计的循环精益，不仅涉及建筑师、医生、患者和员工等所有利益相关者，而且将设计参与进程提前至空间移交前。新版还进一步强化了以标准化操作作为精益管理基础，论述了通过清除浪费以减少交货时间保证最高质量、最低成本和最优传输，实现精益管理的目标。标准化操作、平准化、持续改进作为精益模型三大核心准则，支撑着消除浪费、准时实时、尊重员工和患者、保证质量的理念。医疗事件中，人为的失误不可避免且难以消除，但可以消除医疗体系中那些使失误更容易发生的问题。为改善医疗质量，提高患者安全性，降低医疗事故率，积极主动寻求解决问题根源，新版还介绍了如积极使用"失效模式与影响分析 FMEA"工具、积极解决险兆近误（Near-Miss）和虚惊事件、关注海因里希安全金字塔法则等。

书中涉及组织战略、精益服务管理、医疗科学等专业知识，翻译团队由南开大学中国公司治理研究院、南开大学商学院、哈佛大学医学院、防灾科技学院、南开大学外国语学院、天津中医药大学、天津眼科医院等相关研究人员和医疗实践管理人员组成。第 1 版翻译的人员包括张国萍、郭婧、王泽瑶、黄卓、王维刚、田博、郝朋、张志龙、田雨、卢会会、冯雷、刘娲路、赵璐、聂晓黎、雷笑瑜、魏珊和李修等。第 2 版重译校译的工作人员包括郭婧、王泽瑶、田博、贺敬豪、王溪亭、张迎迎和杨燕爽等。第 3 版翻译和校译成员包括王泽瑶、饶骁、史林之、赖定坤、任佳元、时元皓、张艳慧、王敏行和朱婧等。本人组织并参加全部阶段的翻译工作，并统校全书。感谢华蕾、冯小妹等出版社编辑。

译著得到本人主持的国家自然科学基金"公司治理中高管层决策神经机制与治理评价研究"（71172216）、国家自然科学基金重点项目子课题（71132001）、教育部社科研究规划基金（07JA630073）、中国博士后科学基金面上及特别课题（20100470156、2012T50023）、哈佛大学和美国国家经济局 NBER 合作研究课题，以及长江学者和创新团队发展计划的支持。

如何向拥有世界 1/4 人口的中国提供精准和成本较低廉的医疗服务一直是难解之题，如何提高患者对中国医改的受益度和感知度成为当前医院管理制度改革的现实之题。当今中国基本医疗体制改革中，医院自身的精益再造势在必行。中国正面临医疗组织改革与体制多元化的新趋势，需要战略层面的制度和政策设计，优秀的运行模式、制度操作及流程运作等对医疗组织发展具有重要意义。本书是关于医院流程管理的先进理念和实践经验的手册。书中通过采用"精益"管理的医院为实例，对比医院实施"精益"管理前后的不同运作方式，展示了"精益"的价值和巨大魅力。本已久负盛名的诸家国外医疗机构，在实现"精益"转型之后，剔除了传统管理中的累赘和不适时宜，不仅实现了医院运转效率的提高，更重新强化了医疗组织理念的坚持。在中国，即使是行业翘楚的医院，在管理理念和方式方法方面仍显露出明显不足，人治的管理色彩仍然浓厚，科学有效的管理缺失，专业医院管理人才队伍相对医疗组织的需要堪称零储备，流程设计的系统性、连贯性和有效性都具有很大的改进空间。促进精益工程方法引入医疗领域，革新医疗组织的核心理念，推动精益管理成为中国医院管理的新风尚，是译者的初衷心愿。

因时间和能力限制，译稿难免存在疏忽和文误，欢迎有共同意愿的管理专家和医疗领域专家学者及实践管理者来信交流（nkcorgov@163.com）。

张国萍　于南开园
中国管理现代化研究会公司治理专业委员会秘书长
社会神经科学学会中国分会理事
管理科学与工程学会神经管理与神经工程研究会常务理事
2017 年 9 月

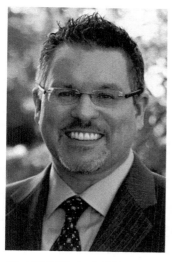

马克·格雷班（Mark Graban）是国际认可的精益医疗专家，是世界精益医疗保健组织的顾问、建立者、主要发言人和博客博主。马克与乔·斯沃茨合著《改善医疗：前线人员参与可持续提升》一书。他曾两次（由于本书和《改善医疗》）获颁申冈研究和专业出版奖。

马克是一名资深顾问和变革推动者，他具有工业和机械工程学背景，并在麻省理工学院斯隆全球领袖计划中获得了工商管理硕士学位（MBA）。在进入医疗健康领域之前，他已在汽车（通用汽车公司）、电子（戴尔公司）、工业产品（霍尼韦尔公司）等多个行业中践行了精益理念。在霍尼韦尔公司，马克被看作黑带级的"精益专家"。

自 2005 年 8 月以来，马克一直致力于医疗健康领域，在北美和英国的委托机构为医学实验室、医院以及初级护理机构培训精益队伍。马克希望运用精益理论和丰田生产系统理念来改善护理质量和患者安全，提高客户或患者的体验，促进医学专业人士的发展，帮助建立强大的组织。

2009 年 6 月～ 2011 年 6 月，马克在精益企业学院（Lean Enterprise

Institute，LEI）担任高级研究员，这是一个非营利教育组织，是精益领域中的主要组织。除了这个角色，马克也是北美医疗健康组织网络联盟合作项目的通信技术主任，是 LEI 和泰德康医疗集团的合伙人。同时，马克是 LEI 和泰德康医疗集团的教师。

2011 年 6 月，马克加入 KaiNexus 软件公司帮助他们实现持续发展的目标。同时，他也在路易斯 H. 巴茨患者安全基金的董事会任职。

　　做本书时，我从内心感到无比荣幸。真的很难想象，我离开了供职十年有余的制造业，随后转行进入了医护行业。在西北大学读本科时，我学的是工业工程，这个专业基本上都是与工厂生产和业务问题打交道。然而，就像冥冥之中有预兆一样，大四时我在当地的一家血液储存和配送机构做小组项目研究。在当时看来，对于一个"机械出身"的人来说，这份差事实在是有些不太对口。然而我怎么也没有想到，十年以后我会再次和血库打上交道。当我在 2005年进入医护行业时，我也没有想到我会又花 10 年（这个数字还在不断增长）和大家一起致力于改善医疗卫生现状。

　　在 2005 年，甚至当这本书的第 1 版在 2008 年问世的时候，医护行业的引领者和专家们大多数都对精益（Lean）几乎一无所知。在那个时期，大家都在怀疑精益到底能不能在医护行业有所作为。十年过去了，人们对精益的意识明显比以往更强，以至于精益由于变得太过时髦反而带来了一些风险，人们也许仅仅只是肤浅地认为精益是一种当前的"时髦语"，而不会深入地对其研究，更不会在结构化的试验和反思过后，将其付诸实践。精益虽然很强大，但它并不能很快地就轻易解决当前医护行业存在的弊病。已经有很多成功的故事，验证了精益确实能够在医护行业有所作为。现在，关键的问题变成了"我们如何帮助尽可能多的组织机构也能像精益一样成功"。

　　我个人的经历有点类似于精益思想运动和工业实践。我是如何做到这一点，从制造业过渡到医疗卫生行业的呢？我希望你能让我稍微沉浸在自传之中，也希望你能在自己的组织机构和职业生涯里看到和我类似的地方。

我在"汽车之城"底特律附近长大，多少有些排斥在汽车制造行业就职。但我还是（通过校园招聘）在通用汽车公司旗下的一家工厂上了班。其实，通用真正吸引我的地方是它声称自己的管理体系采用了戴明管理哲学。在父亲的引见下，我曾见过威廉·爱德华·戴明博士本人，也许我还是唯一一个在寒假里津津有味地拜读他的大作《走出危机》（*Out of the Crisis*）的大学生。但很不幸的是（也是很具讽刺意味的），戴明管理哲学只是贴在墙上的一句空口号而已，因为通用采取的其实还是传统的汽车制造业管理方法——比起丰田的理念还是相去甚远（丰田理念深受戴明哲学的影响）。

作为一名21岁的工程师，我发现在通用的工作环境下，管理层对员工大吵大嚷、威逼恐吓，对他们的建议置若罔闻，还把他们视为问题的源头（员工被不公平地贴上了"懒惰"和"粗心"的标签）。在那里我第一次听到了"看看你把脑子带来了没有"这样的话，其他员工也都被这么批评过。其实，大多数员工都十分关心质量，并对自己制造优质凯迪拉克发动机的工作感到十分骄傲，但是管理者却要求他们不惜一切代价保持生产线的运行。如此一来，在这种陈旧的体系下，生产比质量优先，管理层和员工两方都受到了伤害。

这段经历让我认识到此家工厂的问题并不是员工的过错，而是管理体系有弊端。并不是说哪个管理者是坏人，而是他们所学习的管理体系和预期目标有问题。目睹了众多不满的员工后，我能够深刻地理解那些受到不公正对待的员工，无论他们身在何处任职。我们产品的质量、成本和生产力都不尽如人意，没人知道我们厂还能再维持几年。陈旧的管理方式已不再能给工厂带来效益。

我在大学的时候就涉猎过丰田和戴明管理哲学，但在通用汽车工作的时候，我从几位优秀的导师那里亲身学到了这方面的知识。作为一次教学机会，那些专家把我带到他们的部门，让我们看到了那些充斥浪费和问题的设备。我们细心观察流程并与员工交流。我的导师向我们说明了事情的原委，然后我们实行了一些局部的调整与改善，但是任何的改善对整体环境而言都无济于事。

由于管理方法和生产结果远远达不到预期要求，我们厂的经理最终被公司撤了职（撤职的原因更多的在于生产结果而不是管理方法）。新任经理拉里·斯皮格尔是一位杰出的领导，他曾在加利福尼亚州通用—丰田合资公司里接受过丰田生产体系的培训。如果你上网搜索的话，会听到他在"美国生活播客"电台节目中谈论一些关于新联合汽车制造公司的事情，这真的是一档很好的电台节目。

刚来的几个月里，他花了大量的时间独自一人在工厂里面巡回视察，并且时不时地停下来跟员工攀谈。他想亲眼看看工厂的弊病，并借此让员工知道他已知晓病根所在。斯皮格尔向全厂 800 名员工宣布，厂子不景气不是他们的过错，而在于工厂的管理系统。现有的管理系统有待变革，如果大家都参与进来的话，工厂就能改头换面。于是，原来指责员工的现象就渐渐消失了。

在焕然一新的领导层和精益专家队伍的率领下，我们对员工进行了多次培训，并和生产工人一起推行了不少改进措施。在几年的时间里，我们厂从美国最差的汽车制造厂家（我们经理是这么说的，他有数据为证）跻身汽车制造业前1/4 的行列。这真的是一次伟大的转变。但是令人遗憾的是，工厂在通用破产的余波中面临倒闭。这警示我们就算拥有了精益的运营方式和管理文化，也很难拯救那些积重难返、商业模式存在严重问题的企业。

在我的导师、通用汽车公司的史蒂文·庄的劝导下，我离职参加了麻省理工学院制造业领导者项目。在那里我学习了有关精益的课程，并有幸结识了精益大师詹姆斯·沃麦克。在本科毕业之后，我在亚利桑那州凤凰城工作，并加入了一个名为"维利精益社团"的非正式组织。这个社团由一群来自不同公司的精益爱好者组成，社团成员每个季度聚会一次，交流经验、走访企业。有一次，我们参观了位于斯科茨代尔的一家医院。这家医院的急诊部实施了精益的管理方法。自大四那次实习以来，那是我头一次见到医护行业实施工程界管理理念的案例，这着实激发了我的兴趣。不久之后，我的妻子在得州找到了一份新工作，我也就只好另谋他处了。

那时，强生公司正在为旗下的临床诊断公司（Ortho Clinical Diagnostics）的咨询机构 ValuMetrix 服务集团招聘顾问，我很幸运地接到了他们的录用电话。强生临床诊断公司是一家帮助医院学习和执行精益及六西格玛管理理念的机构。到目前为止，我做的这份在医院开展精益管理的工作是我所见过的最有价值、最令人激动、最让人满足的工作。尽管这个工作做起来并非一帆风顺，但做任何有价值的事情都会面临挑战。

在新工作中我惊奇地发现，医院里与工厂中人员的沟通交流和互动是相似的。或许这一点根本就不足为奇，毕竟，人与人都是一样的嘛。医学技术人员说管理者从来都不听取他们的意见，也不知道问题出在哪里。这话我记得产业技术人员也曾经说过。意见箱被上了锁，钥匙谁也找不到。在运作流程方面，人们也是出了问题打补丁，从不停下来彻底解决以绝后患。医院里同样也有心力交瘁、不再热爱工作的员工。有时候让人痛心的是，在医院里同样存在为了员工的利益而改善管理体系的动机。

然而，与工厂不同的一点是，医院还有帮助患者的动机。在医护领域，医生们兢兢业业、救死扶伤。许多杰出的人才为患者全力以赴、大胆突破。我丝毫没有不尊重这个领域的意思，但是医院的管理体系真的已经崩溃了。因此，我们需要医护人员加入，一起合作实施精益的管理方法。精益能够帮助他们，让他们有更多的时间做救死扶伤的本职工作，花更少的时间解决问题、应对挫折。要实现这种结果单靠精益思想家和流程改善方面的专家是不够的，改善医护系统最有潜力和行之有效的方法就是改变医护人员现行的工作方式。但我们也不能责怪他们之前没有走精益这条路：医生们没接受过多少流程改进培训，就像我没接受过解剖训练一样，药剂师不懂库存管理，我也不知道怎样配制静脉注射液。为了实现上述结果，我们必须齐心协力，抛开自我的一面（如果需要的话），乐于做到知之为知之，不知为不知，找出一条将我们的知识结合起来的途径。

本书面向医院或医护领域的广大领导者、管理者、医生和员工，旨在为他们解答"什么是精益"这一问题。著书之时，我们假设医护领域的读者已知晓自己的问题所在，而且正在寻找对策。因此，书中就没有全面地记录患者和医院面临的所有问题，而只是捕捉了一些能用精益解决的弊病（同时也突出了一些精益力所不能及的难题）。

尽管如此，我还是尝试着为不熟悉医护行业的读者们总结了一些该领域的主要问题。读者当中肯定不乏和我一样从制造业转行从事医护行业改革的同仁，我希望本书能让你们坚定信心，只要尊重医院环境的不同之处，你们的方法和经验就能对它们有帮助。医院有别于工厂，它们肩负着救死扶伤的使命，并不以盈利为首要目的（当然，在实施精益转型之前，许多工厂都被经营得好像不是以盈利为首要目的一样）。

本书并不是一部详细地教授如何操作某个精益工具的做法指南。目前已有的5S、看板（kanban）及其他医院适用的精益工具的好书有很多，比如Productivity出版社的"现场"（Shopfloor）和"操作员"（Operator）系列丛书。其实精益工具都是一样的，关键问题在于为什么要选用这些工具，要着力改变的是什么。这个关键问题才是本书的焦点。2011年我们也出版了一本关于精益工具的医疗工具书，同样与大家分享泰德康医疗集团、西雅图儿童医院、丹佛医院和弗吉尼亚梅森医学中心的经验。

本书将研究视野限定在医院范围内，并未涵盖医护领域的各个方面。一一列举每个精益实施的例子是不可能的，因此，在书中没有提到某个科室或患者治疗程序并不意味着在这个科室或者程序中就不能实施精益。医护领域上下都存在着各种形式的浪费，精益方法在医疗保健、疾病预防和初级护理机构中都能应用，但这些内容，包括初级护理、急诊医学以及其他更多的特定情形均不在本书的讨论范围之内。

以一种线性的结构来创作这本书非常具有挑战性，因为精益管理理念本身就是互联互通、相互渗透的。我希望本书能给你带来启发，激励你去行动、去学习、去和同行交流经验（和教训），也向医护行业外的其他人学习。

感谢所有在工作中帮助我和教导我精益理念的导师：希德·希迪奇、格伦·爱尔默、里奇·拉赫纳、保罗·谢尔、P. L. 歌德渥、布莱克·海蒂、迈尔·桑塔雷利、马克·斯皮尔曼、斯坦·格什温以及史蒂夫·格雷夫斯。

感谢帮我引荐 Productivity 出版社的迪安·布利斯。迪安是我博客（www.leanblog.org）的忠实读者，他对我在医院的工作很了解。在他的帮助和支持下，本书才得以问世。

感谢 ValuMetrix Services 的领导和同事们的支持和帮助。感谢里克·马利克、史蒂夫·弗里德兰、乔·安·赫加蒂、杰米·迈里斯、奥黛丽·内博尔、路易斯·雷夫特罗、肯·雷帕吉、莎娜·帕杰特、诺卡·索尔达那、切坦·舒克拉以及苏珊·萨伍兹，感谢你们的帮助、建议和鼓励。能成为这支志在改善医护业的强大队伍中的一员，我感到十分荣幸。感谢每一位队友和所有曾效力于这支团队的同事。感谢你们为我们现在和未来的成功打下了基础。本书有些案例不是来自我的亲身经历，在这里，我也感谢其他辛劳的精益同仁为我提供了这些经典的案例。

感谢特丽萨·摩尔、艾米·西格曼、特拉维斯·比米什、斯科特·奥文登、玛尔塔·卡塔夫、吉姆·亚当斯、李·弗雷德、特德·伊坦博士、安德鲁·卡斯尔、乔·斯沃茨、巴特·赛勒、迈克尔·伦巴德、大卫·迈耶、杰米·福林奇鲍夫、葛温德林·格斯沃斯、奈达·格兰登以及诺曼·博德克，感谢你们对本书草稿的校对和建议。特别要感谢杰夫·马林和布莱恩·伦德，感谢二位对精益的早期应用和医护行业产业内培训方法论的辛苦研究。还要感谢迈克·弗罗布莱夫斯基，本书中1922年亨利·福特和一家"精益医院"的精彩案例就是由他提供的。特别感谢被誉为"世界上第一位精益牙医"的萨米·巴赫里医生，他的牙科医院开创的精益工作给了我很大的启发。感谢我优秀的客户、领导以及项目组成员，特别是吉姆·亚当斯、贝弗利·罗杰斯博士、斯蒂芬妮·米切尔、马克·普尔博士、罗宾·奥尔德雷奇和基姆·莫里斯，没有你们的帮助和奉献，本书就不可能问世。能与你们共事、为你们的重要使命提供支持，我感到万分荣幸。另外还有许多和我一起工作的同事，他们也给了我很大的启发，空间所限，在此就不再一一提名，敬请见谅。有时候，我也未能践行书中所写的领导方式，在此，我请求各位原谅。

万分感谢谢利尔·芬斯克，感谢她帮我编辑本书，助我潜心写作。还要感谢策划编辑克丽丝·麦德南斯基，感谢她提供给我这次著书的机会，并在交稿之际助我抚平心境。感谢发行人莫拉·梅、编辑劳拉·佐博尔，感谢她们的支持和帮助。

自从本书第1版出版后的3年多来，我有幸同精益企业学院——一家非营利研究教育组织一同工作。我有幸成为创建医护价值网络工作的一员，北美各大医院纷纷加入这一旨在通过精益理论改善自身工作，同时互相学习，并与医护界共同分享经验的合作组织。感谢海伦·查克和涂尚德博士的指导与鼓励，并且感谢整个团队给了我能充分利用各种有利条件的机会。我也要感谢这个网络组织中富有开创精神的领导：杰克·比利博士、迈克尔·迪图特博士、迪恩·格兰勒博士、杰夫·纽维斯博士、巴布拉·宝奇、保罗·莱维、爱丽丝·李以及埃米尔·罗宾，当然还有许多应该感谢的人。

感谢我的父母鲍勃·格雷班、马琳·格雷班，感谢他们的爱和支持，特别感谢他们助我完成了从小学到研究生的教育，感谢他们一直以来为给我创造机会所付出的牺牲。

同样感谢亲属查理·戈伍德、黛比·戈伍德，感谢他们分享给我的爱。感谢他们将女儿让我抚养。感谢我的妻子艾米，谢谢你无尽的爱与支持。在爱情和友谊之外，你精湛的技术、聪明的头脑和成功的事业一直激励着我。能够和你结为夫妻，我感到万分骄傲和幸福。感谢你为本书出版给予的支持。

医院为什么需要实施精益

实施精益带来的更佳效果

"精益"是一个过程改进的方法论，更重要的是，精益是一种领导风格和一套管理体系。自从 20 世纪 90 年代开始，尤其是在过去的 10 年间，各大医院和医疗体系都已经开始接受并使用了精益模式。精益模式虽然是一种强有力的改革方式，但它并不是一剂速效药。精益提倡新型的思维方式、不同以往的组织文化、变革需求，以及各级员工的参与。在这个更为宏大的框架下，所实施的实践方法和工具都将引领医护组织不断发展，从而在世界范围内相关领域取得更佳的评估绩效，诸如更好地保障患者的安全、优化服务质量、减少等待时间和成本，并且提升医护组织成员的士气。

实施精益不是一年或是短短几年改进的工作，而是一种方法。在这个方法下，精益要求组织和成员能够勤勉地实践，不断地提升和学习。精益并非指做到完美无缺或者毫无浪费，因为没有任何一个组织能够达到这样的要求。因此，一个"精益模式下的医院"要求其领导者有谦逊的态度和谦卑的胸怀、好奇和追求创新的心态，以及一种管理风格，以此管理风格能够允许和促进医疗服务各方面的再创新进程，并且创造出可持续改进的组织文化。

医院为什么需要实施精益

大野耐一作为丰田生产模式创始人之一，他曾写下过组织必须"从需求出发"和"需求与机遇始终同在"。2014年，约翰·舒克，精益企业研究院的首席执行官和第一位受聘于日本丰田汽车的美国人，曾指出我们要始于思考和询问，"改变的目的到底是什么，以及我们设法要解决什么问题？"医学博士涂尚德，泰德康医疗集团（威斯康星州）的前董事长，他强调了"实施精益必须着重对组织至关重要的问题"。

如今，医疗健康领域绩效系统指标表现不佳，满意度普遍不尽如人意，这就凸显了实施精益的必要性。同时，医院也受到了不断增长的来自外部的压力与挑战。虽然说医院做了包括救死扶伤在内的许多美好之事，但是来自一个名牌大学医院的一位高层领导却感叹并道出了他们所面临的内在挑战——"我们拥有世界一流的医生、一流的治疗手段，却拥有完全破碎和损坏的管理流程和进程。"

这种被称作"精益"的方法何以能帮助医疗组织呢？每每听到这个词，人们或许都会抱怨说他们已经人手不足了（因为他们将"精益"理解成其日常的字面意思，即减员），并且已经尽力工作了。放心，这里提到的"精益"方法并非指大规模裁员。过失是"可避免"的，这种提法也许会招来怀疑，因为广大员工和医生坚信他们已经做得非常认真了。其实，医院采用精益理论并不是希望大家通过更加认真工作来提高医疗质量，而是让大家通过行动得更迅速来提高效率。

精益是一套工具、一种管理系统以及一种能够改变医院组织和管理方式的哲学。精益是一种方法学，能够通过减少过失和等待时间使得医院提高为患者提供医疗服务的质量。精益是一种方法，能够为员工和医生提供支持、清除障碍，使他们专心提供医疗服务。精益是一种系统，能够在较长一段时期里加强医院体制——降低成本和风险，同时保证促进发展和规模扩张。精益同样有益于消除各个孤立部门之间的隔阂，使医院不同科室之间能够为患者利益而更好地协作。

精益理论下的医疗系统尊重并且支持员工：

- 关注他们的安全与幸福感。
- 确保他们得到工作所需。
- 用完善的管理体系来治理员工。
- 不以解雇来减少成本。
- 不要使员工压力过重。
- 防止人员冗余。

- 在员工需要的时候给予帮助与支持。
- 让员工做有意义的工作。
- 充分发挥员工的潜力。
- 鼓励员工不断进步。

有人或许会问，精益理论是如何帮助解决那些日常琐碎问题的呢？这些问题可是相当多的委员会和团队都曾尝试尽力解决的。相对而言，精益的不同之处在于——这种方法向人们展示了如何看到过程的细节，如何在工作进行的实际地点依靠从事该工作的人来解决问题，而非依靠专家来告诉他们究竟去做些什么。精益帮助领导认识并了解到，问题并非出在员工个人身上，而出在管理体系本身。而精益管理法正是能够通过细小的、可管理的"订正"（bites）来修正和改进管理体系。精益管理法还需要员工不断地通过进修和专业培养，在提高个人素养的同时，满足医院及其管理体系的要求。

一个新的目标感

医护行业被一种重要的使命和强烈的目标感所驱使。日常问题、浪费和不入流的流程妨碍了医护行业从业人员真正想做的事情：尽最大可能向患者提供优质的护理来保持其健康。这些问题使人们在时间安排上措手不及，妨碍了他们为临床护理提供护理环境。

圣伊丽莎白医院（荷兰，蒂尔堡）的骨科医生以及首席医务人员雅各布·卡隆博士是精益理论的主要倡导者。在 2009 年荷兰医护座谈会上，他的陈述题目是"精益与关爱……不可能的任务？"对于圣伊丽莎白医院而言，减少浪费的重要动机就是为临床医生腾出更多的时间。这些时间不仅用来优化临床护理积极回应患者的需求，也是为了他们所描述的"爱心护理"。当护士不再争先恐后地寻求支持与药物，他们就能把时间用在与患者交流、回答问题以及缓解患者在住院时可能产生的焦虑。

在 2015 年，卡隆博士说过："目前，我们对于自己和同事的要求在随着医院的成长而不断提高。以我作为一名大夫对我自己的要求，如同整形手术和医疗专家对质量与安全的精益求精，精益理论也依旧在影响着我的工作。"

精益方法对医疗护理行业并非新事物

相比于精益理论不久前刚正式地被应用于医疗领域，早在一个世纪以前，它已经被应用于工业工程领域（也就是我们通常所说的医疗领域的管理工程学）来改进医院了。

因电影《儿女一箩筐》（*Cheaper by the Dozen*）而被众人所知的弗兰克·吉尔布雷斯（Frank Gilbreth）和莉莲·吉尔布雷斯（Lilian Gilbreth）是 19 世纪末 20 世纪初的两位原始效率（original efficiency）专家，他们的很多理论都影响到了后来精益学的发展。在他们本职工作之外，吉尔布雷斯夫妇出版了很多涉足医药领域的研究成果。他们是最早提出"工业工程理论"（industrial engineering method）可被应用于医院的人之一。吉尔布雷斯夫妇研究中有一项创新便是在手术中安排一名护士听候调遣，为外科医生传递医疗器械，这样外科医生就不用再浪费时间从患者身上离开转而做这些事情了。这是一种更好的方式，今天的人们已经认为这是理所当然的了。

亨利·福特于 1922 年写到，其曾致力于将自己的生产方式应用于密歇根州迪尔伯恩市的一家医院。福特说："在现有的管理体制下，根本无法确定医院到底是为患者还是为医生而存在……医院的目标应该是摒弃这些做法，把患者的利益放在首位……在一般的医院里，护士必须进行一些无用的步骤。她们把更多的时间花在了走路而不是照顾患者上。迪尔伯恩市这家医院的设计将省去这些步骤。每一层楼都自成一体，就像在工厂中努力消除多余的动作一样，我们也努力消除医院中的多余动作。"几乎一个世纪之后，护士依旧把大量的时间花费在处理那些无关紧要的事情上而不是亲临患者床边。直到精益理论的应用，医护不仅仅依赖几位专家，精益理论让每位工作人员各司其职，精益求精。

丰田在精益推广中的角色

丰田汽车公司有时会被认为是"发明精益生产的公司"。从 1945 年起，丰田公司在数十年中开发出了丰田生产体系（Toyota Production System，TPS）。一家企业要想发明并改进一种新的生产体系绝不能一蹴而就，同样，一家医院要想换成精益管理也绝非易事，因为改变老旧的思维套路和机构文化均需要时间。其实，"丰田公司发明了精益方法"这种说法并不完全准确，因为丰田曾向许多公司学习，并从中受到启发，比如亨利·福特的早期著作、19 世纪苏格兰的自助作者塞缪尔·斯麦尔斯以及美国超市的经营尝试。丰田也深深地受到了爱德华·戴明博士的影响，正如 1991 年的丰田董事长所说："戴明博士对我们的每一天都有着重大影响，戴明就是我们管理的核心。"

丰田公司虽然有很多方面是从福特体系借鉴而来，但其创造了自己的体系，发明并使用了符合自己需要和情况的各种模式。对医院来说，遵循丰田公司的模式是非常重要的，即向他人学习，并据此开发出能够解决本医院问题的模式。向其他医院（以及其他医疗护理行业的精益公司）学习是很重要的，而不是盲目效仿他人的做法。精益更多的是一种思维的过程，而不仅仅是一个用来执行的任务清单。1945 年，丰田公司开始着手改进质量，同时提高生产效率、削减成本，当时公司现金流很紧张，而且在日本汽车市场只占有小部分份额。危机和困境迫使丰田公司进行创新和改革，但当时它并没有开始着手去创造生产体系。直到 20 世纪 80 年代早期，丰田公司才开始编撰其生产体系的细节。诺曼·博德克（Norman Bodek）是首批到日本进行学术访问的美国人之一，他将被誉为丰田生产体系之父的大野耐一（Taiichi Ohno）和新乡重夫（Shigeo Shingo）的著作译成英语并发行出版。

弗吉尼亚梅森医院的首席执行官盖里·卡普兰（医学博士、美国内科医师协会会员、美国医疗实践执行委员会会员、美国内科医师执行委员会会员）曾说："如果你的领导认为这仅仅只是另一个提高手段，或是一个项目或者只是一次创新，那么你将永远无法实现这种管理方法的目标——在长远范围内成功。因为这种管理方法并不是在我们现有基础之外的增补工作，而的的确确是我们的工作。如果医疗体系中的每个人都能理解并坚持'患者优先'的指导原则，那么我们就能学会从长远的角度思考问题……完善的医疗体系是我们的追求而不是我们的终点。因此，清楚地认识到我们每天为了什么而前进这一点至关重要，而这也是医院领导者们所需要搞明白的。"

精益一词的起源

上文中我们通过丰田公司的案例演示了精益的相关概念。精益一词是由乔恩·克拉夫茨克（Jon Krafcik）所创的，他是麻省理工学院国际机动车项目（International Motor Vehicle Program）的成员。该团队由詹姆斯 P. 沃麦克（James P. Womack）、丹尼尔 T. 琼斯（Daniel T. Jones）和丹尼尔·鲁斯（Daniel Roos）带领，主要研究 20 世纪 80 年代晚期的全球汽车业，希望寻找出究竟是何种做法让日本获得了如此之成功。通过研究，他们否定了其假说的正确性，即所有的日本汽车制造商做事的方法都不同——方法基本都是丰田式的。他们创造"精益"一词用以描述一种运用现有资源的一半就能实现预定目标的管理体系（丰田公司的）：这些资源包括物理空间、工人劳动、资本投资和库存，同时，次品和安全事故的出现次数也减少到远远低于现在水平一半的程度。该词虽然描述的是结果，但是在英语中同样可用于描述方法。最近几年，通过应用"以精益模式起步"的概念，无论是刚刚起步的公司，还是大公司都成功研发出了新型产品和服务。

"精益理论"无论是在医疗体系中，还是在不同类型的组织中都取得了成功，这是因为这些组织所关心的问题都是一样的，它们都要关注企业服务的安全性、现金流、顾客的满意程度和产品或服务的质量。目前，从某种程度上来说，各行各业都开始运用精益模式和精益理论来进行公司管理。大到占据主导地位的美国咖啡供应商星巴克、加拿大的提姆 – 荷顿咖啡，再到军队、政府机构、航空公司、软件公司，小到零售商、学校和银行，它们都在运用精益模式。

位于加州的丰田大学在近几年培养出了许多令人欣赏的学生。而拉斯维加斯警署就从中获益，谁能想到源自车间的解决问题的方法能够帮助拉斯维加斯警署更有效地管理监狱呢？一位丰田大学的教练在一节技能训练课结束后说道，"我注意到的是人类行为上的共性，而这些共性恰恰是每一家公司所面临的问题和挑战。"每个人都面临着要解决的问题，而我们都在为更好地领导和管理员工而寻找着方法。

精益方法最早在汽车产业得到了推广。丰田公司管理方法的成功得到了广泛关注，更加重要的是，广大汽车生产厂家纷纷强烈地意识到改革的必要性。西方汽车制造商通常只专注于效仿那些容易用肉眼看到的工具和实践方法，比如看板卡（kanban card，一种将库存移至装配线上的方法）。即便丰田公司通过出版物和开放参观（甚至允许竞争对手参观其工厂）来分享他们的方法，肉眼看不见的管理系统也难以效仿（现在依然如此）。其他汽车制造商并不想质疑他们现有的管理系统和思维过程，采用一种类似看板的工具或者声称"我们正在实施精益管理"是很容易的，但要将丰田模式转变得完全适用于自身的需要却很难。那些说自己正在实施精益管理的医院应该反思，它们是否正在使用临时的精益方法，它们是否接受完整的管理系统和精益文化。

精益管理在汽车制造业外同样有效

随着精益方法在其他制造行业的应用，该方法最终在汽车制造业之外传播开来。制造商还逐渐了解到精益方法不只是一种生产体系，它还是一种商业体系，囊括了将一件产品投入市场的所有方面，包括设计、供应商管理、生产以及销售。举例来说，丰田产品开发系统（Toyota Product Development System）之所以著名，是因为它将新车投入市场的速度为其美国竞争对手的两倍（只用一半时间，用麻省理工学院的定义来讲，确实"精益"）。

由于各种类型的组织（包括医院在内）都会关注现金流、顾客满意度和质量，精益方法和哲学正在为人们所用，至少一定程度上，在一些银行、软件初创公司、航空公司、政府机构，以及美国（星巴克）和加拿大（提姆－荷顿）的主要咖啡销售商。

坐落于加利福尼亚州的丰田大学已经将这些来自工厂的问题处理方法教授给了一些特殊的学生，如洛杉矶警署等。这些方法可以帮助洛杉矶警署更有效地管理监狱。一位丰田教师上完培训课程之后说道："我看到了人类行为中的一种共性，这种共性存在于某些公司都会面临的问题和挑战之中。"这个共性也存在于各个医院之中。我们都面临着一些问题，都在寻求更高效的管理方法。

精益方法正帮助医院改进

很难精确指出医院是何时开始跨行业寻求精益思想的。在密歇根汽车制造商的帮助下，一些医院于 20 世纪 90 年代开始在一些案例中试用精益方法。西雅图儿童医院的精益之旅可以追溯到 1996 年早期同曾任职于波音公司的琼·韦尔曼顾问的讨论。2001 年，《今日美国》（USA Today）对一项由罗伯特·伍德·约翰逊（Robert Wood Johnson）基金会开展的研究做了报道，该研究在各个医院中寻找那些与其他医院行事迥然不同的院领导。该基金会执行副总裁刘易斯·桑迪（Lewis Sandy）说："我们想看到一个医疗护理行业的丰田。这已经是医护业的壁垒之一。没有人能指着一家医疗机构说，'那便是努力的方向'。"动机很明确，即各个医院必须透过自己的同行看到这些广泛存在的系统问题并寻求解决办法。

如今，"医护业的丰田"到底存在吗？如今有没有这样一所医院，它只花其他医院一半的成本，同时又比其他医院少一半的缺点呢？一些医院已经在这个方向上取得了一定的进展，并且世界上有很多精益方法对医院起到积极作用的例子。例如，精益方法已经将中心静脉置管相关的血液性感染减少了76%，与此感染相关的致死率减少95%，同时为医院节省了将近100万美元的开支——宾夕法尼亚州，阿勒格尼医院（Allegheny Hospital）。

安全和质量

- 减少了院内感染的情况，挽救了57条生命，缩短了患者在重症监护室的时间，在两年时间里为医院节省了500万美元的成本——宾夕法尼亚大学医疗中心。
- 将慢性阻塞性肺病（COPD）患者的再入院率减少了48%——匹兹堡大学医学中心，宾夕法尼亚州，圣玛格丽特医院。
- 将下跌减少了22%，成本缩减超过50万美元——北加利福尼亚，汉诺威地区医疗中心。
- 在过去的两年内将试验地区的压迫溃疡减少了56%，同时在整个系统里减少了30%——密苏里，BJC医护中心。
- 在过去的12个月里，在4所医院里共减少了87例由于充血性心力衰竭引发的再入院，节省了83万美元——加州的4所医院。
- 将脓毒症的死亡率从24%减少到9%，将每例病症的平均成本从15 772美元减少到12 771美元——伊利诺伊州，普莱森斯医护中心（Presence Health）。

等待时间与住院时长

- 将整形外科手术的患者等待时间从14周减少到31个小时（从电话询问至进行手术），住院病人满意程度中的"非常满意"从68%提高至90%——

威斯康星州，泰德康医院。

- 将患者滞留时间减少 29%，同时避免了新建急诊科的 125 万美元投入——南达科他州，艾维拉·麦肯南（Avera McKennan）。
- 将结肠镜检查的等待时间从 6 个星期缩短到了 24 小时，与此同时将每位病患的成本减少了 9.5%——加利福尼亚，帕拉奥图医疗基金会。
- 将患有心房颤动的患者在 40 天内的治愈率从 11% 提高到 94%——明尼苏达州，伊斯特健康（HealthEast）。

流程

- 到了 2004 年，在未增加任何职员与仪器的情况下将临床试验出结果的周转时间缩短了 60%；2008 ～ 2010 年，在其现有基础上又将时间缩短了 33%——内布拉斯加州，阿勒格特医护。
- 将医疗器械的净化和灭菌循环时间减少了 54%，与此同时，将其工作效率提高了 16%——加拿大安大略省，金士顿综合医院。
- 将晚期手术从 50% 减少到了 30%，将重新安排手术时间的情况从 20% 减少到 4.4%，同时将每个月进行的手术数量从 329 增加到 351——纽约卫生和医院集团。
- 将手术室的周转时间从 60 分钟缩短到 30 分钟，对其利用率从 25% 增加到 65%，并且在试验地区实现了 100% 的准时开始——中国，广东省中医院。

满意度

- 将患者及家属对新生儿重症监护病房的满意度从 45 个百分点提高到 99 个百分点——印第安纳波利斯，圣弗兰西斯医护中心。
- 将患者的满意度从 63 个百分点提高到 87 个百分点，在加州 170 个医疗组织中连续两年蝉联第一——加利福尼亚，萨特古尔德医学基金会。
- 在短短 4 个月内将 ED 患者的满意度从 5 个百分点提高到 98 个百分点（入院到会诊的时间从 67 分钟缩短到 18 分钟）——田纳西，夏季区域医疗中心。

利润

- 在过去 7 年中底线利润约为 2 亿美元，同时在 2011 年的大学医护系统联盟的各个学术医护机构中，实现了从观察到预期最低的死亡率，并且避免了裁员——科罗拉多州，丹佛卫生医疗机构。
- 通过精益管理模式的改善避免了 1.8 亿美元的资本支出——华盛顿，西雅图儿童医院。
- 营业毛利增长率 44%，从 2011 会计年度的 1.70% 增长到 2014 会计年度的 3.06%——明尼苏达州，伊斯特健康（HealthEast）。

医疗护理行业中的问题

在更进一步讨论精益理论以前，让我们从一个符合精益理论要求的方式开始：首先明确医院和医疗系统正尝试解决的问题是什么。医院面临的是许许多多长期的问题，以至于我们无法在此一一列举。精益理论不仅仅是要解决医护体系里的单单一个问题，而是要解决关键的战略性问题，同时医院每天又被成百上千的琐事困扰着。在医护体系下的一些系统的问题是十分重要的，但是这是在精益理论体系之外的，例如保险系统的功能紊乱。与其只是讨论遥不可及的政治解决方案，我们不如立即采取行动，对当下进行改进，无须考虑各国的支付体系。如果我们今天就开始学习并采取行动的话，我们就能做得到。

您的医院中存在这些问题吗？

- 由于不恰当的预订导致物资配送延迟。
- 获取物资时混乱不堪。
- 物品因制作不当而被其他科室退回。
- 员工操作新型设备有困难。
- 有限的储藏空间利用不当。
- 没有使用安全设备。
- 小伤小病不上报。
- 没有遵循正确的流程。
- 员工流失。

● 员工推卸责任——让别人去完成自己的任务。

以上是不是现代医院存在的问题？没错，但是这些问题早在 1944 年就已经存在了，美国产业内培训项目［US Training Within Industry（TWI）Program］中曾记录这一点。美国产业内培训在第二次世界大战结束后便终止了，于是这些方法从各医院和工厂中消失了，但是这对丰田公司和精益方法的发展产生了非常重要的影响。

各个医院常常会面临同样的问题，因为它们往往是基于同样的模板设计而成。各家医院的物理格局也拥有极其相似的特征，这通常是一个对医院并没有深入了解的人所设计的，并且采用同样的范式和类似的教育来开发运作流程，或者说运作流程是在不受结构限制地自生自灭地发展。效仿其他医院及其"最佳惯例"虽然可以改进自身，但是如果我们能够采用精益的概念以一种全新的方式看待运作流程，激励员工发现何为多余并对此提出见解，我们就能获得更大的进步。在精益方法的思维体系中，我们必须放开思想，认清问题，这是改进整个流程的第一步。

当被问到进行改革需要什么时，医院职工们可能会回答："我们需要更多的资金、空间和人力！"而考虑到预算问题，这些都是不可能的。虽然说增加人力能够促进改革，但我们依然生活在一个资源有限的世界中，护士、医疗技术专家和重要的临床专业人士极度匮乏。如果我们无法获取更多的资源，再努力的工作通常也只是杯水车薪。拥有精益思维的管理者不会将医院中的问题归咎于工作懈怠上面。我们必须改进医院运作体系，在新的体系下，人们也许可以付出更少的劳动，因为工作会变得简单，结果却会得到改进。

已故的米歇尔·特劳特（Michel Tétrault），医学博士，曾担任圣博尼费斯综合医院（温尼伯，曼尼托巴）的执行董事。同时，他也是一位伟大的精益理论的领袖。在 2010 年，他指出三件事让他夜不能寐，它们是：

● "如何找到充足的劳动力来帮助那些来到我们医院的患者"，因为我们现在面临的情况是日益加剧的人口老龄化现状和从各个医院岗位退休的人们。

● "医疗花费的持续性缺口是全世界所面临的现象。这不仅仅是美国或者是加拿大的问题，因此我们都要思考，该如何解决它。"

● "我们的患者、我们的社区和我们的资助人，无论他们是私人资助者还是公共资助者，他们都在审查我们的医护服务是否安全、是否可靠，我们取得的成就到底如何。"

精益理论将会帮助我们解决这些问题。正如特劳特所说，"无论如何，我们都要想方设法来证明我们会实现更高的价值，并且在保证合理的成本下，我们会提供更加安全而又值得信赖的医护服务。"

价格压力与成本挑战

医疗保健成本在急剧上升，美国医疗保健的保险费用以比通货膨胀率还要高的比例增长着。比如在 2012 年，医疗保健的开销占美国 GDP 的 17.9%，数额达到了每年 2.8 万亿美元。美国的人均消费是世界上最高的，并且要比同等工业化国家高出许多。这种高花费虽然确确实实带来了大量的创新和技术，它们改进了护理质量，挽救了更多生命，但是这种成本提高似乎不是可持续发展之举。

为了应对不断上升的成本，支付者（政府或者个体支付者）常常采取削减报销的方式，以达到控制成本的目的。在这个过程中，它们改变的是支付的价格，而不是体系中潜在的成本。不幸的是，由支付人下调价格也可能引发医护组织不正当的成本削减，从而导致裁员、企业倒闭、服务品质下降或者是降低至社区护理的水平。在成本未减少的情况下降低价格将会损害到医院的营业毛利，这会导致未来的医疗投资减少，危害到医院未来的利益，除非整个医疗系统利用精益理论的方法来降低成本。

在一些国家，除非医疗服务的实际效率能够得到提高，否则降低政府在医疗方面的预算意味着减少医疗服务。精益方法并非通过大幅度削减支付款或者减少护理服务的提供来减少开销，而是使我们真正降低提供护理服务中的实际成本，为我们的社会提供更多的服务和医疗护理。采用精益方法的医院避免了高成本扩张，从而节省了上百万美元，这样的医院让社会花销更少，却提供了同样甚至水准更高的医疗护理服务。

削减价格还迫使一些医生到市场中寻找患者，选择脱离医疗护理和医疗补助体系或者不再为这类机构接诊新患者的美国医生人数就证明了这一点。单边大幅度削减价格的行为更像汽车制造三巨头供应商管理实践的老一套，它们往往每年都要求供应商降低价格。这些供应商很多被挤兑到了破产的边缘或者被迫使着降低质量。

相比较而言，精益理念（正如丰田公司所诠释的那样）是顾客和供应商之间的合作关系，通过两者共同努力，从而找到降低实际成本的方法。节省的成本是双方共享并受益的，正如丰田公司同其供应商那样，它们在一种相互信任及长期合作关系的氛围下一起运作。在医疗保健领域，消费者和服务提供者应当致力于形成一种像丰田公司与其供应商的关系，而不是压榨他们的供应商——各大医院和医生。在美国的一些州和波多黎各，大型医疗保险公司的关联公司直接与医院联手致力于提高精益程度，并共享所节省的成本。

精益方法指导各个公司：价格由市场决定，提高利润率的一条途径是削减成本。医护领域是一个与众不同的又高度制度化的"市场"，但精益理论在这里依然是适用的。该观念面临着"成本加成"一说，即我们首先要考虑自身的成本，然后基于我们期望的利润率来定价。而现实是，无论是制造商还是医院，大部分企业都没有根据自我意愿去定价的市场实力。许多医疗体系将重点放在了通过在与支付者（他们也在尝试占据主导地位）博弈的过程中占据优势地位，从而谋求公司发展和提高市场份额上。

一些较大的医疗体系有更多的机会通过改进流程、提高质量来降低成本，或者想方设法在服务中增加价值，这样市场的支付期望就会提高。不管医疗保健市场有多么不健全，我们也不应该只是关注我们的所得有多么不公平，而是更应当关注我们能控制的事情——我们的成本。一项研究估算，一所医院 13% 的成本源自"医院控制范围内无效的实践行为"；而其他的相关研究估算，结果则接近 20%。

应对人力短缺

各大医院都普遍深受人员短缺之苦，尤其是缺少护士、药剂师和医疗技术人员。在美国，2008 年护理人员岗位的空缺率平均达到 8.1%，预计到 2015 年空缺职位将增长到 260 000 个。2010 年，有 34% 的医院报告药剂师岗位空缺。各大医院常常被迫高价雇用临时代理机构或者"兼职"工作人员，这进一步降低了利润。英国也面临着同样的问题，位于伦敦的国家卫生服务基金会（National

Health Service，NHS）一年花费超过 10 亿英镑来雇用代理护士，而这一数字仍在增长。如果找不到（或无法支付）代理护士，各大医院有时甚至不得不关闭病房，缩减为所服务的社区提供医疗服务以及减少可预期营业收入。

护理人员短缺会带来现有员工工作过度的情况，并影响护理质量、病患安全和员工的工作士气。就员工、患者及质量之间的关系而言，有研究发现，过度工作、疲劳或者员工压力大更有可能引起伤害患者的失误发生。人员不足的药房、影像科和化验室出结果的速度可能会减慢，最终耽误治疗或者使患者处于危险境地。由于不满员工或者辅助性部门的不合格服务，医生可能也会将患者引向另一家有竞争关系的医院，因而加剧了医院面临的收入下降问题。

服务质量与患者满意度

不同国家的医疗保健系统会有所不同，但它们都面临着一些与患者有关的共性问题，即那些可避免的导致患者受伤或死亡的医疗过失。精益方法不是将注意力仅仅放在患者接受服务的问题上，而是为我们提供改进医疗服务供应的工具。我们检视并了解这些细节十分必要，包括如何提供医疗保健、提供安全的执行程序以及高效高质的服务。精益为实现这个目标提供了最佳的途径。

在美国，媒体通常会报道一些引起高度关注的事故，而往往忽略存在于那些服务流程中的质量问题。美国民众可能会更多地知道未参加保险的人数。即使在《患者保护与平价医疗法案》和奥巴马医改的支持下，这一数字也达到了4 100 万左右。很少有人知道每年大约有多少患者由于本可以避免的医疗失误而亡（不同的研究给出了不同的数字，大约在 44 000 到 440 000 之间），又有多少人因为本可避免的感染而亡（大约 100 000 人）。

医疗质量和患者安全并不仅在美国引起关注。据加拿大卫生信息机构估算，每年死于医疗过失的加拿大人多达 24 万人，这些过失包括手术过失、用药过失以及住院感染，这一数字大致与美国的相当。统计人员粗略估计，每 9 个住院患者中就会有 1 个在住院期间受到感染。在英国，皇家医学院估算医疗过失每年会造成近 7 万例患者死亡。一位阅历丰富的英国医生曾声明每 300 人中就可能有 1人死于本可避免的医院失误。美国也近乎是一样的比例。在 85 万医疗过失受害者的案例中，据估计有多达 20 万会遭受终身或者中度伤害。国家卫生服务基金会则估计这些过失半数都是可以避免的，这是针对美国的估算。其他国家也面临着同样的问题。

随着航空安全领域的进步和系统化，乘客普遍认为安全到达目的地是理所当然的事情。在医疗保健领域，我们也应该期待取得类似进步，让患者认为他们在医院不会受到伤害是理所当然的。事实上，就像使用检查表一样，医院正在向商业航空行业学习安全与质量课程，例如，在医疗体系的管理中开始使用核对清单和机组资源管理。一些患者会盲目地信赖医疗保健体系，认为自己每次都能获得完美的医疗服务。其实，采用精益方法可以帮助我们实现这个目标。

更低成本的高质量服务

与在其他行业一样，许多人认为成本与质量两者天然地互相抵触，不可兼得，更好的质量必定自动地造成成本的增加。患者和支付者也如此认为。确实，某些改进治疗效果的方法可能会增加成本，如采用新技术、新疗法或者新药等。然而，在提高质量和降低成本的前提下，医院在改进医疗保健流程的方式和程序的质量上仍有很多机会。通过避免医疗过失和改进质量，美国所有医院都有机会大幅降低成本。比如，可避免的用药过失中恶性事件大约使医院每年耗资 40 亿美元。这也是全世界所面临的机遇。

波尔顿医院（隶属于英国国家卫生服务基金会）首席执行官大卫·费灵汉姆直截了当地说：“高质量服务成本更低。”波尔顿医院精益改进后的成效就说明了这一点。经过改进，医院将外伤死亡率降低 36%，将患者平均住院天数减少 33%。从泰德康医院的心脏记录中也能得到类似的结果，死亡率从 4% 趋近于 0（每年 11 人获救），住院期从 6.3 天减少至 4.9 天，费用也下降了 22%。这样显著的成果也许让人难以置信，但许多医院的实例证明提高质量和医护的可及性，与降低成本并不冲突。

精益教导我们应将提高质量看作削减成本的一种方式，一种比仅仅直接关注成本更好的方法。伊利诺伊州坎卡基市瑞沃塞德医学中心首席财务官比尔·杜格拉斯，在所任职医院的第一个精益项目开始时就总结道：“精益是一个有关质量而并非削减成本的新方案。然而，其最终结果是，如果质量提高了，成本也会降下来。只要去关心患者的医疗质量和安全，你就不会犯错。只要你做的所有事情都是针对质量量身定制，成本问题就不会再让你劳神费心。”瑞沃塞德医学中心的实验室以前只注重成本，通过采取减员和其他传统方法来降低成本，但实验室的服务质量并没有提高。通过精益的执行，着手于减少过失、改善流程，将向患者提供检查结果的效率提高了 37% ~ 46%，并提高了实验室的生产效率。实验室将把更多的服务致力于减少患者的住院期，该项目为瑞沃塞德减少了 200 万美元的资金扩张。瑞沃塞德已经将精益管理模式应用到包括药房、住院护理处、初级护理等部门。这些在第 12 章中将会详细讨论。

相互联系的利益关系

精益理论中许多的目标和收益都是相互联系的，正如图 1-1 所示，精益组织将低成本和高利润看作将其他一切做好后的自然而然的结果。

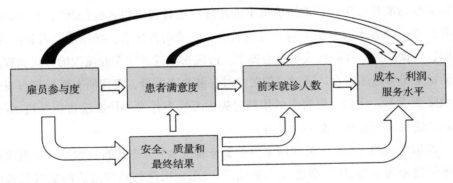

图 1-1　不同目标与措施之间的联系

通过小的、连续的、渐进的改进提高雇员的参与度能够直接地或者间接地不断提升医疗服务的安全性、患者的满意度，并且能降低成本。例如，提高雇员的参与度能够降低主动离职率，这就使得在降低雇用和培训新雇员成本的基础上提高了服务质量。服务质量的提升和患者满意度的提升都会吸引更多的患者前来就诊（这一信息是公开可用的）。如此一来就能提升底线。降低成本会让一个医疗体系以更低的价格为患者提供服务，从而吸引更多患者前来就诊。例如，美国的雇主已经开始引导他们的雇员前去低价但是服务更好的"优秀医疗中心"进行就诊。

再次声明，精益理论的目的是解决问题和改进服务，帮助解决与患者、雇员、医生、支付者和医疗组织有关的问题。

部门成功范例：达拉斯儿童医学中心实验室

儿童医学中心，位于得克萨斯州达拉斯市。精益理论在该医学中心取得的成果阐释了利益相关的各方，包括患者、员工、医生以及医院是如何从精益理论中受益的。2006 年 8 月，通过观看西雅图儿童医院的介绍，该化验室的领导团队第一次接触到精益管理理论。早前，该化验室以彼得的开创性著作《第五项修炼》为基础，学习了系统动力学并设立了"建设学习型组织"的目标。化验室运行高级总监（2005 ～ 2011 年）吉姆·亚当斯表示，精益管理为将系统动力学应用于实际提供了切实可行的方法。

在应用精益管理模式之前，化验室运行情况良好的标志大概就是基准数据不高于平均水平。比如，化验室进行化验统计，其中 90% 的化验结果都能在业界认可的时间范围内得出，就被认为运行状况良好。2006 年 11 月，一个精益管理方面的外聘顾问团队对化验室进行了初步评估，评估结果让亚当斯意识到该化验室原来一直都是"表面繁荣"。虽然是由基准数据评估，但在实际布局和运行过程中，化验室仍存在浪费现象。因此，化验室不再为超额完成基准工作而盲目乐观，反而着眼于开发化验室潜能，以患者为中心，力争最优。早期的分析表明，70% ～ 94% 的周转时间都浪费在化验样本的闲置和等待上，然而随着医疗专家研究的不断深入，这一观点在后期被反复提及。因此，最大限度地减少化验样本的闲置时间，提高效率就成了一项新的挑战。尽管基准数据表明无须提高，但化验室在很多方面仍有巨大的提升空间。比如，可以减少 50% 及以上的周转时间，向患者提供更优质的服务，根据准确及时的化验报告规范医生和科室的诊疗结构及运行。

作者领导的正式精益项目开始于 2007 年 3 月。大多数医院的精益项目通常为期一周（详见本书第 12 章），而此次关于"精益改革"的项目，周期长达 12 周，研究重点是端对端临床化验。该团队由来自不同部门的 4 名医学专家和 2 位实验室助手组成。他们的工作重心在于促进和重新设计活动，深入学习精益准则，分析当前状态，从全局出发，和其他团队合作完成化验室布局配置和化验流程两方面的精益模式转型。

在项目初期，化验室的领导团队同顾客讨论后发现，急诊科认为一些特定的化验对于及时诊断和改善病患人流十分关键。然而事实上，有时实验室认为不紧急的化验，急诊科却不这么认为。因此，对于化验室来说，改善与检测结果需求者和使用者之间的关系变得更为重要，这是以客户和患者为中心的精益管理方法的重要部分。随着对顾客理解的深入，化验室成功与否不再由化验室决定而是由消费者的需求决定。

项目团队学习和利用第4章概述的方法，从化验样本的采集到得出化验报告，全程记录了化验工作的流程。大多数医院化验工作的进行在不同科室间扮演的角色不同。该团队致力于改善整体的化验流程而不是严格根据各科室的规定，优化各科室自身的工作结果。虽然该项目提出了周期更长的方案，旨在全部重新设计和建造化验室布局，包括首席病理学家贝弗利·罗杰斯博士在内的化验室领导团队，却认为精益管理模式并不是一个一次性的长期项目，更确切地说，它很可能成为一种新的管理系统和生活方式。因此，化验室放弃了大规模的重新规划设计，而是采取立竿见影的措施进行改善提高。

化验室通过一些细小的和增量的改变来提高化验样本的流通性。比如，血液气体分析仪经常用于时效性强的化验，把它移到距化验站更近的地点，就可以将平均周转时间从20分钟减少至5分钟。此外，这个流程的"前端"，即接收、标记，以及准备化验样本的非临床区域也被改装了。按照原先的设计，两个单独的工作区相距25英尺[⊖]不利于批量处理且会延误化验时间。将单独的工作区域改装为4个相同的独立区域，就可以有效避免化验样本的转移和搁置，从而为化学和血液化验减少了43%的周转时间。

经过细致的观察并对化验过程进行录像，项目团队帮助化验室确定了耗损所在（详见第3章），并且立即采取对策减少化验室无意义活动。化验室采取了包括5S和看板管理（详见第6章）在内的基本方法，确保供给和化验试剂放置正确，数量合理，取用方便，以节约业务熟练的化验员浪费在寻找和收集设备上的时间。在看板管理系统实施的第一年，实验室就节约了80 000美元的费用。由于职工生产率的提高、浪费的减少以及采取"标准化作业"（详见第5章），在没有任何裁员的情况下，实验室减少支出147 000美元。

亚当斯和罗杰斯博士继续向精益文化转变，教授所有员工精益准则，使他们参与到改进工作中，并针对类似《丰田模式》（*The Toyota Way*）的图书进行小组讨论。尽管大量管理实践中倾向于事故后追究个人责任，但精益文化则更关注流程和系统（详见第11章）。比如，利用日常的10分钟"例会"回顾绩效评估，

⊖　1英尺 = 0.304 8米。

鼓励员工说出优化工作流程的想法，并把这些想法记录在简易的公告板上。和传统的建议箱相比，这种方法更为直观，互动性也更强。新想法一旦被执行，不管多么细微，都要以文件的形式告知，并将这一改变登在"持续改善光荣墙"上，以激励更多或者更持续的改善（详见第 11 章）。

在医院首席执行官，医学博士帕特里夏·加保（Patricia Gabow）的倡导下，位于科罗拉多州的丹佛医院首次采用了精益方法和持续改善的理念来进行改革。新一任首席执行官阿特·冈萨勒斯（Art Gonzalez）同样继承了这一方法进行医院治理。冈萨勒斯说道："从根本上来说，有了精益理论，我们才能将科学的管理方法应用到实践过程的改进中。这也就是说，我们从小的方面一点点改进，最终这些修修补补加总成为巨大的改变。"精益系统改进部门的主要负责人伊丽莎白·费恩盖多（Elizabeth Fingado）说我们着重关注的是医院成本高于报销率的方面。她解释说："我们正在教每一个部门如何尽可能地提高。也就是说，如果我们今年首选缩减 2% 的成本，我们就会让各个部门各自采取自己的方法来实现这个目标。我们为他们提供所需工具，教他们在各自领域如何寻找解决方法。然后他们就能根据自己的情况来应用精益理论。如果我们能在整个医院范围内广泛实施这一方法，各个部门就都能做到缩减成本。"

各个领域的负责人现在每天都要开会了解一下医院患者的普遍情况，以及其他各个关键领域的问题，例如职员层面。临床与服务支持部门副主席肯尼·卡尔（Kenny Carr）说这样的会议"让精益组织的各个部门都联系了起来，大家也已经对这件事情习以为常了"。各个部门的领导都会到其他部门去参观。急诊部门、手术室和药剂室都已经开始接受并运用这样的例会制度和可视化板。

亚当在回忆他们的经历时这样说道："在医院的检验员中大家已经形成了一种认识，实验室要了解并且满足他们的特殊需求。护士和医生在与实验员的来往中已经达成了一种互相更为尊重、共同协作的氛围。同时，我们成员服务患者的意识也在不断地提高。"

在检验科不断实践精益理论的管理模式时，领导和组内成员也在向实验室的其他部门推广这种方法，例如微生物学实验室、血库、解剖病理学等。组织学部门还研发了一个新的过程布局，从而提高了连续几步的协同定位能力。这大大提高了周转速度，减少了周转时间。解剖病理学实验室经理艾尔玛·卡尔提娜斯（Elma Cortinas）说，"原来是没有流动"，但是自从有了新的布局，胃肠样本的周转时间大大缩短了。

　　这种文化转型最大的优点反映在有关职员参与度的调查结果上。如果将实施精益理论之前的结果与实施 12 个月以后的结果相比，我们就能得到表 1-1 的结果：在关键问题上各项分数均有提高（评分为 1 ～ 5 分，5 个分数档，5 分为满分）。有关参与度的每个问题的分数都有提高，这反映了精益理论的卓越之处。

表 1-1　达拉斯儿童医学中心员工调查分数

（评分为 1 ～ 5 分，5 个分数档，5 分为满分）

	精益之前	精益之后
我每天都有机会做我最擅长的事情	3.11	3.92
提出改进建议时我感到很轻松	2.84	3.48
我在工作时有安全感	2.23	3.42
工作压力是可控的	2.43	3.23
我对化验室的工作环境很满意	2.51	3.43
我会向别人推荐自己的工作区	2.38	3.46
平均分	2.96	3.69

　　另一个能够表现这种意义深刻的变化的标志是，经过过去几年不断推行精益理论的治理方式，两位实验室团队负责人接受了监管员一职。他们两人都十分重视这一职位，因为实验室领导人已经开始重新定位自己的角色，完美地从一位直接"上司""警察"变成了一名教练、一名老师。他们同团队成员一起努力推行以患者为中心的改变，从而创造一个更好的工作环境。亚当说道，"这两位都已经完美地适应了作为精益理论文化实行的监管员。"

　　目前，即使已经完成了主要的改革，实验室仍然将精益理论作为一种重要的医院文化和帮助医院持续改进的重中之重。永远都不会有"完成"的那一天，因为我们一直都在进步。在计划了等待了这么多年以后，新型的检验科"核心实验室"的布局终于在 2010 年后半期推行了。这是至关重要的一步。

　　该检验科实践精益管理模式和方法的同时，精益管理的方法和思维方式也被介绍到微生物学、血库和解剖病理学等化验科的其他部门。随后，借鉴化验室的经验，影像诊断室组建了自己的团队。回顾自己的经历，亚当斯说道："化验室员工越来越把工作重点放在理解和满足顾客及患者的特殊需求上，并且在工作过程中增进和医护人员的合作，彼此尊重，共同致力于满足病患所需。"表 1-1 为达拉斯儿童医学中心员工参与的调查结果，通过对实行精益管理前后数据的比较，精益文化转型的积极影响显而易见。在表 1-1 中，关键问题得分明显提高，突出了精益环境下质量的提高和诸多益处。

作为文化转型额外收获，化验室精益团队的两个成员在前些年反复拒绝升职之后，终于接受了高管的职位。他们之所以接受是因为实验室领导层重新定义了高管，这个职位不再是发号施令的"老板"，而是作为教练或老师，和团队队员一同致力于以患者为中心的改善并创造出更好的工作环境。亚当斯评论道："他们二人在高管职位上都取得了成功，有效地贯彻了精益文化。"

当主要重建工作完成后，化验室仍将精益管理模式视为自身的文化以及优化服务道路上的关键。事实上，该项目并没有"完成"，因为优化永无止境。经过数年的计划和等待后，这种心态和文化正在改变，其中包括核心化验室的化验员于 2010 年年末提出了调整和翻新布局的想法。传统文化可能并不寻求输入，把一些优秀的东西都留给那些新的设计。相反，儿童医学中心化验室让所有工作人员基于数据和第一手的经验对标准化的工作和布局进行尝试或做出变革。

当化验室领导层对头四年的精益管理模式进行反思时，将学习到的经验总结为：

- 对于精益原则及方法的教育和培训要连贯而持续，尤其是对成功应用在传统营运中并取得高营业额的原则及方法更应如此。
- 全体员工要了解核心措施（例如周转时间）是如何来满足患者需求的。这些措施是以提高护理质量为目的，而不仅仅是追求数量的增长。
- 不要认为像 5S 这样的管理方法和标准化工作就意味着控制的增强，管理者通过不断提高标准来提高员工工作的参与度。
- 该儿童医学中心被主流行业刊物评为"2009 年度医学化验室"，它代表了一种文化转型和永不止步的持续学习意愿，因此，它在将来仍有望获此殊荣。

从部门到医院和整个组织系统的成功

精益管理的方法不仅仅能对单独的科室产生影响，它也能够成为医院核心战略和日常运行方式的一部分。比如，泰德康医疗集团、弗吉尼亚梅森医学中心、西雅图儿童医院，以及丹佛健康中心的案例都印证了这个观点。

艾维拉·麦肯南医院和大学保健中心的早期精益项目开展于 2004 年，最终形成了整个医院的日常管理体系和改进方法（详见第 11 章）。

艾维拉·麦肯南医院将精益理论传授给所有科室的员工，并且"提升服务，优化流程"项目已经成为医院发展战略及未来前景的基石。他们的目标不是小打小闹，正如他们所说："通过追求服务和工作流程的尽善尽美，艾维拉·麦肯南医院将带领国家步入高质量、可负担的医疗保健新纪元。"

这份领导气魄和改革热情最初来自艾维拉·麦肯南医院前院长，现任执行总裁弗莱德·斯朗纳卡（Fred Slunecka）以及他领导的全体员工。对斯朗纳卡来说，简化流程、消除冗余是"道德的需要"，因为"简单来讲，医疗保健的 30% ～ 40% 完全都是多余的"。改革的动力来自医院成本增长率超过政府补贴增长率，即政府补贴每年增加 2% ～ 3%，但医院成本却以每年 5% 的速度增长。斯朗纳卡说："我们别无选择，只能做得更好。"甚至谈到经济动机时，医院仍以患者为改革的中心。优化流程项目主管凯西·玛斯说："我们的目标是通过一流的服务——医护质量和效率，打造无缝化患者体验。"斯朗纳卡说："精益管理模式是一步一步地检验患者护理流程，并且以患者为中心进行重新设计以消除浪费。员工们都是在最基层参与到解决措施中来的。"

精益医院的发展前景在于：在战略上，重新设计向患者提供医护的实体空间和流程，同时动员医护专家和领导全员参与到持续改良之中。

结论

医院及其运作流程中虽然充满了冗余和低效率，但不能把这些问题归结于细致贴心、兢兢业业、医术高明的医护人员。医院要想解决这些问题，就需要一套行之有效的方法来可持续地提高质量、改进流程。现在，丰田和各家医院同行都已踏上追寻精益的道路，如果我们不主动学习借鉴并形成自己的改革模式，就会被发展的潮流所抛弃。

精益理论可以简单表述为不断工作。首先，精益管理注重的是工作方法以及如何对其进行改进。它以提高质量和生产率为目标，鼓励我们遇到问题应该找到一劳永逸的解决方法，而不是掩盖或者视而不见。

　　从另一个层面讲，实践证明，采用精益方法可以行之有效地避免延迟，提高员工满意度，与此同时，提高医疗安全性和医疗质量，降低医疗成本。精益管理为医院创造了发展机会，增加了收入并节省了资金成本。总之，精益理论的应用使参与其中的各方均从中受益。理解精益的各项原则只是变革的第一步，真正的挑战在于需要有魄力的领导层领导变革，贯彻执行精益战略，改变医院提供服务的方式。

　　许多医院已经成功运用了精益管理方法，而实践证明该方法的实施并不是纸上谈兵。精益管理模式可以改善医院管理现状、提高医护质量，但也需要远见、领导力和持之以恒的改进。事实上，精益管理模式在医院取得的成功已经传播到全世界。正如科幻小说家威廉·吉布森所写："未来的发展趋势已经很明了，只是普及的区域不均匀。"

精益课堂

- 精益的管理方法虽起源于工厂，但已经在包括医疗行业在内的许多领域发挥重要作用。
- 提高质量是节省成本的一种方法。
- 生产率提高及成本削减可以通过裁员以外的方式实现。
- 精益管理模式关注于病患安全、医护质量和优化服务，并非单单注重效率、成本和生产率。
- 精益优化的关键是优化系统而不是仅仅更加努力工作。
- 改进系统，而不是更努力地工作，是精益改进的关键。
- 从小事做起，才能引起质变。
- 医院不能仅仅效仿同行，更需要学习精益思想并据此自我完善。

思考要点和小组讨论

- 不断增加的医疗成本是否影响到了你所在医院的服务质量？
- 怎样才能做到改善质量和削减成本并行？

- 职员对工作的满意度是如何影响生产效率和质量的？
- 你们科室所面临的最大问题是什么？对于你们医院呢？
- 为什么医院都会形成典型的科室小团体？
- 在你所在的科室或你所经历的医疗工作中，是否存在没有竭尽所能全心全意关注患者的情况？
- 为什么之前的其他改进理念没有成功？怎样才能避免犯同样的错误？
- 领导者的时间在诸如日常工作处理、应急及解决问题等工作上是如何分配的？
- 怎样才能围绕医院的使命、目的和人员进行精益改革？

精益医院和精益模式下的医疗体系概览

什么是精益

有关精益的著作很多，这些书给"精益"一词构建了多种框架和定义，读者可在表 2-1 中窥见一斑。的确，给"精益"一词下一个统一、简洁而又全面的定义不太容易，但从各种定义中我们可以掌握精益的各个侧面。精益是一种工具，是一套管理体系，是一种实现持久发展、永葆员工工作热情的方法，是一条对于领导者和企业都意义非凡的解决之策。

精益理论的一个简明定义就是："从顾客的角度出发，充分利用资源和人员的知识技能以创造出最大价值的一系列概念、原则和工具。"这一定义被大多数精益企业学院的教员所使用。精益理论应用于医疗组织的首要问题就是在资源利用最小化和技术知识利用最大化的同时，如何为患者创造最大的价值。

精益：大野的定义

精益方法是丰田总裁大野耐一与新乡重夫一起开创的。作为精益方法的主要创始人，大野是从超越工厂范围之上的商业目标方面来定义丰田生产体系的。他写道："我们一直都在关注从接到客户订单开始到收到全部付款为止这段时间轴，并且努力通过消除非增值的浪费来缩减这个时间轴。"

在这种语境下，"浪费"已经有了具体的定义，也就是妨碍人们高效工作并且无法增值的一切活动（详见第3章）。举例来说明大野耐一对时间轴的定义：时间轴是从一个患者感觉到病症到接受诊治，最终到向医院支付就医费（在付费诊治模式下）。对于一些国家或者在一些特定情况下，他们有既定的预算和支付系统，这便对"时间轴"有了新的定义。"在这种情况下，我们对时间轴的定义起始于患者有看病需求的瞬间到他们最终就诊的时间。并且，我们在努力通过消除非增值的浪费来缩减这个时间轴。"

表 2-1　精益的定义

定义	详细说明
丰田三角模型（Toyota Triangle）①	精益是一套由人员发展、技术工具、管理方法、精益企业文化哲学四个方面组成的整体系统
两大支柱（Two Pillars）②	精益是有关彻底根除浪费及尊重员工的管理哲学
从今天起，从内部修缮医护行业（斯皮尔）(Fixing Healthcare from the Inside，Today，Spear）③	1. 将工作设计成一系列能够随时揭露问题的实验 2. 通过迅速的实验及时解决问题 3. 通过协作实验交流解决方案 4. 将各级员工训练成实验家
精益思维原则（沃麦克、琼斯）（Lean Thinking Principles，Womark and Jones）④	实现理想的结果需要我们采取理想的行动，指导我们行动的原则如下： 1. 以人性化的方式来带领团队 2. 尊敬每一位员工 3. 注重过程 4. 接受科学的思考方式 5. 将增值步骤紧密安排在一起以保证工作程序的流畅并让顾客拉动价值 6. 从源头保证产品质量 7. 追求完美 8. 保持恒心 9. 形成系统的思维方式 10. 为顾客创造价值

注：① Convis, Gary, Role of Management in a Lean Manufacturing Environment, Society of Automotive Engineers, http://www.sae.org/manufacturing/lean/column/leanjul01.htm, accessed December 20, 2007.

② Ohno, Taiichi, *Toyota Production System: Beyond Large-Scale Production*, New York: Productivity Press, 1988, p. xiii.

③ Steven J. Spear, "Fixing healthcare from the inside, today," *Harvard Business Review*, Reprint #1738, September 2005, p.5.

④ Shingo Institute, The Shingo Model™ Is Not Just Another Initiative; It Is a New Way of Thinking, http://www.shingoprize.org/model.html, accessed September 3, 2015.

　　大野的定义表明，精益理论是一种基于时间的方法；减少拖延就能提高质量，降低生产成本。丰田官网将丰田生产系统定义为"两大支柱"，其一是"准时化生产"，也就是说将增值步骤紧密安排在一起；另一大支柱便是"人员自主化"，或者说将质量管理融入生产过程。改善流程能够提高服务质量，反之亦然。

　　不同于传统成本削减法，精益理论不是控制减少预算，裁员或者降低服务质量，而是重点提高增值步骤的紧密联系。大野耐一没有过分关注效率，也就是说，他不将重点放在以产出投入比定义的效率上。基于此种效率的管理系统最大限度地使用所有人力和物力资源，这一点是与改善流程相违背的，我们将在第 9 章进行深入讨论。因为，改善生产流程不是通过赶工而是通过减少浪费而实现的。

精益思想

　　《精益思想》（*Lean Thinking*）一书是这样定义"精益思想"这一术语的："总之，精益思想本身就是精益的，因为这种思维方式能让人们用更少的东西（更少的人力、更少的设备、更短的时间和更小的空间）来做更多的事情，满足顾客的要求。"

　　精益思想的五个原则：

　　1. 从患者角度出发提高服务价值。

　　2. 明确整个价值流过程的各个阶段。

　　3. 让所有的活动都能够产生价值流。

　　4. 根据患者的实时需求提供服务。

　　5. 不断减少浪费，追求完美。

　　对医院而言，定义"精益"一词必须从医院的目标和宗旨方面出发。医院和其他类型的机构一样，也需要花更少的力气做更多的事。在医院中，满足顾客（包括患者）的需求也就是提供准确无误的优质服务。患者想要的护理是高效的、物有所值的，更是妥善的、无害的。

　　从一种更为广义的角度来说，患者想通过他们的健康系统保持健康，这就为医院如何健全自身系统带来了挑战。精益并不只意味着"越来越少"；我们也应关注给患者和社会提供更优质的服务，创造更多的价值。

丰田三角模型：工具、文化和管理系统

图 2-1 是丰田生产体系示意图。从图中可以看出，精益是一个由哲学理念、技术工具和管理工具三大模块构成的，以人员和人员发展为核心的整体系统。丰田生产系统支持中心（TSSC）的副董事杰米·伯尼尼如上概括道，他在 TSSC 中负责与厂商对接，管理非营利组织和保健系统。丰田三角模型中，人与人的发展被摆在了中心位置，因为正如伯尼尼所说，"人是最有价值的资源。"围绕这一核心，技术工具（生产什么）、管理工具（怎样管理）和哲学理念（信奉什么）三大模块均衡发展。这几部分有机组合在一起就形成了丰田企业文化，即精益文化。

人员发展

首先，我们来看一下图 2-1 中三角模型的核心。在类似的生产体系示意图中，丰田都把"人"放在核心位置，这一做法并非出于偶然。丰田的领导总喜欢说"要造车先造人"，意思是说发展员工是改进生产和流程的关键。如果你有机会参观丰田工厂或者它在日本的其他组织，你将会听到丰田领导人在不断强调工作改进的首要目标，要注重员工的培养和发展。这与大多数西方组织的管理方法形成了鲜明的对比，西方组织最为看重的是通过投资而返回的价值，即投资回报率（ROI）。

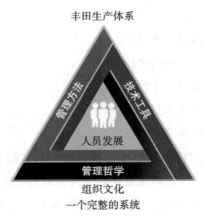

图 2-1　丰田生产体系示意图

在精益方法中，人员发展一词指的是构建并落实"一个坚实的框架，培养有力的领导者，同时向员工提供必要的应用技巧"。医院面临的一个基本挑战是在整个组织中发展领导能力的技能，而不仅仅是发展精益方法的技能。例如，泰

德康医院除了对员工进行"精益领导"的培训外，还不断提高员工的基本管理技能和基本领导技能。与此同时，许多医疗机构的做法是不对员工进行培训，不教他们如何管理，直接将他们安排在管理岗上。

管理哲学

三角模型的基座是管理哲学：作为一个团体，我们的信念是什么？目标又是什么？说起精益哲学，从丰田的企业文化里我们能找到答案——TPS，即丰田生产体系。伯尼尼说他们的企业哲学的核心包括四点。

1. 顾客至上：一切生产活动都要围绕顾客的需求，要什么，什么时候需要，需要多少。

2. 人力资源：企业要尊重人才，任用人才并且不断发展培养人才。

3. 不断改善：让每一个员工每天都能参与到工作当中。

4. 重视现场：改善要从实际发生行动的场所开始，从现场发现问题，解决问题。

丰田哲学包括另外两方面：追求"对社会的长期贡献"，追求"公司的经济业绩和成长"。在《丰田模式》一书总结的丰田生产 14 原则中，原则 1 就是：公司"要将管理决策建立在长期理念的基础上，为此即使牺牲短期财务目标也在所不惜"。泰德康医院将拥有一个长期的目标视为他们进行精益改进的一部分。医学博士迪恩·格鲁纳，作为泰德康医院的董事长兼首席执行官如此说道，"最简单的方法就是坚持我们的'真北'策略，根据这一策略我们制定一年目标和五年目标。"我们可以通过每两个月一次的测评来检验他们的改进程度。

在对使命和价值观的描述上，医院通常和丰田类似，许多医院都将安全性、员工敬业度和对社会及环境的责任放在首位。但是在工作中，医院员工每时每刻都能践行这些价值观吗？即使众多医疗机构都声称将患者的安全放在首位，又有多少真正做到了呢？其实，我们都是人，并不总能做到言行一致，对于任何机构，即便是丰田这样的企业而言，完全实践这些价值观都是一个挑战。意识到这一点后，领导者就必须时时刻刻做到以身作则，严格要求员工时时践行企业价值观和哲学。既然价值观要求我们尊重和珍视人，那么传统的非精益命令控制管理体系又该如何改变自身，从而适应这些价值观呢？

医院必须在下列两种情况中做出选择：是在现有文化环境中实施精益方法，

还是细查现有文化，找出需要改变之处？相比于那些仅仅在局部进行项目改善的医疗机构，在管理方式方面实行全面整体改革的医疗机构往往会取得更大更持续的成功。泰德康医院（威斯康星州安普尔顿）和弗吉尼亚梅森医疗中心（华盛顿西雅图）是医疗改革的两个先锋例子。它们通过持续多年在整体的组织结构中实施精益理论而取得了巨大的成果。

许多医院对待患者和员工的管理哲学是，有助于运用精益工具和实施精益管理体系。而对于其他未能践行自身价值观，还想找到一个医治自身文化创伤的灵丹妙药的医院来说，精益实施起来就不太容易了。这是因为尝试使用精益工具就要以新的方式去看待人并与人共事；正如那句话所说的，"人们常常都是以旧行动实践新思想，而不是用新思想带动新行动。"改变文化的确需要更多的时间、领导能力和努力，但是我们绝不能拿"我们的文化和丰田不一样"这句话作为回避尝试精益管理的借口。

精益的概念看似简单，但完成精益转型往往要花上好几年。爱德华·戴明博士简练地说："改革不能一口吃个胖子，这里没有速食布丁。"一位设计师抱怨医院总是急于求成，"我不能为他们变出一个精益医院。"

技术工具

精益的技术工具指的是精益实施和应用的工具与方法。表2-2列举了一些医院常用的精益方法，包括看板法、5S法、A3法、防错技术和可视化管理。这些方法都是由潜在的管理哲学衍生出来的，例如简化员工的工作和将顾客放在首位。正如沃麦克所说，这些工具对于"机构改革"来说是"必要的，同时，只有这些又是远远不够的"。

表 2-2　医院常用的精益工具

精益工具	定义
看板法	在日语中意为"信号"，一种库存管理方法
5S 法	减少员工的时间和走动浪费，让问题更容易展现出来的生产现场组织方法
A3 法	结构化的问题解决方法，用一张 A3 纸（11 英寸$^{\ominus}$×17 英寸）记录反映遇到的问题

$\ominus$　1 英寸 =0.025 4 米。

（续）

精益工具	定义
防错技术	降低错误发生次数的流程设计和改进方法
可视化管理	让问题可视化、提供快速应对策略和问题解决方案的方法

　　精益的内涵是不能仅凭一种或者一套工具来准确界定的。如果我们将它定义为"工具箱里的一件工具"，这必然是低估了精益理论的力量。定义和效仿某个精益工具是比较容易的，但要收到精益的极致效果，就必须着力改进整个管理系统。适宜的工具也无法在错误的环境中发挥作用。换汤不换药的做法只会让人们感到困惑，导致更多的系统紊乱的问题。

　　杰克·比利医生是密歇根大学医学院医疗事务部的副主任，同时也是密歇根大学医疗中心医疗事务部的助理副校长。他曾评论道："我们都想把精益理论作为一种最根本的商业战略，当作我们推进工作的一个整体模型……当然，一般来说，大家都不免将关注的重点放在那些工具上。但是，考虑到我们通过运用精益工具并不能走很远，我们要知道的是实施精益理论不止应用几个工具那么简单。"

管理方法

　　除了管理哲学和技术工具外，精益还对人员和生产体系的管理提出了考验。领导水平和管理技巧对精益方法的实施起着重要作用。缺少出色的领导，员工可能就不会理解企业改进的必要性和用精益方法实现企业改进的可能性。而且，精益方法的实施也需要稳定的领导层和管理系统来保障企业的持续改进。

　　伯尼尼在谈到领导角色时这样说道："培养员工发现问题、解决问题的能力，从而更好地服务于客户。"他补充说明了"领导在精益改革中的作用"体现在以下四个方面：

　　1. 致力于改善过程和 TPS（即事务处理系统）。

　　2. 充分学习 TPS 理论（基本原则和细节），要达到能够授课的水平。

　　3. 建立的组织文化要能发现和解决问题。

　　4. 积极实行现场改善（现场观察，现地现物）。

　　丰田公司美籍高层领导、曾任公司高级副总裁的加里·康维斯（Gary Convis）写道："丰田生产体系的管理文化根植于若干因素之中。其中一大因素就是，培育和维持对领导的信任感和责任感，合格的领导必须首先秉承团队合作和待遇公平的精神，还应具有以事实为依据的决策能力和长远的目光。"医院在实施精益的过程中完全可以奉行这种理念。

　　泰德康医疗集团的领导潜心研究，对精益文化的进一步发展创造出一种新的管理方法。这项改革的关键就是将"发号施令"的工作氛围变得更加民主。改革前的工作传统是领导交代如何完成构想—中层传达命令—员工被告知，改革后要尊重、倾听和询问每个员工的意见，向他们寻求解决问题的方法，通过培训提高员工业务水平。

　　泰德康医疗健康评估中心主席金姆·巴尔纳写道：新系统的领导者更像是位禅宗大师。即使我们知道问题的答案所在，比起团队通过调查根本原因，学习掌握分析工具，应用逻辑推理，并将其应用于自己的解决方案，我们的结论也并不那么有价值。比起直宣问题答案，我们作为聆听者更有意义。我们可以建议方法的应用和提供投入资源，但是我们并不给出答案。问题的解决和方案的提出是员工团队的职责所在，在标准化进程中是团队通过工具和方法的应用找出解决问题的方法。

"丰田模式"哲学

　　丰田给精益下的定义最为简洁、精美，包括两部分：

1. 持续改进。
2. 尊重员工。

　　对此，大野这样说道："通过持续彻底地消除浪费来提高生产效率是丰田体系最重要的目标。这一观点和受人敬重的丰田佐吉（1867—1930）所传承下来的理念'尊重员工'同等重要，共同构成了丰田生产体系的基础。"这种尊重是对所有利益相关者的尊重，包括顾客、员工、供应商和丰田运行社区。这些理念相互联系。因为我们要做到尊重顾客，所以我们要不断改进。因为我们尊重员工，所以我们让所有的员工、医生和患者都参与到改进过程中。对人的尊重是我们持续改进的原因，也是我们推行改进的方式。

上述两条并不是精益方法中的新理念，但是不少机构在尝试实施精益时只注重了消除浪费这一方面。为了取得精益实施的成功，我们必须同时把握好这两个方面，既要持续改善又要尊重员工。如果质量和生产率的提高导致裁员，就说明没有平衡好这两方面的关系。越来越多的医疗组织都公开声明，不会由于使用精益管理模式而引发裁员。因为如果员工们担心精益改革会导致裁员，便很难全心全意投入改革当中。

持续的优化

当组织中的每名成员都全身心投入时，很多与精益相关的项目或为期一周的活动都显示出了巨大的潜力。日语中"改善"一词经常用来描述持续的优化活动，有时被译为一系列小改变或者追求卓越的改变。这些优化行动都致力于减少浪费，无论是来自患者护理还是工作人员方面。今井正明将"改善"定义为"每一天，每个人，每一处的改变"。与之相对比的是，在一些组织里，企业改革仅仅是专家、顾问或者经理的责任；在另一些企业里，企业改革仅仅是在零星的项目或委员会里。

"浪费"一词（也可用日语"muda"表示）在精益理论中有着独特的含义，指所有对患者没有帮助或是对患者出院、痊愈无益的行为，比如等候时间——等候预约和等候下一步治疗的时间，再比如对患者有害、延误患者出院和治愈时间的医疗行为或过失。在第 3 章，我们将对浪费进行深入的讨论。

前所长兼首席执行官唐纳德·柏威克博士（Dr. Donald Berwick）认为，医院里充满了浪费，但其实际所占比重尚不能确定。他声称美国医护行业开销的20%～30%都是浪费，大约折合 5 000 亿美元。宾夕法尼亚州匹兹堡市莎迪赛德医院（Shadyside Hospital）质量改进部主任大卫·沙尔鲍夫曾指出"医护系统中着实存在着 40%～50% 的浪费"。医护改进研究所（Institute for Healthcare Improvement）说，从某种程度上来看，每个医疗程序、每家医护机构都存在着浪费。这么讲并不是苛责员工，只是说明我们得重新组织工作体系。

采用持续优化方法的医疗系统往往运行稳定并且浪费现象较少。一流的医院正在利用精益原则对医院的工作流程和实体空间进行彻底的重新设计和改革。除此之外，精益的医疗机构从管理理念和全员动员的机制入手，营造持续改善环境（详见第 11 章）。

尊重员工

日本丰田工厂的访客中心的陈列品无一不强调"尊重员工"的核心。那里写有这样一段话:"没有人类智慧无法企及的地方。在公司内,我们要坚持相互理解,承担企业对员工的责任,并且将权利赋予员工个人。尊重人是重视员工能力的人的最基本的态度。"

丰田领导口中的"尊重员工"(或者说是尊重人性)与传统机构所说的"尊重"意义不同。"尊重"指的不是管理者出于对员工的信任,只要能收到良好的效果就可以任由他们随心所欲地工作这种传统情况。在采用精益原则的医院里,管理者和领导常常会核查员工工作的细枝末节。这样做是出于对患者的尊重(也是为了保证良好的治疗效果和医护质量),同时,也能够以一种尊重员工的方式来实现。

在精益机构中,尊重并不意味着管理者、领导与员工之间一团和气,或者员工之间彼此其乐融融。我们的目标不是取悦员工,能让员工开心的途径很多,但这些肤浅的途径可能会增加医院开销,或者可能根本无益于对患者的护理。在精益环境下,"尊重"的内涵很多,以有益的方式对员工提出挑战、激励他们做得更好就是当中的一点。

尊重人性同时也是承认我们作为人的局限性和我们的不完美,例如人性的弱点——惰性和走神。这必然会导致我们犯错,更说明了人无完人。当问题出现时,应用精益理论的领导首先看的是系统和过程,而不是盲目地批评某一个员工。肯塔基州丰田工厂的前任董事盖里·康维斯(Gary Convis)如此说道,"尊重人才,倾听他们的意见,与之共同努力。不要轻易责怪员工,而是要首先反思是不是由于生产过程的缺陷导致员工出错。"前英国首席医疗官利亚姆·唐纳逊爵士(Sir Liam Donaldson)也表达过类似的观点。他说,"人类犯错是无法避免的。想要消灭'失误'是不可能的。我们只能通过完善系统来降低犯错的概率。"

尊重并不是指让员工单独去解决问题、应付工作负担。精益"这套体系要求员工做到最好,但不让他们工作过量,管理层与员工之间要构筑相互信任感,这不仅能够提高工作效率,还能营造轻松的工作氛围"。

除了浪费(muda)一词外,日本人还有专门描述工作量过载(muri)和不均衡(mura)的词。尊重员工,不允许员工过度操劳或者超负荷工作。精

益不会强迫员工加快工作速度，或者要求他们同时出现在两个地方。在精益理论中，有个案例讲的是为了缩短回旋时间，让员工穿上旱冰鞋。第一次听闻时，员工们都对此嗤之以鼻。其实，拥有精益头脑的领导都会去了解员工需要走那么长距离的原因，并寻找方法来消除加快行动速度的必要性。

尊重员工还应激励、信任员工，让他们参与到解决问题和消除浪费的行动中。管理者做不到为员工解决每一个问题。实现企业改进需要在管理者和员工之间营造一种伙伴关系，这一观点贯穿本书的始终，我们在第 11 章中会做特别讨论。在我们所要构建的体系之下，管理者不会包揽所有的思考问题、解决问题和体系设计工作，而员工也不会盲目地听从指令。

据报告，不管是在直接护理还是在间接支持的岗位上，医院员工在做患者护理的本职工作时无论花费多长时间都会感到满足。医护行业有一个显著的系统优势——员工的内在动机是一股助人的欲望，也正是这股欲望让众多的人选择了医护行业。身为领导，我们有义务保护这股内在动机，不让挫折和疲惫将它渐渐磨灭。在这一方面，作家彼得·斯科尔特斯（Peter Scholtes）喜欢用"枯树"打比方，他通过调查企业中的"枯树"情况提醒我们注意——是不是原本雇用了"一棵活树"又让它枯死了。

尊重员工的理念要求我们全力以赴去营造一个扶持和发展"活树"（也就是我们的员工、我们最宝贵的财产）的环境，在这个环境下，不会出现员工感到挫折、转行或跳槽到竞争对手那里去的现象。举个例子来说，员工在发现遗漏了某个手术器械后可能会提出相应建议，若是他们的建议得不到采纳或者问题得不到解决，他们理所当然地就会感到挫败，自暴自弃，渐渐地就由一棵"活树"变成了"枯树"，失去了尝试解决问题的热情。

持续优化和尊重员工这两大理念是精益的重要组成部分。在医护行业中，尊重人不仅要尊重患者、员工、医生、社会和股东，还要营造一个人人和睦友善的环境。尊重人不仅仅是友善对待他人那么简单，这更是影响着患者的安全和治疗效果。一项研究调查表明，"那些表示没有受到医护人员尊重的患者更容易遭受本可避免的医疗失误。这一风险比例往往比那些被医院尊重的患者高出三分之二。"

泰德康前首席执行官、医学博士涂尚德曾向美国铝业公司前首席执行官保罗·欧奈尔请教公司环境中怎样尊重员工的问题。保罗提出检验公司是否真正尊重员工的 3 个关键性问题。

    1. 是否每个职工和医生都能被尊重对待？

    2. 是否每个职工和医生都得到培训并且所从事的工作对人生充满意义？

    3. 作为领导者是否意识到职工和医生为什么在工作？

精益管理的四种组织能力

史蒂文·斯皮尔（Steven Spear）教授认为：医院员工大都接受过科学的培训，他们应该掌握精益这一理性和科学的方法。如果我们尊重员工，在医院改善活动中依靠他们群策群力而不是仰仗少数专家给予意见的话，我们就必须让他们掌握精益方法。在《从今天起，从内部修缮医护行业》一文中，斯皮尔列出了精益企业的四种组织能力并且在《高速边缘》一书中做了详细阐述。

能力 1：将工作设计成一系列能够即刻揭示问题的持续开展的实验

这一表述有三大关键点。

第一，"设计工作"说明工作方法不能是随机的、不连贯的和偶然的。精益思想中有一种名为"标准化操作"（第 5 章中会讲到）的理念，指的是企业必须统一工作方法，不能任由员工用其所好。企业必须设计好工作程序，不能对日常事务放任自流。然而，不是所有的医院都能做到这一点。某家医院的患者安全部主任说过："我们医院的血液管理体系非常复杂，而且自顾自地发展。这不仅导致效率降低，还导致了许多错误。"

为了提高患者安全性、缩短延误时间、减轻员工负担和降低成本，在关键环节和任务中，医院员工必须实施标准化操作。举个例子来说，当护士轮班照顾同一名患者的时候，采用标准化方法就能够确保患者的感受和护理方式始终如一。某家癌症治疗门诊的一位患者曾抱怨道："我每次来都不一样。"每天的当班护士不同，她们的处理方式也不一样。要是患者迟到了，有的护士可能会立刻安排他们接受护理，而有的护士可能即使明知迟到不是患者的责任，也会让他们一直等到有空位子腾出来。这样做未必一定就影响到医护质量和治疗结果，但肯定会让患者产生挫败感，还可能降低患者满意度。

第二，实施标准化操作并不意味着僵化程序。精益思想中还有一个名为"改善"（意为持续性改进）的理念，指的是企业必须寻求改进工作的新方法。丰田有这样一种说法：每个人的工作职责不仅在于做好自己的工作，还在于找出完成这项工作的更佳途径。但要注意，"永恒的实验"并不意味着工作局面杂乱无章或者回到人人各行其是的时代。比如说，如果我们采取了标准化的中央导管插入方法，我们还需仔细地、有节制地对这一方法进行实验，但绝不能以实验之名摒弃现有的最佳方法。

第三，必须采取容易发现问题并及时解决问题的工作组织方式。简便的精益方法，如可视化管理，为我们提供了凸显问题的工具。这些工具能让我们知道什么时候物资和设备会出现问题，以便未雨绸缪，防止问题的再次出现。例如，在病房中，毯子等物资常常是被耗尽了医院还不知道，而采用简易的视觉显示器和控制器，我们就能够看见因用量的增加或运送的延误而导致的存量降低。由于物资都是放在储存柜里的，其存量问题就不能直观地被发现。在安全的前提下，精益理念要求我们将物资库存可视化（还应开发一套监测库存量的标准程序），这样就可以消除浪费、预防问题、避免挫折感。可视化管理和看板系统在物资管理中的应用将在第 6 章中讲到。精益理论中还有一个重要的组成部分，那就是为员工创造一个安全的环境，在这里他们能发现并提出问题，而不是隐藏或者忽视问题。

能力 2：通过即时实验及时处理问题

在精益理论中，我们承认问题的存在，并且主动去发现它。因为我们认识到了存在问题是正常的，是可以接受的，但是一旦问题出现就要及时解决。汽车制造业里典型的一种心态是员工不愿意向老板反映问题，因为一旦这样做了，要么他会被臭骂一顿，要么会受到不必要的关注，并且似乎是在说明管理导向型的"解决方法"是无效的。丰田有一个著名的故事，讲的是日籍执行官参观美籍管理者在肯塔基州乔治城新开的一家工厂。当日籍执行官问工厂面临的最大问题是什么时，美籍管理者答道："没问题。"其实，有问题不能让老板知道是汽车制造业的一个典型心态，因为一旦被老板知道，要么会责备你一通，要么会强加给你不想要的关注和毫无帮助的"解决方案"。但是，听到这种回答，日籍执行官却说："没问题就是大问题。"如果一个经理反映说没有问题，更加可能的是这个经理根本没有意识到问题的存在或者说他不敢提出问题。改进精益改革的过程中，管理方法的问题是不容忽视的一方面。

当问题被发现以后，处理人员必须在问题发生的地点将该问题立刻解决掉。精益思维常说，问题不应该是在会议室，而是在现场解决掉。"现场"（gemba）一词在日语中指的是实际工作场所。

例如，如果出现了护士忘记给出院的患者开药的问题，医疗团队不能只是贴张提醒护士要用心的标语，而是要改变药品的存放位置，以便在患者出院的过程中更容易被看见。还要做一张包括药品清单在内的标准核查单，让护士在办理出院手续时照单操作。采用精益方法可以更为迅速地解决问题，遵循爱德华·戴明的计划—执行—核查—行动（PDCA）圈，在即时的实验中我们更可能找到有效的应对措施。当问题发生时，与其花较长时间开发一个"完美的"方案，倒不如立刻尝试着去解决掉它。

持续改进的根源可以追溯到第二次世界大战后戴明向日本人传授的计划—执行—核查—行动圈（也称计划—执行—学习—行动圈，PDSA圈）。PDCA方法认为：任何新的、经过改进的环境都是未来改进的起点，永远不要对自己的表现感到满意。

如图2-2所示，PDCA圈是一种科学方法，它认为，任何变革建议都是一种有待验证的假说。通过小范围的试用，我们可以发现过程变革是否达到了预期效果，然后采取相应的对策。倘若预期效果并未实现，我们就可以否定这个假说，撤销变革建议，或是再尝试其他变革方案（或回到原来的过程中去）。倘若预期效果得以实现，我们就可以将新程序形式化，并将其推广到其他领域中去。在工作中，我们应不断地返回计划圈，通过PDCA程序找出改进的新方法或是亟待解决的新问题，这一点很重要。

传统管理方法认为只要做出改变就能获得成功，要么不去验证这一改变是否能够达到预期效果，要么会因惧怕失败故意为实现不了预期结果辩解或找理由。健康的精益文化不要求人们总是获得100%的成功。对100%成功的期待会衍生出一种风险规避文化，在这一文化中，对失败的恐惧会导致实验和改进的缺失。

能力3：通过协作实验分享解决方案

一个领域应当将取得的改进成果与其他部门或领域分享，以避免改进过程的重复。我们可以根据医院里不同病房、楼层和科室之间的情况来理解上述观点。尽管科室之间存在着差别，但某些关键程序，如药品、医嘱和处理程序是相同的。我们需要建立一个机制，当一个科室实现了改善后，将其改进成果分享给所有的科室。

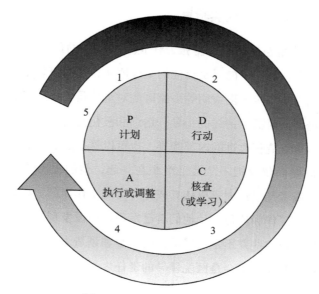

图 2-2　PDCA（或 PDSA）圈

　　自适应传播方式和传统的新成果推广方法不同。过去，学习新成果往往从一个科室中实践得出，而其他科室则被迫采用不适合自身所需的新方法，于是人们常常抱怨这是"瞎折腾"，而精益模式却能带来更巧妙的方法。例如，泰德康医院逐渐发现精益模式能够从细微之处产生改变。而不是每个科室或医院都完全复制别人的成果，一些科室可能会采纳这些成果，因为它们可能是未来优化过程的开端。这些意欲采纳的科室并不是被迫盲目地进行应用，而要根据是否适用于患者实际情况进行自由选择。如果这些科室发现了更好的改进方法，也有义务同原创的科室进行分享。

　　同一系统、同一城市的医院与医院之间也可以开展协作和分享行动。匹兹堡医护改革联盟（Pittburgh Regional Healthcare Initiative）就是一个很好的例子，该组织的成员医院在患者安全方面展开合作，分享对患者和社会有益的信息。为了患者的利益，全世界医护行业现在面临一个新机会，通过开发通信手段并建设基础设施，让不同城市、不同地区和不同国家之间的医院展开合作、分享改进成果。自 2009 年起，精益企业学院同泰德康合办的健康医护价值网，已经将这一理念传到北美超过 60 家医院和其他医疗机构。

能力 4：将各级员工训练成实验家

斯皮尔和其他精益思想家都主张，让企业最底层的员工参与问题解决的过程。要实现这一点，我们不能只是让他们组成团队，还应该教给他们有效解决问题的技巧和方法。艾维拉·麦肯南等多家医院对全体员工进行了包括问题解决方法在内的精益培训。对员工持续的指导、培训和教化是有必要的，培训人可以是外界顾问专家、负责流程改进的内部领导，也可以是基层管理者和执行者。

为了解决问题而仅仅把一队员工组织在一起，他们提出的方案很可能是对旧办法的沿用，或者是仅让大家更认真或更努力地工作而已。精益方法能帮助员工亲眼认清自己的工作和流程，让他们自己发现以前没发现的问题，想出解决这些问题的新方法。说这些并不是质疑员工的智慧和创造力，而是为了说明：为员工提供持久的培训和发展机会是医院领导的责任之一。

精益理论应用的四项法则

斯皮尔早期和肯特·博文共同创作的文章《解密丰田公司的生产体系》中使用的概念被越来越多的医院所使用。这些法则也可以运用到医疗体系改善方法中，被称作"自适应性设计"。

法则如下。

法则一：对内容、顺序、时间和结果做出明确规定。

法则二：每个顾客与供应者之间必须建立直接联系，并且以明确的"是与否"的方式收发请求和回复。

法则三：每一种产品与服务的途径必须简单而直接。

法则四：必须根据科学的方法，在老师的指导下尽可能在最基层开展优化改善活动。

精益和其他方法论

精益不是独立存在于过程改进中的，因此各个组织通常把它和其他方法论结合在一起。这种融会贯通的出现往往是为了响应"过程优化"或者"操作优化"的要求。因此，医疗系统能够灵活使用各种方法，而不必直接废弃旧的方法论。每一种方法都是对精益方法的完善。

全面质量管理（TQM）在 20 世纪 80 年代和 90 年代逐渐成为一种流行的过程改进方法。许多组织把"质量监管的七项基本工具"当作早期项目的实施方法，例如帕累托图和鱼骨图，尽管它们没有指明使用的是全面质量管理（TQM）方法。一些日本的医院最近发现，质量小组通过 6 个月发现的精益理论中的工具和管理方式，实际上是基于有着 20 年运作历史的全面质量管理（TQM）的延伸。

美国波多里奇国家质量奖管理框架的提出就是源自于全面质量管理（TQM）。目前在国家和整个联邦层面，它的地位依然不容小觑。波多里奇奖是认可精益理论和过程改进其他方法论的一个"评定卓越绩效的综合管理框架"。位于密歇根州迪尔伯恩的亨利福特医疗集团和加利福尼亚州圣地亚哥的夏普保健是接受并运用精益理论和六西格玛管理框架的两大国家机构。

六西格玛是一个"规范的、基于数据的途径和方法论"，我们用它减少缺陷和变量，从而提高质量和改善过程。这个术语的含义是围绕着某一个平均值的六个标准差，意味着每做 100 万件事情，其中只有 3.4 件是有缺陷的，这几乎是人类能够达到的最为完美的境界。六西格玛管理中最著名的是 DMAIC 这一改善流程的重要工具。DMAIC 是以定义（define）、测量（measure）、分析（analyze）、改进（improve）、控制（control）五个阶段构成的过程改进方法。一些人参加了六西格玛训练，如果他们能达到相应的要求，就能够拿到不同颜色的"腰带"来证明他们的知识水平和经验。作为 TQM 的延伸，六西格玛诞生于摩托罗拉公司并且通过通用电气为人们所熟知。在 20 世纪 90 年代，通用医疗保健首次将六西格玛引入医护领域。其他一些组织，例如泰德康和弗吉尼亚梅森医疗中心都追随着丰田的脚步在医院里规避了六西格玛，但是它们将精益理论和 TQM 理论的七个基本工具融合在一起，共同使用并称之为"精益六西格玛原则"或者"精益西格玛"。一些人通过学习接受的人群来区分精益理论和六西格玛。所有人都可以学习和使用精益理论来完善管理系统。但是只有专家才会在十分棘手的质量或者过程问题中使用六西格玛。我们所知道的在医疗体系中运用精益西格玛的有克利夫兰诊所和约翰·霍普金斯。

　　磁性识别系统"重视医疗机构高质量的患者服务、完美周到的看护和在专业看护领域的创新实践"。如果医院在变革型领导、护士结构授权、创新和提高方面有一定的成就，就能被赋予磁性医院的称号。为了实现共同管理、共同决策，"基于部门的理事会"的方法不断吸收精益理论的方法从而能够系统化地解决磁性医院内部的问题。例如，位于俄克拉何马城的特格雷斯浸礼会医学中心就有基于部门的理事会。他们通过精益理论来"完善妈妈和孩子的出院过程"。一些医院已经花时间做好了成为磁性医院的前期准备，甚至已经准备好成为磁性医院后的再投入——持续改善的经营思想。

　　施图德集团是一家知名的咨询公司，他们为医疗机构的执行官和领导提供训练。他们所推崇的许多方法和原则即使无法与精益理论中的完全一致，也是旗鼓相当的。例如，施图德集团的基于证据的领导模式就是来源于精益理论中的一个概念。"在精益理论中，我们认为过程改进在一种情况下能够发挥最大的作用，那就是当其不是独立存在而是建立在共同的目标和共同的行动的基础上，同时，共同的目标和行动为精益理论发挥作用提供支持。"克雷·林克斯（施图德集团的领导力教练）如此说道。此外，施图德集团"监督员工"的方式与精益理论中的现场巡视和标准化的工作审查都是十分类似的。例如，AIDET沟通技巧就是一种标准化的工作流程，从而更好地与患者及其家属进行沟通。

　　高可靠性组织（HRO）指的是在安全性方面做得尤为突出的企业或者环境。这些包括核电站、航空管制系统，还有航空母舰。在研究这些组织的过程中，有人发现了与医护组织文化相联系的几个关键原则。其中包括预测失败（提前预想可能失败的地方）、不要过度简化复杂的情况、操作敏感性（关注操作流程）、恢复承诺和遵从专家的意见（要善于听从专职人员的意见）。精益理论为HRO提供了"强健的过程改进"模型，并且完善了HRO文化或者说"安全文化"。

　　TeamSTEPPS是一个加强医疗团队和医疗安全的完善系统。它由美国政府开发，是依据机组资源管理在航空业的实践情况建立的模型。TeamSTEPPS和精益理论都致力于通过系统地改进团队合作和沟通，从而使"服务质量更好，患者就医更有安全感。"例如，TeamSTEPPS建议外科医生或者是其他在医疗领域处于领导地位的人能够听取团队所有成员的意见，同时它也训练员工通过特定的四个步骤来表达他们的想法。一些医疗组织，如俄亥俄州立卫克斯那医疗中心和迈阿密儿童医院都将精益理论和 TeamSTEPPS 整合成了一种方法论。一群来自一家名叫生命之翼的公司的飞行员将所有的方法整合成为一套体系，并且称之为"LeanSTEPPS"。

但是犯错是不可避免的，当问题出现的时候，许多医疗机构通过"公正文化"的方法在学习、反思和规范员工（在被担保的情况下）之间谋求一种平衡。医护组织经常犯的一类错误是将问题归咎于个人身上。实际上，这些问题是由系统不完善或者碎片化的过程引起的。但是，组织也不能"不问责"或者说永远不从员工的决定方面找原因。此处用到"公正"一词就是为了告诉大家我们处理问题和损害的方法必须"公正"，从而使提供医疗服务的员工和接受医疗服务的患者都能够得到一个满意的答复。

医疗机构逐渐地意识到我们要做的不是寻找"最完美的方法"，而是探索"如何将这些方法灵活运用从而能更好地服务于患者、员工和整个医疗系统"。

关于精益理论的误解

不了解精益理论的人很容易误把一些不是精益理论体系内的行动或者思想当作精益理论。例如，对于一些医院的领导来说，他们已经习惯了向下级布置任务、批评员工和通过裁员来平衡预算，他们在实行精益改革的时候倾向于在原有的体系内部用精益理论的工具进行局部改革。但实际上，这并不是精益改革。

根据丰田集团领导人和其他一些公认的精益理论专家在他们的课程和著作中所提到的，我们在表 2-3 里列出了一些关于精益理论的误解。

表 2-3　关于精益理论的误解与事实

关于精益理论的误解	关于精益理论的事实
精益理论只求速度（效率或成本）	精益理论关注生产流程和质量。我们通过减少拖延加快生产流程，而不是盲目地加快工作。加快生产流程，提高质量会带来成本节约
精益理论只不过是一套工具，我们只需根据问题用对应的工具解决问题	精益理论是一个整体的、全盘的系统。在应用精益哲学和管理方法的环境下，使用精益理论工具是最有效的方法
运用精益理论去解决质量问题会导致更严重的后果	精益理论帮助我们避免在生产过程中犯错并且防止错误的延续。一旦犯错，我们就需要停下整条生产线，因为质量是永远放在第一位的

（续）

关于精益理论的误解	关于精益理论的事实
精益理论是可以从其他企业的实践中照搬的	精益理论的实践和经验是可以学习的，但是需要我们自己思考、创造和试验
精益改革只是一系列活动或项目	活动和项目对于推进精益是有帮助的，但同时精益理论也是一套管理系统，这意味着我们应当每一天让每一个人都能进行微小的改善
精益理论告诉我们一步一步具体该怎么做	精益理论是一系列原则而不是教条化的、必须遵守的具体步骤
精益只是持续改善的另一个名字；它只是过程改进的一个方法论，它只是 PDSA	精益理论是一套系统的方法，其内在包含着管理系统和哲学
精益理论支持裁员减少人数	精益理论将裁员视为下下策
精益理论倡导根据每小时的需求"让员工按需上班"，从而使员工能够尽早回家	精益组织从不出现过度冗员的情况。同时，机构领导也并不是让员工提早下班或者按小时调整上班时间。相反，精益要求每一位员工将他们的时间和精力用在持续改善上，也就是说充分运用上班时间
精益理论意味着员工越少越好	精益组织雇用符合需求的员工数以合理的强度来工作，唯一的不同是会为员工预留额外的时间去进行持续改善和发展
精益理论会使人们变成机器人	精益理论要求每一位员工思考如何工作和如何改进工作
精益理论意味着对每一位患者都"一视同仁"	精益理论承认患者或顾客需求的差异性，因此它要求医生和员工根据实际情况进行判断处理
精益理论在日本更容易推行	并不是所有日本企业和医院都践行了精益文化。只是相比于传统的日本企业，在践行精益文化的公司中，员工更倾向于表达自己的想法和指出问题
精益理论意味着大规模生产一模一样的零件	通过灵活的生产过程得到的大多数产品都是不同的。这从某种程度上来说更加适合医院
因为精益理论要求标准化，我们就得一成不变	标准化是为了保证服务质量、减少失误，它只是达到目的的手段。我们只在需要的环节进行标准化生产，但给需要灵活处理的环节留有自由发挥的空间
患者与患者之间情况不同，因此标准化作业是不可能的	既定的医疗路径和医生标准化作业能为患者带来便捷，同时，我们又要在医护过程保持灵活性，坚持临床诊断

结论

对于精益理论，我们很难简洁而准确地定义它。它是一套完整的概念和工具的集合，人们可以利用这样一套理论来完善为患者提供的服务（包括减少伤害、缩短等待时间）。精益理论还是一种管理方法和管理哲学，在它的指导下，医院的全体员工和医生们为了把医院变得更加完美而全身心投入工作，持续改进。有了精益理论，员工们将会努力认真地工作，帮助医院提高质量、减少成本，而无须组织要求。精益理论不是一剂快效药，也没有神奇的修复魔力。正如一位医院的首席执行官对公司领导委员会所说的，"精益理论非常简单，但又非常复杂。"这的的确确是事实，因为简单的原则往往实行起来很困难。

精益课堂

- 精益发源于制造业，但可以成功地应用到医护业等其他行业中。
- 精益是一种企业文化，是一个由技术工具、管理方法和管理哲学理念组成的综合体系。
- 发展员工、发展员工职业生涯和开发员工智力是精益成功实施的关键。
- 持续改进和尊重员工同等重要。
- 要设计工作而非放任自流。
- "没问题就是大问题"——要允许问题的出现。
- 在精益文化之中，新的方法不能通过强迫在另一病区使用来传播。
- 全体员工都应该参与到问题解决和消除浪费的行动中来。
- 精益理论可以和其他方法论和谐共处。

思考要点和小组讨论

- 什么是精益？请在 30 秒之内给出最佳答案。
- 营造精益文化需要做出哪些改变、执行哪些行动？
- 公司上下应该怎样在员工中培养领导人才？
- 《丰田之路》中的第一条原则就是学会长远思考。但如果我们目前的环境下只有短期思考和决策，试想你如何在这种情况下运用精益理论获得成功？
- 你所在的医院中有哪些不尊重员工的现象？这有什么影响？你该如何解决？

- 为什么有些医院员工会渐渐感到疲惫不堪或愤世嫉俗?
- 你所在的部门中有哪些放任自流的非规范方法或行为?
- 为了让大家投入持续改善,你认为应该营造什么样的环境? 大家又该具备怎样的心态?
- 你如何平衡部分改造和不盲目复制其他医院或病区的经验?
- 在你工作的组织中,你听到过哪些对精益理论的误解? 如果有的话,它们产生的根源在哪里? 我们又该怎么做?
- 你如何将精益理论与企业现在实行的方法论或者其他方式相结合?

价值与浪费

浪费：具有局部解决方案的全局问题

　　一份来自美国医学科学院（IOM）2012 年发布的评估报告显示，美国医疗支出的约三分之一，即每年约 7 650 亿美元，被用在视为"浪费"的支出项目上。其中的一些浪费是由于广义上的社会问题所致，比如说欺诈或医疗保险的缺失。但是 IOM 所确认的大多数种类的浪费都可以用精益方法解决，包括"低效服务"（1 300 亿美元）和"不必要服务"（2 100 亿美元）。

　　尽管美国和其他国家尝试着通过支付方式改革及其他的国家计划来解决系统性浪费问题，但它们忽视了局部地采取措施也可以减少医疗体系中大量的浪费。2011 年，唐·贝里克博士作为医疗保险与医疗补助服务中心（CMS）的行政主任时曾说，医疗改革"不会受自上而下的大规模的国家计划支配"，他主张取而代之的是，"成功的医疗体系再设计应该是一项局部性的社区任务"。本章中让我们共同来识别、减少或消除我们能够局部改变的或区域性本地化影响的浪费。

更好的目标：通过减少浪费而降低花费

　　一直以来，医护组织都着力于削减花费，结果花费却依旧持续上涨。精益管理模式提供了一种看待花费的不同方法，即间接看待法。正如作家约翰·凯伊所写到的，"尽管看起来很奇怪……取得决定性战役的胜利或许是满足全球商业需要等目标实现的最好方式，往往是间接追求"，他把这种观点叫作"倾斜法"。举例来说，华盛顿州西雅图儿童医院的首席运营官帕特里克·海根就曾说道："我们很少直接讨论花费问题。当我们商讨浪费、质量和安全等相关问题时，我们发现花费自然而然地下降了。"

精益管理下的医院会着力于减少浪费，而不是花费。减少浪费会使得花费减少的同时改善整体的表现，但不会因此带来副作用以及整个医院系统的机能失调。以精益管理方式运营的组织也会更多地关注消费者（即患者）以及带给他们的价值。由此来看，"精益"的着重点不在减少行动，而在传递适量的价值。如果我们持续减少浪费，就能在更加省时省力的同时创造更多的价值。正如精益企业研究所指出的，"精益的核心思想是最小化花费的同时，最大化传递给消费者的价值。简单来说，精益意味着利用更少的资源去为消费者创造更多的价值。"

对于海根以及所有的医院领导者来说，花费当然是重要的；然而，精益思想家将花费视为我们所有社会体系和生活流程的最终结果。改善服务质量和提升患者安全感将会在减少花费，增加患者流量，提升顾客满意度的同时，正向地影响净收益。

而作为一种最终结果，花费并不可以被直接影响，减少花费必然会导致某些情况变得糟糕。医疗体系往往总关注于"削减花费"，这就意味着要提高裁员率和相应地缩减社区服务的规模。对于削减花费的关注还会导致服务质量以及顾客安全感和满意度的下降，同时受到影响的还有员工的整体精神面貌。贝尔维克博士曾指出，"花费的减少不应该建立在任何一种有益服务的缺失上，损害患者的心思要不得。"而精益会帮助我们实现这个目标。

传统医疗服务中的花费削减往往不是用可持续的方式进行的。例如，北湾医疗服务（加利福尼亚州，费尔菲尔德）的首席执行官加里·帕萨玛指出，他们的服务体系迫于财务压力，在十年中进行了三轮裁员。然而帕萨玛也意识到，"过了一年左右，雇员总数又回到原来的水平，节省的开支却在无形中蒸发了。"他由此总结道，"要处理这样的财务状况，我们必须要有一种更好的、更持久的而且危害更少的方法。"在2012年，帕萨玛带领北湾启动了精益管理模式，开始用一种"更好的、更持久的，而且危害更少的"方法来减少花费和降低成本。

什么是浪费

在精益术语中，我们将那些反复出现的、干扰日常工作和患者护理的问题与纷扰称为浪费。贝尔维克博士将浪费概括为"不必要的麻烦事"和"医疗系统中无意义的事"。

医院的大小事务中充斥着各种干扰因素、不良沟通、行动浪费和权变措施。员工和领导常常认为：工作或者为企业创造的价值，就是他们处理问题的能力。在这种思想下，当遇到物资缺失的时候，我们的对策就是赶快去寻找。若是工作场所设计差、工作量大，我们就会相应地加速行动。如果医生还未下达医嘱，我们便会多打几次电话看看究竟出了什么问题。然而，这些权变措施并不能防止同一个问题的再次出现。事实上，给出权变措施和英雄式的对策并不是"我们的工作"，我们必须将浪费视为需要减少或消除的东西，只有这样我们才能有更多的时间做真正的工作——护理患者。

学会区分行动（我们所做的事情）和价值（对患者有帮助的事情）是精益实施历程中的一个关键步骤。在精益框架中，工作指的不是"我们所做的事情"或"我们过去总是如何去做"，而是框定了我们应该做的事情以及我们应该怎么去做。医院可以依赖这个精益框架，在不损害护理质量、不减少必要的患者护理次数的前提下，掌握节约时间的方法。

通常情况下，医院员工都在用相当大的一部分时间做无用功。举例来说，全世界范围内的内外科护士对患者进行直接护理的时间只占到工作时间的30%。直接护理包括：

- 护理程序。
- 清洁盥洗。
- 给药用药。
- 医学指导。

得出这样结果的研究是在电子病案（EMR）被广泛应用前进行的。电子病案也许能够解决部分问题，但是新技能有时候也会带来新形式的浪费，甚至让护士的临床护理时间大打折扣。

西雅图弗吉尼亚梅森医学中心已经通过精益管理的方法将护士的临床护理时间从33%提高到了90%。英国国民医疗服务制度也正通过其"节省时间来护

理"项目将"精益"的方法传授给医院的护士以及所有员工。总体来说，19 家
实施该项目的苏格兰医院的临床护理时间从 35% 提高到了 55%。美国医院也正
使用一种类似方法——临床护理改革法（TCAB），旨在将临床护理时间从 30%
提高到 70%。采用这样改革方法的一家医疗组织取得了显著成效：在 12 小时的
轮班制中，护工在病房待的时间从 2.5 小时增加到了 6.5 小时，这也直接使得患
者跌倒事故减少了 32%，给药错误减少了 17%。改革还使得护工周转率下降了
接近 20%，这意味着浪费的减少会使得患者接受护理的时间增多。从结果上来
说，患者的住院时间将会减少，受益的将会是医务人员。

当员工、科室或医院超负荷工作时，我们需要做的是消除其中的浪费，而
不是要求更多的资源和人力。消除浪费还要求我们在不增加人员和不加大员工压
力的前提下承担更多的工作。减少浪费可以为员工腾出更多的时间正确处理工
作——向患者提供高质量优质的服务，而不是出于缺乏时间的压力而偷工减料。
消除浪费可以让我们降低成本、增加服务、提高质量和员工满意度——这对医院
股东来讲也是一件好事。

什么是价值？价值从顾客开始

既然说浪费是一种不能增加价值的行为，那么价值又是什么呢？在《精益
思想》一书中，沃麦克和琼斯指出，"价值只能由终端顾客来定义。"对于运用精
益管理的医疗系统来说，价值又是什么呢？我们需要从"谁是顾客"这样一个问
题开始讨论。医院中的活动和护理种类繁多，有各种需求的顾客不计其数。但最
明显的"终端"顾客就是患者。因此，医院的大部分行动和优先任务都应当围绕
患者开展。总的来说，精益管理鼓励医疗系统花费更多的精力去提供"以患者为
中心的护理"。

其他顾客还包括患者家属、医生、医院员工以及付款方。不同类别的顾
客对价值的定义可能有所不同。例如，在患者接受门诊手术时，从家属的角度
来说，价值可能会是：在手术期间随时了解患者的准确状态，减少家属的焦虑
心情。

有时，我们也需要考虑到工作流程中的内部顾客，也就是工作的交付对象。
例如，病理学医师的报告主要是交给患者的诊疗医生来审阅，诊疗医生就是病理

学医师的工作交付对象。患者组织切片被送到实验室后，病理学医师必须同时考虑医生和患者的需要与质量标准。因为诊疗医生可能会对病理报告的信息表述和组织有具体要求。

在任何流程中，员工在工作时，不仅要考虑到终端顾客的需求，还要考虑方便"下游"接收者的工作，以保证整个患者护理过程的效率。内部消费者必须要同终端消费者（即患者）处于同一队列。对内部顾客需求的考虑也不能偏离终端顾客的需求，否则，企业就会出现过度关注内部而忽视患者的危险。

精益思想中的拉动原则有时会在医院中受到质疑。拉动原则能够优化物资管理，我们将在第 6 章中介绍这一原则以及看板法。拉动原则主张：物资应按照需求供给，而不能无视需求量强行供给，"长期指令"就可以被视为是强行供给。在医院中，急诊部门有时会认为他们已经贯彻了拉动原则：空闲病房腾出来之前，患者被安置在急诊部。人们往往认为是空闲病房将患者从急诊部里拉出来，然而这并不是真正的拉动。

让我们把视线转向工厂。从某种意义上来说，顾客基于需求的要求往往被当作是拉动力。这时，生产活动不是基于厂房设备的便捷性或可用度，而是由于顾客需要而进行。在医院中，当需要床位时，患者应该能够去"拉动"这个资源（尽管真实情况下患者可能不能移动），而不是被动等待，这才是真正的"拉动"。

事实上，问题不是"推与拉的斗争"，而更多的是关于怎样改善患者流动的情况。因为流动不畅会造成对病患的看护延迟。

但在转移之前，患者要经历等候过程，因此，拉动原则的实施会阻碍流动原则的运行。这一点我们将在第 9 章中讨论。如果只考虑患者在服务方面的拉动作用就会好很多。例如当一位患者需要病床时，他就已经在资源方面起到了拉动作用。尽管可能因为病床不足，他从急诊部被转移到住院部，但只要不是无谓的等待，就算拉动了资源。

有人曾反对说，急诊部将患者推给病房的举措反而能够改善患者流动，因为这样他们能够在住院区的过道而非急诊部的过道等候了。这么做可能会促使病房员工为了腾出病房而加快患者出院手续的办理。这种想法假定了员工故意放缓出院流程，但事实并不总是这样。总之，流动不畅就是流动不畅，改变患者的等候区域并不能从源头上解决问题，也不能满足病患待在最合适地点的需要。精益管理的目标应该是让患者在正确的时间和地点接受合适的治疗。

怎样定义广义价值

贝尔维克博士在 2009 年医疗保健优化协会的年度论坛上陈述主题演讲时被问到关于我们的健康和医疗保健的问题："我们真正最想要的到底是什么？"贝尔维克博士提到，就他自己的医疗保健来说，他想要"安全、高效和循证医学"的保健方法。而他真正想要的是能够生龙活虎地参与到娱乐活动和有意义的家庭活动中。迈克尔·波特提出，患者对于医疗保健的三个层次较为看重，即能否继续生存和恢复的程度，可以回归参与到正常活动中所需的时间，以及其所表示的治疗方法的持久性。

从患者的角度来看，他们所"看重"的可以说不仅仅是在有需要时为他们提供的高效、安全和有效的护理片段。患者可能会更看重一种可以帮助他们保持健康并且能给他们提供更长久、更高品质生活的医疗保健体系，而不仅仅是那些只让他们做出机械反应和固定效果的保健措施。精益理论的最终价值在于思考更深层次的问题，而不是将重心放在扭转当下的医疗服务模式上。波特写道：高层次的价值应该建立在其结果的基础上，而不是活动，应该用"成功康复出院的患者与患者医疗护理的总支出之间的比率"来衡量。

涂尚德博士等一些人将价值定义为质量与成本的比值。我们能够通过提高质量，减少成本来增加我们传递给患者的价值。这两个目标往往被视为是效益相悖的，但是精益管理使得我们能够在提高质量的同时减少成本。涂尚德博士以及他的赛德康护理中心将报酬制度改革作为精益管理的一项重要补充，进而提升护理体验。涂尚德这样写道："当医师的报酬为每看一位患者支付一次或每月支付一次时，他们就会很快认识到要穷尽自己所学来保持患者的健康，而并非只在患者难受的时候去提供治疗。"

"基于价值支付"（VBP）的趋势以及新出现的基于结果和服务质量的薪酬支付的模型与这种观点不谋而合，这也恰恰体现了精益原则。头状花序支付系统、诊断相关组（DGR）、责任制医疗组织（ACO），这些系统也尝试着让顾客为结果或成果而非过程买单，这也就是常说的"服务费用"。

医院的管理层也意识到了"精益"是医疗护理的未来。斯克利普斯健康中心（加利福尼亚州，圣地亚哥）的首席执行官克里斯·范格德这样说道："我们应该依据结果来取偿，而非过程。"加里卡·普兰，弗吉尼亚梅森护理中心的首席执行官也提出了自己的意见，"这样为价值支付的工作让我倍受鼓舞"，他还指出这种"基于价值支付"方式的趋势是件"好事"，因为现阶段基于服务支付的方式会使得护理成本增加。越来越多的医院认识到未来的目标将会是让患者远离医院，让人们保持健康并提供家庭护理。

更广泛意义上的医疗系统（包括政府以及其他付款方）往往会在短期内节省开支，而在长期中却要花费更多。举例来说，有人会拒绝支付每月能够帮助其保持健康的营养咨询费用（每月 100 美元），而认同为外科减肥手术（15 000 美元）和截肢等（30 000 美元）支付更大笔的费用。帮助患者保持健康毫无疑问会用更少的成本创造更多的价值。盖辛格健康系统的首席执行官大卫·范伯格这样说道："我认为我们当前所要做的就是关闭我们的所有医院（除了那些需要住院治疗的复杂手术），因为我们可以在家照顾你。"在接下来的时间里，健康系统将会面临新的挑战，即在新的地点用创新的方式传递价值和服务。

倘若患者不用被送到医院，也能在现场进行一些急救护理呢？亚利桑那州的梅萨市、加利福尼亚州的阿纳海姆市就在开展试点计划，它们会在回应医疗 911 电话时派遣出从业护士以及护理人员。据估计，35% 的电话都被认为是"紧急性和严重性低"，诸如一些轻微的胃疼，根本不需要送往急诊室。凯撒恒健急诊医学的区域主管托德·牛顿曾说，"他们根本不用来医院，也不用等候，他们会在舒服的条件下被诊疗。我们的床位也会留给那些真正需要它们的人。这样大家都能从中获益。"这样做的预期好处包括更短的等候时间、更低的花费、更好的服务以及家中更舒适的环境。尽管平均来说，这些患者请求急诊服务的电话时间由原来的 15 分钟增加至 50 分钟，急诊服务团队却能够第一时间服务其他患者，因为他们无须再在等待他们的患者被送入拥挤的急诊室上花时间了。

精益如何定义"价值"？

在回答这个重要的问题时，精益方法用 3 条标准将企业活动区分为增值活动（VA）和非增值活动（NVA）两种。增值活动必须同时满足以下 3 条标准：

1. 顾客愿意为行为活动和精益过程买单。

2. 活动必须以一定的方式改变产品或服务。

3. 活动必须从一开始就要做对。

对于某项活动来说，若上述标准中的任何一条不能满足，都不能称其为增值活动。

标准 1：顾客愿意为活动买单

背景丰富的思想家，例如波特和詹姆斯·沃麦克一致认为，应该从顾客的角度定义价值。但在制造业中，这种想法就没有那么复杂了。想象一下你要买一辆车：如果你不想要天窗，你就可以选择一辆没有天窗的汽车，这样一来你也不用在天窗上花钱。如果你压根儿认为汽车不重要，你也可以不去买车。因为你有很多替代的选择，比如说公交、出租车、共享汽车服务等。这个时候，你真正认为重要的东西，从结果这点来看，从 A 转至 B 了，即其他交通方式的安全以及方便。

在健康护理中，因为患者常常是没有别的选择而必须接受这种服务，这种愿不愿意支付的问题就变得复杂多了。此外，通常情况下，为服务买单和接受服务的往往不是同一个人。既然不同顾客对价值的定义可能不同，那么怎样给价值的界定设立一个统一的标准呢？服务提供者通常从顾客的角度了解某项服务是否具有价值。而了解顾客价值取向的方法之一就是询问。现在，有些医院开始正式地邀请患者及其家属加入到改进活动中，征求他们的意见，以便界定患者护理和医院全部服务项目的价值。

根据标准 1，我们应该从患者角度出发。但医学专业人士可能会有这样的顾虑："患者对医护行业了解得不多，可能回答不出我们所提的问题。我们所做的事情他们根本就不理解。"这一顾虑不无道理，有的时候顾客或患者确实需要了解一些相关知识。但是，医护工作虽然有其特殊之处，固定的医护活动又总是以固定的方式进行，但医院员工、护理人员和领导者也不能想当然地认为自己所做的工作本身就是增值活动。

对于疑似髋骨骨折的患者来说，与慰藉、诊断和治疗直接相关的步骤是有价值的，与医生、护士等医护人员直接接触的时间也是有价值的。但当患者需要将同一个验伤信息告知三个不同的人时，信息的第二遍和第三遍重复就是浪费。做 X 光检查是有价值的，但因放射科医生太忙而造成的等待是浪费。

标准 2：行为活动和精益过程必须以一定的方式改变产品或服务

在制造业中，这条标准要求改变"产品外观、组装和性能"，意思是说增值活动要包含有助于使产品接近最终状态的物理改变。例如，车门安装是一项增值活动，因为它改变了产品的状态，让产品由无门的底盘变为有门的汽车，因此顾客愿意支付车门的价钱。但是，在工厂中运送车门的时间和等待车门安装的时间都是非增值的，因为这些时间都没有给产品带来改变。

在医院的不同流程中，"产品"一词指代的内容不同，可能是患者、放射科影像和药品，也可能是实验室样本（诚然，"产品"一词在指代"患者"时显得毫无情感可言，因此并不常用）。我们来看一看化验血液钾含量的流程。在这当中，产品经历了多种形式。在医嘱输入这一步，产品形式由诊疗医生脑中的一个想法转变成医院的电子病案和电子健康记录（EMR/EHR）里的一个指令。

随后，采血医生的采样活动又将产品形式从系统指令转化为一管血样。上述活动同时满足了标准 1 和标准 2（在患者看来既有价值，又改变了产品形式），只要操作得当，就可以称之为增值活动。

当工作对象是患者而不是其他产品时，标准 2 的表述可以稍做变动。这时，增值活动指的是那些改变患者状态、使其接近预期最终状态的活动。在看护病患的过程中，增值活动可能包含以下几种：

- 减缓痛苦的慰藉。
- 稳定病患情绪。
- 诊断。
- 治疗。
- 培训。
- 帮助维持健康和生活质量的活动。

如果一项活动帮助患者从一种状态转入更接近理想化结果的另一种状态（如减轻痛苦），我们就可以说病患是以一种增值的方式被改变的。确诊髋骨骨折，减轻疼痛再到修复正位髋骨，这一系列的步骤毫无疑问是增值的。

仅将患者从 A 点推向 B 点的活动是非增值的。但是人们或许会提出质疑：比方说要想做 CT 扫描，患者就必须从病房转移到放射科。的确，CT 扫描本身是增值活动，因为它将患者从未诊断推向被诊断的状态。而将患者转移到放射科的过程则可被视为一个"必要浪费"，在本章中，稍后我们将对此再做讨论。

标准3：行为活动必须从一开始就正确完成

有的活动可能满足了上述两条标准，但其中的某些环节做得不对，就需要返工和做额外的工作。像这样，当同一个活动被做了两次时，我们不能将其看作增值时间的加倍。

医院上下各个科室中有不少源头出错的例子。比如说，诊疗医生开具的处方中可能含有患者过敏的药物。这样的话，开具处方的行为及所耗费的时间，连同病房职员输入医嘱、药剂师按错误处方配药的时间都是浪费（当然，由此带来的患者病情加剧的风险也是浪费）。只有开具正确处方耗费的时间才算是增值的。在这个例子中，即便结果没有问题，患者也没有因此受到伤害，这种价值被传递的方式也是一种浪费。精益程序会帮助我们在最开始就避免错误的发生，这点将在第 8 章中详述。

再比如说，在手术的最后阶段，若是清点、核查海绵时出现错误，那么最后几分钟的手术程序就不属于增值活动。当患者伤口已被缝合，而体内还残留了一块海绵时，最后的缝合程序就应该算作浪费。对患者进行二次切开、取出海绵及二次缝合的额外行动都不是增值活动。因此，手术参与人员最好能够设计出防止这些错误发生的一套体系。

然而，医院和医生的报酬支付是以做了某项工作而非创造了某种价值为基础的。举例来说，立普弗洛格公司在 2007 年发布的研究中指出，只有 32.3% 的医院按照要求完全开展了手术区应进行的防感染措施。本可以避免的感染却导致病患账单上的数字增加 15 000 美元。换句话说，一辆新车被毁坏之后又在工厂里被重新修理后，你会愿意为之多付钱吗？当然不会愿意。

美国政府连同医疗保险和医疗补助服务中心（CMS）颁布了新的条例之后，这种现象有了改变。CMS 声明，他们将不再支付源头出错造成的返工费用，包括从患者体内取出遗留物件的行为、可以避免的感染、气泡栓塞以及患者跌倒事故等。其实在这之前，为了患者的利益，医院已经尝试着减少这类过失和由此导致的返工，这同样也是付款人的期望。这些新期望将被推行开来，并将成为医院改进活动的有力动因。精益思想家致力于将这种经常发生的错误减少至不再发生。

增值和非增值活动案例

增值和非增值活动可以分别从产品、患者、员工及护理人员的角度来审视。表 3-1 列举了医院不同科室和不同产品中的一些增值和非增值活动。

表 3-1　医院各科室不同角色的增值和非增值活动实例

科室	角色	增值活动实例	非增值活动实例
手术室	医生	为患者实施手术	等待延误的程序或实施非必要步骤
药房	药剂师	提供静脉注射信息	重新处理病房退回的药品
病房	护士	为患者用药	将信息从一个计算机体系复制到另一个中
放射科	放射科医生	实施核磁共振程序	进行非必要的扫描
实验室	医学技术员	分析实验结果	修理破损器具

当对人们的活动进行归类时，我们不能将增值和非增值误认为是判定某个人或企业中的某个角色所做的全部活动是否具有价值的标准。比方说，不能因为医生是医生（可以指某位医生或者"医生"这个角色）就说他的活动是增值的，而手术室技术员的活动就是非增值的。增值和非增值判断的是某段时间内的具体工作。在日常工作中，我们都会经历非增值的时段。比如，若出现手术器具遗漏，医生等待工作人员取回遗漏的器具的时间显然是一个非增值时段。浪费的存在并不意味着员工不优秀或者工作不认真。相反，浪费会让员工工作得更辛苦，因为他们得处理掉那些干扰增值活动的问题。浪费通常都是由体系不健全和流程设计不合理（或缺失）造成的。

表 3-2 列举了一些不同科室中不同角色的增值和非增值活动实例。

表 3-2　医院流程中不同产品的增值和非增值活动实例

科室	"产品"	增值活动	非增值活动
急诊室	患者	检查或诊治中	候诊
检验科	化验样本	脱水或化验	待处理
药房	处方	配药或抓药	多次检验
手术服务部	器械消毒	器械消毒中	对未使用的器械反复消毒
营养服务部	患者食品盘	备餐或装盘	装盘不当引起的返工

在医院中，增值和非增值活动的区别并不总是直观、明确的。比方说，有家医院的医护团队围绕护士的填表活动算不算是增值活动这个问题展开了争论。一方认为，填表不是对患者的直接护理，因此应该算作非增值活动。而另一方则认为完善的表格可以向诊疗医生传递信息、帮助他们做出决策，因此应该算增值活动。最后双方达成了妥协：（有助于患者护理的）一系列表格填写活动是增值活动，而由体系问题造成的时间浪费是非增值的。非必要和"过分的"表格填写对于患者来说也应被视作浪费。

最后，对一项活动到底是价值还是浪费的分类已经成为一个学术问题。问一下我们自己是否能消除浪费或找到一个更为合理的办法，这要比花费几个小时对分类进行争论有用得多。寻找浪费意味着通过挑战现行体制从而找到一条优化之路。

学会识别和描述浪费

在识别浪费时，精确而通用的术语会大有裨益。大野定义了7种浪费类型，后来的出版物又将其扩充到8种。这些术语构成了一个监控浪费的有效框架，而且也已被医院采纳。在各个条目的表述方式上，与制造业相比，有时原封不动，有时稍加修改。但对具体条目的表达有没有完全统一并不是关键所在，丰田也不期望自己对浪费的表述就能囊括一切、一成不变。尽管如此，通用的术语确实能够为不同科室和机构之间的交流提供便利。

浪费的8种类型参见表3-3。

表 3-3　浪费的 8 种类型

浪费类型	简要描述	医院实例
缺陷	耗费在操作失误、检查或修正错误上的时间	手术器械遗漏，为患者用药时药品或剂量有误
产品过剩	做患者不需要或暂时不需要的事情	不必要的诊断程序
运输	系统中不必要的"产品"移动（患者、样本、材料等的转移）	不合理的布局，如导管室与急诊部距离很远
等待	等待下一个事件或工作程序	工作量分配不均造成的员工等待，患者等待预约
库存	由财务成本、储存和移动成本、变质和损耗造成的库存成本增加	待处理的到期物资，如过期的药品等

（续）

浪费类型	简要描述	医院实例
行动	工作体系中不必要的员工行为	由布局不合理导致的实验室人员每天大量的额外走动
流程过剩	做患者认为无价值或不符合患者质量要求的工作	整理好却从未启用的数据
人才	不鼓励员工、不采纳员工意见、不支持员工发展而造成的浪费和损失	员工身心俱疲，不再为改进献计献策

缺陷浪费

缺陷指的是任何从源头上就出现错误的活动。这包括填写不合理的表格或是餐厅中掉在地上的食物。在医院中，严重的缺陷会导致患者损伤甚至死亡。据美国医学研究院估计，每年"可预防的、由药物导致的患者损伤"多达 40 万例，这也导致了 35 亿美元的不必要的花销。这些事例往往由一个或多个缺陷导致，引起这些缺陷的原因包括书写潦草（或者是电子病案中的错误操作）、小数点点错以及给患者用药过程中的错误等。

我们举一个备受媒体关注的案例：位于印第安纳州首府印第安纳波利斯的卫理教派医院中，3 名婴儿因被注射成人剂量的肝素而在新生儿重症护理室中不幸身亡。像这样导致患者死亡的"流程缺陷"不计其数，在上述案例中，新生儿重症护理室的药剂师错配了成人剂量的肝素，这种行为就是一个缺陷。另外，护士因完全没有料到在新生儿重症护理室中会出现成人剂量，而在给婴儿用药之前没做核查，这也是一个过程缺陷。

患者死亡是由一系列如沟通不良、医疗过失等过程缺陷引起，而不是某个人或某一点上的失误造成的。但关注过程并不意味着员工就没有责任。在上述事例中，护士没有核查药品剂量，违反了医院的政策。要防止这类错误的再次发生，仅仅开除或惩罚某个员工是远远不够的。同样的过程缺陷导致了另外一起发生在加利福尼亚州雪松西奈山医院的药物剂量过量事件，这次事件虽未致命，但因为发生在演员丹尼斯·奎德的双胞胎婴儿身上而备受关注。我们不禁发问为什么会有那么多的护士违反医院政策，我们也需要找到导致这些问题的系统性原因，比如被忽略的、效果欠佳而低效的岗前培训。我们将在第 7 章、第 8 章两章中详细讨论缺陷和预防缺陷的措施。

缺陷也不一定就会造成患者损伤。即便错误在之后的过程中被其他人指出，也会被看作是缺陷，比如我们所说的"侥幸脱险"或是"恰巧被发现的错误"。过程缺陷还包括出了差错从而导致返工和采取变通方案的事件。例如，护士或采血医生为患者抽血时，如果血样出了问题，那么抽血的这段时间就是浪费。缺陷不仅导致产品不合格（患者血样和分析结果），还浪费了员工的劳动时间。

还有一些问题也被视为"过程缺陷"，即一些偏差导致的行动上的浪费或是过程上的过度。举例来说，一家医院的解剖病理学实验室就曾着力改善他们管理和储存已使用过的组织切片的方式。在一些情况下，病理学家需要重新观察切片。在这样的改善前，工作人员有可能找不到需要的切片，这就意味着要重新制作组织切片（如果之前的切片不能被找到）。这样一来，更多的时间、劳动力和花费需要被消耗（这还没有包括因延迟可能造成的影响）。

产品过剩浪费

产品过剩指的是（高于顾客预期的）产品的过量生产或是早于顾客需要的产品生产。制造业的场景更容易解释这一类型的浪费。比方说你想买一辆新车，对你来说，经销商展台上停放的大部分车都是过剩的产品，结果是你可能会得到相应的折扣。

研究显示，"20%～50% 的医院化验室检查完全是没有必要的"，因为这些检查被实习医师或医师安排后，通常情况下都不会被质疑。不必要的实验不仅会产生没有价值的医学信息或是增加花费，如果患者被采血过多，还可能造成患者贫血。犹他大学医疗保健中心开始要求实习医师对每次化验做出合理解释后，每年因为减少不必要的检查而节约了 20 万美元。减少浪费当然不错，但精益思想家更想要确保医生不会在重压之下而减少那些本身对患者有帮助的检查。

药品部是为内部顾客（护士和患者）生产（配置和运送）药品的部门。在药品部中，过早运送的药品被退还回来的现象就是一种产品过剩。造成药品被退回的原因可能是患者出院、诊疗医生医嘱改变等。在河畔医疗中心（伊利诺伊州，坎卡基），每天大约有 480 种药品被退回到药品部（平均每位患者一种以上）。"钱就这样被浪费掉了"（由于退回的程序），药品运营经理罗利·沃伦这样说道。

这种产品过剩还会造成其他种类的浪费：这家医院药品部的员工每天要花费 11 个小时处理被退回的药物。为了改进流程，药品部可以加快药品运送的频率。这一举措虽然会带来更多的交通和行动浪费，却可以减少 10% 的药品再处理的工作，并确保相应药品在需要时能够供应。增加的运输人员和其他种类的改进措施减少了总需求劳动力以及总成本，这正是医疗服务中精益理论的体现。

通过耐心的护理，医院可以避免有效患者护理所需行动之外的产品过剩。有的实验室要求采血医生从住院患者身上抽取额外的"备用"血样，以备临时化验之需。但是这些备用血样却很少派得上用场（使用频率低于10%），还造成了时间、行动和物资上的浪费。然而考虑到各种浪费之间的折中结果，抽取备用血样的行为还是较为合理的。例如，在急诊部接收外伤患者时，事先抽好血可以消除他们等待接受护理的时间。有人说在需要化验前就进行全面的化验对于提高化验室的周转速度是一种权变之策。但事实上，让化验室的工作更流畅，来减少对产能过剩的需求才是更好的方法。

一家医院的首席临床主任发现他们的质量部门以报告的形式"过度生产了"很多信息。他指出甚至每天都会有超过320份不同的报告出现，"简直就是天文数字"，他这样描述道。这种现象出现的部分原因是缺乏对报告需求度评估的正式程序。即便一份报告只是对原有报告的简单复制，人们也不拒绝这种需要。这位临床主任就对多数这样报告的质量提出了质疑（它们是充满缺陷还是毫无用处），甚至怀疑这类报告没有被任何人阅读过。他采取了措施来减少不必要报告的数量，并要求确保保留下来的每一份报告都有详细的客户说明。他也意外地发现了之前并没有关于如何废弃使用过的报告的正式程序，所以这种程序也需要被重新制定。

护理尚未提供就急于填表，这是信息过剩的又一个例子，它还会给日后的护理带来风险缺陷。如果一名护士一次性地提前记录了一个病区多位病患的用药情况，或许她可能还会觉得自己这样做既节约了时间，又提高了效率。然而事实上这位护士稍有偏差，就可能导致缺陷的出现——给药没有按计划进行。这种情况在临近换班是最容易出现的，后来的护士可能会以为病患已经在上一个时段用过了药。

在一家非洲乡下的疫苗接种门诊里，一名护士就曾被观察到在疫苗被注射前，她就已经一次性地将许多婴儿的免疫记录填完了。不幸的是，这个诊所的疫苗在给这些婴儿接种时，到中途就用完了（库存浪费导致了妈妈们要把婴儿再一次带到诊所里的等待浪费及额外的交通浪费）。缺陷也会在这时出现，因为不准确的疫苗接种记录可能没被修正，加之母亲的匆匆忙忙，可能更会导致婴儿即便第二次来也没有接种到他所需要的疫苗。

减少不必要的护理

不必要的医疗护理也是一种高代价的产品过剩。近一半被调查的医生承认"他们的患者接受了过多的医疗护理"。这当然包括那些已经被国际上公认为是多余的手术，但是更常见更系统的不必要的护理还包括因缺少预防措施、没有使用当时最优的临床实践、防卫性治疗、过度诊断等造成的结果。现在一些医疗窘况，未来的道路并不明晰。阿图尔·加万德就曾谈论到这样的一个情况：微癌不大可能会对身体造成伤害，那么我们是要去除它还是仅仅定期检查它呢？关于临床诊断的"标准化工作"问题或许能够更好地被医生或临床专家而不是被医院中的精益管理部门解决，这点我们会在第5章中更多地阐述。

在英国的国民健康保险制度（NHS）下，专家估计七分之一的"医院手术和给药"是"不必要的"，这每年不仅要花费整个国家18亿英镑（约占总支出的1.6%），还给患者带来了不必要的风险。调查显示该制度下近一半的疝气手术病患认为他们的手术是"无效的"或"让情况更为糟糕的"。NHS还曾估计，将近二十分之一的入院都是没有必要的。

一些医院，包括弗吉尼亚梅森医学中心在内的不少医院都已开始着手减少放射和其他诊断程序中的产品过剩。弗吉尼亚梅森医学中心实施的一个项目中，临床医生将根据患者病情，在批准他们接受放疗程序之前让他们先接受理疗。与放疗相比，理疗费用更低、更实惠。但不幸的是，在该项目实施后，弗吉尼亚梅森医学中心的收入却减少了，医疗保险支付者更愿意支付核磁共振等放射程序的费用。这也表明了支付体系的一个功能漏洞：医院通常是因为医疗活动（计件）而不是患者治疗效果而拿到报酬。弗吉尼亚梅森医学中心本想要合理地支配患者的医药费，但产品过剩行为的减少却在短期内给自身带来了损失。针对这种情况，该中心和医保及支付者达成了一个共同的开支节省计划，承诺若理疗无效就会付给对方更高的赔偿金。这样，双方就都可以从浪费降低中受益。

赛德康是众多医疗系统中一家致力于减少胎儿在满龄（40周）前就进行顺产或剖腹产的医院。通常情况下，这类早产并不是因为医学原因，而是由孕妇或是医生主动提出的。一家东海岸医院的报告就指出一些妈妈要求她们的宝宝出生在"特殊的"日子，比如说万圣节、她们自己的生日或是新年等。这减少了可以避免的早产，效果明显有所改善。在赛德康，婴儿平均在重症监护病房待的时间由原来的 30 天减少到了现在的 16 天。由于之前的基于服务付费的模式，该中心的收入减少了一半。所幸即便在短期收入减少的情况下，赛德康也愿意做正确的事情。

不幸的是，某家世界著名医院中的神经内科却让最迫切需要临床会诊的患者等待了过长的时间。很多患者到达医院之后，神经科医师往往会得出这样的结论：从基层医疗转送到这里往往是没必要的或不合时宜的。医师们自然可以照常索价，但是他们一心为患者着想的心情却使得他们觉得这样的会诊是一种浪费。每一次不合理的转院都意味着那些更需要诊断的患者不得不花时间去等待。神经内科需要给其他科室的医生提供更好的指导准则，从而使得他们知道什么时候患者需要（或什么时候不需要）被转入神经科。这也就是我们所说的临床诊断"标准化工作"的一种形式，这将在第 5 章中详述。

对于过度利用诊断程序应该被归类为流程过剩而不是产品过剩，存在着争论。然而，发现浪费而发展以患者为中心的流程改善要比完全的一致分级重要得多。

运输浪费

运输浪费指的是一个体系中产品的过量移动。在现有的医院布局条件下，有些运输是必要的。举例来说，血液采样是在病房中进行的。在理想状态下，血样会被立即送往实验室化验；然而，大多数情况下，血样却会被放置在容器中，从一个病房到另一个，直到采血医师收集完所有患者的血样。在采血师尝试着减少移动的同时，血样的运输和患者的等待时间却增加了。第 9 章会更多地讲到如何改善流量。

运输浪费也会发生在患者身上。有家医院通过实施精益方法来改进手术室中的患者流，并对患者从入院到手术的阶段进行了追踪。其中有一位 74 岁高龄的女性患者，在她接受治疗的过程中，共走了相当于 5 个半足球场的距离。为了减少这种浪费，医院在重新设计的时候需要更认真地考虑患者的行走距离，以减少这种浪费。

明尼苏达州的尼克雷特公园健康服务中心以缩短病患移动的时间和距离的原则建造了新的弗朗舒（Frauenshuh）癌症中心。为了避免把病患有限的体力浪费在楼与楼之间穿行上（往往地上还有积雪），新中心的设计更加人性化，患者可以在同一个病房里接受医生和护士的查房、实验室抽血、治疗和其他的服务——除了放射治疗的一切服务。"护理向你走来"既是医院的运行准则，也是医院的广告语，同时又是以患者为中心的护理的绝佳案例。弗吉尼亚州梅森护理中心的弗洛伊德 & 德洛丽丝·琼恩癌症研究中心的新设计有着异曲同工之妙，即"所有服务都直接在病患的私人病房中进行"，这将为病患节约大概 150 米的行程和数小时的时间。

等待浪费

等待时间可以简单地定义为无所事事的阶段。活动缺失是一种显而易见的浪费的类型。在医院流程中，治疗程序的不同步骤会引起患者的等待，体系问题和不均衡的工作量也会造成员工的等待。这两种情况中的等待浪费都可以采用精益方法解决。

患者和产品等待

患者往往意识不到浪费和风险与缺陷浪费密切相关。但是等待浪费却因为他们直观的体验而更加显而易见，不论是等待预约还是到达医院后的等待。

流动不畅和计划失当常会让患者在医生预约或治疗程序中等待。医院对降低这类浪费的关注是在意识到应该最大限度地利用如核磁共振器械、病床、医生等医院资源之后才开始的。例如，由于遵循程序能够确保医生和手术室都被充分利用，在程序之间减少了耽误，之前的惯例要求患者在早上六点半之前到达。一个医生观察到，一次自己去就医时，一位整形外科医生让所有的 35 位患者都在早上八点到，但是很明显他不可能在同一时间给所有患者进行手术。精益理念使我们意识到这并不是以患者为中心的方法。医院应该为每一场给定的手术制定时间表并让患者提前 90 ~ 120 分钟到达。这既减少了患者的等待时间又提高了患者的满意度，与此同时还降低了手术室因手术取消或患者未到而未被充分利用的风险。其他情况下也一样，这种风险一定得被消除，否则我们就得另寻新法来减少过程中出现的一切形式的浪费了。

在医院流程中，患者并不是唯一需要等待的产品。实物产品，如实验室中的血样、药剂师医嘱和所配药品、待消毒的器械等往往也占据了等待时间的很大一部分，而这些时间并没有增值。这点将在第 4 章中有更多的讨论。造成这种等待的原因通常有部门内部或部门之间的批量工作、先进先出流的缺乏、员工身兼数职而没有空余时间等。

　　新伦敦医疗中心是赛德康护理旗下很重要的一家医院。缩短 STEMI（心肌梗塞分段评估）病患的"就医"时间是该医院的一项重要任务，为此他们一开始就致力于减少"转运"时间。"转运"时间指的是患者被送至阿普尔顿医疗中心所必需的 32 千米的驾车时间。因为这种情形下时间至关紧要，所以患者会被用直升机转运。这样的运输是"必要的浪费"，因为新伦敦这样的小医院自然不会有大医院应有的导管室。对于其他类型的护理，急诊室会根据病患的需要和条件决定是否进行转院。

　　鉴于 STEMI 病患经常需要被转送，院方意识到了患者在等待直升机到达的时候，时间在一点点流逝（当心脏问题严峻时，"时间就是生命"这话一点儿不假）。一项分析显示，立即将病患送至急救车上运走和等待直升机用的时间是相同的。所以，运输就又回到了从前低成本的模式，因为这并没有影响急救质量。该医院的一位领导这样说道，"患者真正在意的是得到治疗本身，有没有飞机运送并不重要。"现在，大概在 95% 的情况下，到新伦敦治疗的病患都能在 90 分钟内完成导管插入手术，平均时间是 75 分钟。

员工等待

　　员工常常被置于等待状态而不能做增值活动。造成员工等待的常见原因包括流程缺陷、上游流程中的延误、工作量不均衡、患者数量少等。

　　许多部门，包括放射科、急诊部和手术室，都存在工作量不均衡的现象。尽管我们想要平衡工作量和防止造成员工等待的流程缺陷，但在部分情况下，等待浪费是必要的，或者说与其他类型的浪费相比，等待浪费更容易接受。当遇到像急诊那样的临时性需求时，与让员工随时待命相比，按部就班的做法可能就是错误的。有时候，有选择性地保留一些"多余的"劳动力却能从整体上减少成本和一些不必要的麻烦。因而，在评价员工等待时，医院需要逐例分析，找出哪种等待可以从根源上消除，哪种等待有助于防止患者护理延误。但在大多数情况下，等待时间都可以用生产活动代替，比如说问题解决和持续改进工作，而不是无事可做。《医疗保健改善》（*Healthcare Kaizen*）一书将为如何利用空闲时间和改善员工服务提供更多参考。

库存浪费

材料、物资、设备等库存本身并不是浪费。过量的库存才算是浪费。库存过量指的是实际库存量高于工作需要的库存量。当库存量过高时，医院的资金流动会受到限制，大量物资、药品等存货还有过期的可能。

不少制造业公司误认为精益将低库存量视为首要目标，还被这种错误思想引入歧途。其实，精益方法将满足顾客和患者的需求放在首位，而且以现有体系所允许的最低库存量来实现这一目标。虽然如此，我们也不能认为现有体系就是没有问题的，我们必须找到并消除库存量过高的根源。不可靠的供应商是库存量过高的根源之一：为了防止供应商交通延误或缺货现象的出现，医院必须补充库存，因而造成了过高的库存量。

库存量过高会浪费空间和成本，但库存量过低也可能会对患者带来不可估量的伤害。例如，因缺少高效药而用其他药物代替，治疗效果就会大不如前。除此之外，库存量过低也会导致额外的行动、成本和催货浪费。员工可能因此会多去几次库房或者不得不连夜发货，处理供应商昂贵的催货订单。因此，在精益环境中，应该维持适量的库存水平。备足适量的物资和库存不仅能够保证患者护理的及时供应，还能为医院降低成本和浪费。一家成功运用精益理论的医院就在减少总存货量的同时，将药物缺货这种情况减少了85%。成功案例表明，通过改善库存状况可以有效减少医院上百万美元的支出，并且进一步保证供应的充足（详见第6章）。

有时候，改进库存管理有助于降低其他类型的浪费。例如，为了力争减少感染，某家医院正努力改进中央导管的插入方法。该程序操作时，技术员或护士要备齐无纺布、手套、导管和缝线等10件不同的器械并将其送至病房。要是遗漏了其中的某件器械，谁也不愿意走回库房去取。这样的诱因能够减少行动浪费，但同时会增加缺陷，即感染发生的概率（因为非标准化的工作）。倘若购买一个中央导管套装，每次只需取一件库存物品，那么忘记或找不到某件物品的风险就可以消除了。这同时也消除了在插入中央导管时额外行动的需要，还鼓励了员工为了患者的安全应用最佳的方法。除了患者获益以外，购买工具的费用也要远远低于治疗这些诱发感染所产生的费用。

行动浪费

交通浪费强调的是产品方面（包括患者），而行动浪费指的则是员工方面。医院应该减少员工为完成某项工作所付出的走动量。这一做法有诸多益处，包括降低员工的体能劳损、节约更多时间来做包括患者护理在内的增值工作等。正如一家医院的首席执行官所说："员工下班后不应该浑身酸痛地回家。"

我们通常将非必要的走动视为医院中的行动浪费。走动是工作的一部分，但很少算得上是一项增值活动。护士或技术员陪同处于康复过程中的患者在走廊里行走，这属于增值活动。但在大部分情况中，行动浪费是可以通过改进物资和设备的布局组织方式来降低的。行动浪费也不局限于走动方面，但走动常常是行动浪费的开端。我们的目的不是让员工一直处于静止状态（因为这会带来其他问题），而是减少或消除非必要的行为和走动。

在一家医院中，财务主管管辖的一名员工需要在划价处来回跑。该主管曾认为"我们需要更多的像他那样的员工"，意思是需要积极性高的、愿意为了工作额外付出的员工。实施精益以后，该主管认识到来回跑是流程中浪费的一个表现。于是他让员工究其根源，并发现原因有二：布局不当（常用的文件距离办公室远）和工作负担过重。改变布局和调整工作量之后，员工就不再需要赶时间来回跑了。

尽管行走浪费是我们研究行动浪费的良好开端，但我们不应局限于此。随着电子病案以及电子健康档案的出现和普及，很多医护人员经常抱怨这些软件很难上手。举例来说，一位医生就曾指出，"在电脑的菜单页面安排一项常规的实验室化验很难适应。"他也抱怨说这浪费了实习医生的时间，因为他们往往要"用上午的两个小时将不同临床信息系统中的数字汇总成一种可用的形式"，比如说汇总到微软的 Word 文档中。我们承认有些时候用电脑工作是必要的，但是精益管理下的电子病历系统和健康档案的设计和选择应该努力做到能够减少员工对着电脑屏幕点击鼠标的时间。这样的改善同时也会减少一些护士的浪费，其有时候为图方便，会将电子档案中的信息写在纸上做成"小抄"。

护士走动浪费

除去因计算机造成的浪费，护士们每天的走动量多达数千米，而这其中大多数是可以避免的。在急诊部、住院部和癌症治疗中心都是如此。一家医院用电子计步器统计过，在当班的 12 小时中，医疗部和手术部的护士们走动量为5.6 ～ 7.2 千米。另一家癌症治疗中心的数据显示，护士们每天的走动量为 6.8 千米。一项调查显示护士们每天平均行走 4.8 千米（另一项调查的数据有所区别，是 6.4 千米），这些被调查者往往是那些"不断在房间、护士站、储物室来回走动，在患者护理活动上花时间很少，却在文件整理、协调护理、给药上花费大量时间"的专科护士。

走动通常都是由布局造成的。将护士休息室安置在走廊的一端与安置在中心位置相比，护士的走动量要大（或者护士们会待在护士站避免行走，这样就免不了会影响护理和患者的满意度）。缩短护士与患者的距离不仅可以减少走动量，还可以保证他们对患者的需要做出更快的反应和实施更密切的监控。在精益原则的指导下，艾维拉·麦肯南医院（南达科他州，苏福尔斯）建立了一个新的急诊部，将护士休息室安置在所有的病房中央。有些医院在病区中分散着很多护士站，每个都离对应的几个病房很近。还有些医院会在每一个或两个病房都设置独立的护士的工作站。精益原则下的医院会将分散护士站、团队协作的作用等因素的利与弊都考虑在内。正如低库存不是唯一目标一样，减少行走量也不应是首要的唯一目标。这就是说，减少行走量帮助我们解决了很多重要的问题，并对我们实现更重要的目标提供了帮助（将患者放在首位）。

据称，某个病房部的护士由于物资存放处所的改变而增加了走动量。过去，为了便于护士取放，许多常用的物资是分散放置在部门的各个位置或病房里的（这样就防止了患者等待时间的出现）。后来，为了实现材料管理的高效性，该部门安装了一个中央自动物资储存柜，将大部分物资集中放置在了这个柜子里面。

这种采用单一储存柜的做法加强了医院对库存量的控制，也方便了材料部对物资的补充（节省仓储资金），但是，护士们却不喜欢走到走廊的另一端取器具，这就使得护士们更愿意在抽屉里、口袋里、小柜子里囤积要用的东西。于是，该医院开始重新考虑安放中央物资储存柜的价值，找出哪些物品适合采用当前的加紧管理办法，哪些物品仍需像以前一样被放置在更为便利的处所中。在这里，我们可以再次看出不同浪费种类之间的折中现象。将价格低而又不占太多空间的物品分散存放或存放在各个病房中，可以降低存储体系的总体浪费。

医院不应该总是只是告诉护士们行走的坏处，而应该改善整个系统的运行。其实，护士（以及其他员工）通常很善于减少自己的走动量，但不幸的是，她们的这种行为却往往给患者的安全性带来损害。例如，某家医院由于存放空间不足而把帮助患者移动的设备放置在不同楼层的储柜中。因为取设备既不方便又要花费一定的时间，护士往往会徒手移动患者，这就增加了员工受伤和患者摔倒的风险。为了减少患者的走动，病区遵循合适的方法，利用 5S 管理方法腾出了更多的空间，还为病区重新安置了电梯。

流程过剩浪费

这种形式的浪费有多种名称，有时候我们也将其称为过程浪费。流程过剩指的是所做的工作超过了患者需要的质量要求，或者所做的工作非必要。我们来举个化验室的例子。在化验血样之前常常需要对其进行离心分离，在分离过程中的某一点，血液的各个组成部分（血浆、红细胞、白细胞）会被分离开来。这一过程完成后，离心旋转就没有分离作用了，或者说是没有价值了。也就是说，血液只是旋转了更长时间，而不会再发生转化了。但是在化验室中，可能是由于错误操作或者习惯使然，有时人们设定的离心分离时间会长于推荐的、需要的时间。

流程过剩通常是由员工和部门之间工作交接时的沟通不良造成的。例如，有家医院开展的项目调查发现：一名员工每天花费 3 个小时来折叠洗好的毛巾，却不知道楼上的护士马上就会把叠好的毛巾展开、摊平。于是，这个带有浪费性质的折叠步骤就被叫停了。

我们来看一个具有典型批量生产流程特征的例子。在某家庭保健产品机构的账务部门的全部工作流程中，每名员工都负责一小部分工作。从订单接受者到收款人，一份患者记录需要由七八名员工经手。员工之间常常需要传递大量的图表和文件，造成了不同步骤之间的等待和长期延误浪费。

一名精益指导对上述流程做了观察。他发现，第一名员工看完图表后，会从中取出副本丢进垃圾箱等待粉碎。该员工说没有必要保存额外的副本，保留它们只会让图表变得更厚而已，因此他把这些副本抽出来以节省存储空间。随后，精益指导又对第二名员工进行了观察。他发现这名员工先是将图表当中的一些文件复印，然后将复印件送交刚才扔掉"额外品"的那名员工。很显然，两名员工的初衷都是好的，但他们都没有理解自己的工作应该怎样去适应整个流程。随后，精益指导让两人停下手头的工作，互相解释一下自己的所作所为。于是，他们马上就认识到了浪费的存在——扔掉副本和重新复印的活动都属于流程过剩。为了避免浪费，这两名员工立即改变了自己的工作流程。

人才浪费

不是所有的精益文献都承认浪费的第八种类型。有的文献只列举了前七种类型，并认为人才浪费是嵌入在其他类型的浪费之中的。倘若让技术高超的员工去做寻找物资的工作，那么他们的潜力就没有得到最大限度的发挥，而且这种工作对他们能力和职业的发展毫无益处。

将人才浪费单列为一种类型的举措强调了人员在一个系统中的重要作用。精益的内容不仅包括设备和流程的管理，还包括人员的管理、领导、发展和激励。在医院尤其如此，因为员工（及其表现）是医院向患者提供的主要产品。员工既是主要的成本动因（占医院收入的 50%～60%），又通过日常交流成为影响患者满意度的主要动因。

医疗专业人员不能"尽其所能"是人才浪费的一种形式。比如说，我们经常见到一些护士在做护士助理和清洁工也能完成的工作；药剂师在做一些助理也能做的工作，甚至这些工作让助理来做，效率和质量会更高。许多浪费来源于"大材小用"，比如说护士，而不是清洁工在走廊上拖着大袋的脏衣服。首先，护士被迫远离了患者护理等只有护士用其专业技能才能完成的任务。其次，护士的工资要比清洁工高得多，所以这也是医院资金的不合理使用。最后，经常去做这样没有成就感的工作会让护士感到失望，甚至有可能辞职，这对于医院来说又是一大笔损失。

偶尔让有着专业技能的员工帮助做一些技术含量低的工作是可以理解的。然而如果护士经常不得不做其他人的工作，这时候精益思想家就要一探究竟后勤人员为什么不做自己的工作，或是看一看是不是人手不够。如果是因为人手不够，那么增加清洁工的数量可能是减少整体系统运营成本的好方法（这会带来更好的患者护理和更少的护士离职）。

因为电子病案的使用，一些医生开始质疑录入信息到电脑的时间是否是对他们技能和时间有效利用，尤其是对于那些打字慢的医生来说。一些医院就使用了一些薪酬较低的"打字员"来辅助医生的工作。这样医生就能够集中精力于他们的本职工作并更好地做出诊断。一位急诊室医生说即便是自掏腰包雇用打字员，他也愿意。他解释说由此节省下来的时间意味着他每小时可以为更多患者诊治，患者等待时间会更短，与此同时自己也会有更高的薪酬。如果计算机系统确实很难上手，那么使用打字员的确能让医生的工作大大简化，不失为一种"短期的补救措施"，但是这并没有触动问题根本。从另一方面来看，医科学生在做"打字员"的同时可以得到历练。

换句话说，因"员工才能得不到充分发挥"而带来的浪费对患者、医疗组织和员工本身都有害。而在制造业界，管理者常常会训斥员工"看看你的脑子带来了没有"或暗示他们应该带脑子来，这其实是很可悲的一件事。因为这样会将员工引入歧途，让他们感觉没人会倾听他们的意见，于是他们就不会再去尝试改进所处体系。上班—（按照被告知的或一贯的方法）工作—回家的员工工作模式是一个巨大的浪费。

不幸的是，医院员工也常常会有一样的感叹。例如，操作某个程序前，一名化验室技术员曾抱怨道："现在，我感觉自己是个机器人。"这名技术员在这个行业的工作时间已经超过了 25 个年头，他抱怨道：本该充满挑战的科研工作现在已经沦为了一项将试管放进机器再按下按钮的机械动作了。更具讽刺意味的是，员工常常以为精益，包括标准化操作，是让他们变为不用思考的机器人。的确，在过去，员工在流程改进中没起到任何作用，管理人员也很少会询问员工对本部门改进的意见和理念。但通过实施精益方法，即使是在高度自动化的细节工作中，员工也可以能动地发挥自己的才智和创造力。

在持续改进中参考员工的意见是尊重员工的一个方面。倘若我们向员工询问解决办法的话，有多少问题可以获得永久性的解决呢？一家医院在首次实施了精益方法后，一位护士这样说道："六年了，第一次有人问我自己在想些什么。"许多企业都陷入了一个过时的哲学理念中：体系由管理者设计，员工只需执行流程，不能提出质疑。管理者害怕让员工参与改进过程以后自己会失去控制权。然而，让每个人都为改进做贡献是患者和医护体系的要求。在《医疗保健改善》一书的第 11 章有这方面更详细的内容。

答案并非总很简单

精益方法为我们提供了一个框架，以帮助识别和讨论浪费。但当面对不同类型的浪费权衡取舍存在争议时，或者行动时间无法确定时，人们就往往会这样发问，"精益管理将会如何？"或是"精益方法说了些什么？"哪种浪费更糟糕呢？我们需要有打破权衡的决断力和创造力才能做出判断，甚至可能在同一时间减少多种浪费。

显然，我们经常需要在多种浪费中做出取舍。举例来说，护士和实习医生在长时间的轮班或是双班轮班的最后往往会因为精疲力竭而导致差错更容易发生。缩短轮班时间，废除双班轮班制会减少错误发生的可能；然而，缩短轮班时间又意味着要有更多的工作交接。所以又有人会说因此带来的沟通不当或是对患者、病情的不熟悉，会导致错误更多地发生。精益方法启发我们找到一个更具创造性的方法来打破这种权衡。过多的交接可能会带来问题，但我们为什么非要假设沟通不当一定会出现呢？取而代之，我们可以改善和规范交接程序，这样在缩短轮班时间的同时也有更好的交接，两方面都从中受益。

皇家博尔顿医院（英格兰）就在呼吸科的一个病房里用精益方法改善了日常的交接工作。在实施精益方法之前，除了死亡率居高不下外，病患住院时间也超过了平均水平。通过一些实践方式，例如在各科室的会议上分析整个医院各个患者治疗的进程，这样一来，花在交接上的时间变少了，沟通也因此改善，医护人员也腾出了很多时间可以更多地待在病房里。博尔顿医院原来高于预期的死亡率下降到了预期之内的 10%。除此之外，病患住院时间下降大约 50% 的同时，患者满意度也大大提升。

比"精益思想家怎么说"更重要的是你们团队要实现的目标和整个团队及领导者要怎么做。并非是要大家依赖于精益方法给出的"正确"答案，精益方法观念模式中的一部分正是让我们自己给出分析，做出判断。我们很有可能会通过计划—执行—学习—调整或者 PDSA 循环来找出最佳答案（或者说至少是当前的最佳答案）。相比于给出答案，精益思想家往往更享受找出答案的过程，更愿意去检验某个想法是否真的能对整个系统有所改善。

必要的非增值活动

如果说浪费是不好的，那么我们能在工作中彻底消除浪费吗？答案通常是

"不能"。一些活动对患者来说没有价值，但确实是管理者或者管理方法所需要的。在工作过程中，员工每天需要行走数千米的距离。在这其中，部分走动及所耗费的时间可以划归到一个叫作必要的非增值活动的类别之中。假设一个护士必须走 30 米才能来到药品车跟前，这段走动时间其实是非增值的。那么，虽然今天我们不可能再减少浪费，但是如果下个月我们改善了整个系统呢？为何不改变药品车的位置从而为本部门的所有护士减少走动时间呢？为何不再加一辆药品车呢？为何不把更多特异性药物放置在病房中上锁的柜子里呢？

让我们来看看护士的工作，然后决定在现行体系下，她们的走动中哪一部分是必要的，哪一部分是可以消除的。在理想状态下，患者应该被安置在与护士毗邻的房间中，这样护士就不用经常在距离甚远的房间之间来回走动了。将患者安排在一起还可以加快护士的反应速度。但是，有些因素，如按照患者敏感度公平分配护理任务量的需要，与上述状态目标相悖，因此会阻碍上述状态的实现。所以，为了减少交接、保证患者的舒适度，医院应该尽力做到同一位患者由同一名护士护理。但是，当有患者出院后，新接收的或转院来的患者常会被安排转移到出院患者腾出来的病房中。患者转移会增加额外工作，还可能会对患者造成伤害，因此，我们必须迅速采取措施结束这种分配零星患者的做法。对患者的重新分配不但会给护士带来额外的工作，还会因沟通不良而加大医疗过失发生的风险。

有人将这一活动种类称为"业务增值"或"促进活动"，而不是非增值活动。在某种程度上，这样的表述规避了问题，而且让这种活动看起来更容易被接受。但我们更倾向于将这一活动称为"非增值却必要的活动"或"必要浪费"，因为这种说法带有负面含义，表明浪费应该尽可能被消除。领导需要向员工说明：确定非增值活动并不是否认从事该工作员工的劳动成果。

很多活动是医院所需要的，但对患者来说没有价值。例如，挂号和划价等工作对于诊断和治疗没有直接关系；然而这些工作可以确保医院收款，也是付款者委托医院对患者进行护理所必需的环节。虽然这些工作必不可少，但不能将其归类为"增值工作"。当员工说"我们必须从事这些工作"，这很有可能是"必要浪费"——必须做却不等同创造价值。我们将这些工作归类为浪费，却并不意味着可以将其取消。我们应该努力通过改善方法来减少时间和财务上的浪费。

在对增值和非增值活动的讨论中，常会出现一个有关质量检测的争议。毫无疑问，检测环节是为了保护患者免受伤害而设立的。用药流程中有多个检测环节，如：

- 药剂师对处方中药物剂量和药物反应是否有误做检查。
- 药剂师对药剂技术员按处方备好的药品做双重检查。
- 护士对药品的种类和所给患者是否正确做双重检查。

从精益的角度来讲，这些检测环节通常会被归到必要浪费的种类中。那么，一个意在帮助患者的步骤怎么又成了非增值活动了呢？其实，精益思想家将这些步骤视作非增值活动的原因是现有流程不完美或有错误倾向才致使它们的存在有必要性。精益思想家总是会对流程进行排查，以找出预防错误发生的方法，而不是事后才用检测和双重检查的手段来发现错误。但是，第8章也将提到，在纠错方法实施之前，医院不能抛弃检测环节。一旦纠错方法实现不了百分之百有效，检测环节仍可以起到保护患者的作用。

典型案例：丰田汽车装配厂于2015年在装配生产线的最后加入了检测环节。这是为什么呢？即便丰田非常重视"质造"和差错预防，他们也认为最后的排查（找到问题）要比把问题留给消费者好得多。这并不是最理想的方法，但在目前是最好的、最实用的。但是由于种种原因我们依然应该追求完美而毫无缺陷的过程，排查并不完全有效就是原因之一。正如爱德华兹·戴明博士所说："我们需要停止对排查的依赖，去追求质量。我们应该消除对大量排查的需要，在一开始就赋予产品'质量'。"当然，这做起来要比说起来难得多。

非增值的纯粹浪费

除了必要浪费，还有一类浪费我们也备受其困扰，那就是"纯粹浪费"。纯粹浪费包括那些消除后不会带来任何问题和副作用的活动。它也通常包含习惯性的批量工作和护理所带来的缺陷浪费和等待浪费。除此之外，更正错误和返工所耗费的时间也算是纯粹浪费，它会让我们将精力集中在防止未来问题的发生和减少返工上面。但这样说并不是建议员工为了避免引入非增值时间就不去修复问题。相反，当问题出现时，我们必须认识到返工是一种纯粹浪费，必须将精力集中在流程改进和问题预防上面，而不是将容忍返工视为我们正常工作的一部分。

一些行走和移动是必要的浪费，但是另一些就可以被简单归为纯粹浪费。

一家小门诊中的护士和医疗助理就抱怨因为十间诊察室仅有一个电子体温计，她们的行走和带给患者的等待太多了。一经指出，包括管理者在内的所有人都同意寻找和等待他人使用体温计的时间是纯粹浪费。他们立即购置了另外九个温度计，保证每间诊察室都有一个。伴随着别的改进措施，这家诊所每天能够接诊的患者数量增加了，也终于在多年的亏损之后开始盈利。

对于门诊来说，表 3-4 列出了一系列患者就诊活动，以及如何划分增值活动、必要浪费和纯粹浪费。

表 3-4　增值活动和浪费

步骤	类别	依据和问题
患者在前台填表	必要浪费或纯粹浪费	一些信息可能被需要，但是还有一些只是没有必要存在的信息的复制
步行至候诊室	纯粹浪费	可以设计一种让患者直接到诊疗室的程序
在候诊室中等待	纯粹浪费	重新设置工作流程，该项将没有必要存在
步行至称重处	必要浪费	可以重新设置称重处位置
由医疗助手称重	增值活动	该项信息可能影响诊断及护理
步行至诊疗室	必要浪费	
测量血压和体温	增值活动	该项信息可能影响诊断及护理
在诊疗室中等待	纯粹浪费	改变工作流程，可以使该流程最小化
向护士或医疗助手描述症状	增值活动或纯粹浪费	这真的影响护理吗
在诊疗室中等待	纯粹浪费	改变工作流程，可以使该流程最简化
向医生描述症状	增值活动	
接受诊断和治疗建议	增值活动	患者到门诊的真正目的
走到前台	必要浪费	支付能不能在诊疗室进行
支付费用	必要浪费	能否在患者被诊断时就进行以减少等待时间

有时候，这些分类的界限是模糊的。举例来说，如果一个皮肤病患者要去检查身上的痣，称重这种方法就毫无用处，但对于慢性糖尿病患者来说，这却是一项增值的步骤。我们不应该花费过多的时间和精力去为一个步骤到底是增值还是浪费分类，也不应该过多讨论它究竟是必要浪费还是纯粹浪费，而应该更多地探讨如何减少、简化甚至取消这些步骤。

结论

通过浪费的定义和类型学会识别浪费、到工作现场去认识浪费都是改进的良好开端（第4章会更多讨论）。对员工进行培训、制定浪费清单能够提高我们对浪费的警觉性。更重要的是，我们还需大胆采取行动、努力改进体系、消除浪费。

之所以用了"大胆"一词是因为如果环境错误的话，识别浪费的活动可能会变成一项有风险的行为。当找出浪费的时候，人们往往会将浪费归咎到某个人身上，就好像他们创造了现有的体系或是在其中工作了很长时间一样。在描述浪费的时候，我们要倍加小心，以免适得其反。比起"你走动太多了"这样的字眼，关注浪费本身，用"这个流程好像充满了浪费"这样的表达方式能收到更佳的反应。当将浪费个人化的时候，人们就会有意无意地采取防备态度，还常常会为现有流程找理由。人们都会对自己的工作方式感到骄傲，即使他的工作方式充满了浪费。而且管理者在得知自己的部门受批评之后也可能会将责任归咎到某个人身上，这都会影响员工对改进活动的接受度。

员工常常将自己的价值定义为修复损坏的流程和解决问题的能力，要不然就是做个英雄。当无从找到所需毯子时，如果某个护士知道到哪儿取，人们就往往会赞美她是英雄，表扬她为完成这个工作所付出的额外努力。但如果我们关注浪费，我们就会问为什么同一名护士每天都在做这一件英雄式活动。我们需要改变体系以保证在合适的地方找到合适质量的毯子，消除英雄式努力的必要性。但是这名护士很可能就会憎恨这一改进活动，因为这一活动剥夺了她个人自尊和被认可的源泉。

了解这些以后，我们就不能只是围绕浪费这一话题说些空话，而是要真正将其指出来，不能接受为体系中的浪费寻找的借口。我们还要遵循尊重员工的原则，不能伸出指责之手，问道："体系变成这样是谁的错？"向员工表明我们并不追究体系变成今天这个样子的原因，这种态度是有帮助的，但我们必须关注未来，与员工携手共同努力改进流程。

精益课堂

- 价值由顾客决定。
- 浪费干扰工作。
- 不是所有的活动和工作都有价值。

- 浪费通常是由体系和流程设计引起的。
- 并不是所有的浪费都可以消除，有的时候它们也是系统的功能。
- 不能因为我们必须做一些步骤就将其视为价值。
- 质量是精益的首要目标。
- 患者不需要为缺陷和返工付款。
- 我们的首要目标不是过低或过高的库存量，而是备足适量的库存，保证高效率的工作。
- 关注过程以推动问题解决和持续改进。
- 不要过分关注某项活动是否为浪费或是何种浪费。关注于如何改进，怎么避免或是怎样增值。

思考要点和小组讨论

- 我们的客户是谁，在医院环境中的顾客包括哪些？
- 患者如何定义价值？我们是否与患者交换过意见？哪些步骤是增值的？
- 在一个流程中，怎样在不影响其他环节的前提下减少一个环节中的延误？
- 你所在的部门中哪种类型的浪费最为普遍，你能为每种类型的浪费举个例子吗？
- 在医院体系中，有没有为了他人的利益或给他人行方便而让患者等待的现象？
- 存在内部顾客的要求同患者的需求不一致的时候吗？
- 我们的员工平均每天要走多远，我们应该采取什么措施来减少员工的走动量呢？
- 有时候人们会误认为库存过多比过少好，原因是什么？
- 对于表 3-4 给出的门诊案例，你怎样为这些步骤分类？这样分类后你又会有哪些疑问？

观察工作流程和价值流

学会观察

已故的传奇——纽约洋基队捕手和棒球名人堂的成员——尤吉·贝拉曾经说过，"仅靠观察你就能捕到很多球。"这是他与他的粉丝开的一个玩笑，但的确有点道理。经理、董事、副总裁和高管们多长时间真正了解一次医疗系统中的工作近况？领导真的知道工作人员和医生日常工作中对什么绞尽脑汁或沮丧吗？领导真的知道为什么候诊或轮岗时间太长，还是他们每月仅仅查看相同的图表？精益管理的领导人离开办公室和会议室去帮助人们解决问题。亲自去观看、去观察通常是改进的起点。

如何找出浪费？亲自去看看

"浪费"是精益管理领域十分常见的词。认识到"浪费"的几种定义之后，我们就必须采取恰当的措施来降低浪费。什么措施呢？丰田告诉我们，是"亲自去看看"（日语，genchi genbutsu）。总裁大野有一套著名的方法，用来培训其工程师和经理寻找浪费的能力。他先用粉笔在地板上画一个圈，名曰大野圆圈。该圈直径仅为几英尺，接受培训的人员站在圆圈中间，整小时整小时地观看工序流程，寻找浪费现象。当然，这种训练比较极端，应用并不广泛，但是从中我们还是可以吸取一定的经验。首先，必须要亲力亲为，眼见为实。众人齐聚会议室，探讨这些流程，试图找出浪费，如果仅是纸上谈兵，收效甚微。企业的领导必须实地考察，去了解现实情况。

在任何组织内，包括医疗机构，所有流程都存在 3 种形式：

1. 现实中的流程。

2. 我们印象中的流程。

3. 应该存在的流程。

精益管理侧重于缩小各流程之间的差距。如果我们印象中的流程和现实中的流程存在差异，我们要学习理解现实。这种理解是必要的，进而弥合现实中的流程和应该存在的流程的差距。

领导们不能单纯依赖报告、数据或标准等方式来定位浪费，尤其是在精益管理实施的初级阶段。可能你会问："患者需要在急诊室里等多久才能接受医生诊治呢？"医院手头可能早就有一系列的措施和报告，然而实际改进流程的最有效之法还是自己亲自去看看，找到浪费，降低浪费。当然，观察需要时间，但是不管对自身还是企业而言，这些时间都是一笔最合算、最有价值的投资。

价值流是什么

很多情况下，医院和医疗系统都是围绕专门性的职能机构或部门而设立的。这些部门有自己独立的工作空间、预算、员工以及管理机构。每个部门各司其职，但在整个医疗护理的大流程中，它们也起到至关重要的作用。通常情况下，部门与部门间进行交流或交接工作的时候，由于缺乏对患者治疗程序或者称为"价值流"的整体关注，浪费等问题便乘虚而入。"价值流"通常着眼于患者看病的整套流程，而非某一具体部门的步骤。

任何一家医院，只要想保障患者享受无浪费的治疗经历，各个部门之间就不能相互独立，即使各自的工作超凡，也是远远不够的。医护改进研究所前任主席保罗·贝德尔顿医生（Dr. Paul Batalden）曾说过："我们拥有最好的配药部，旁边是最棒的化验室，紧邻着最优秀的放射科，又紧邻着最卓越的护理部……可是，这家医院就是不能成功。"医院里有许多很好的部门不意味着这是一个高效的系统。我们必须设计并改善我们的价值流和整体系统。

在《清单革命》中，阿图·葛文德博士援引唐·贝里克博士的故事，从另一个角度解释了这个观点。"如果试图用世界上最棒的部件——法拉利的引擎、保时捷的刹车、宝马的悬架、沃尔沃的车身，来打造世界上最杰出的汽车，我们将得到一堆非常昂贵的垃圾。"葛文德补充道，"这恰恰是医疗领域的现状。"这警示我们不能只照搬好部件，我们运用精益管理时需要兼顾系统的整体性。

沃麦克和琼斯将价值流定义为"创造一个特定产品（产品可能是某个商品、服务或者更多的是两者的结合）所需要的所有行动。所有企业在这些行动过程中都需完成 3 项关键管理任务，即解决问题、信息管理以及物理转化"。

对任何医院和患者而言，这个普遍的定义都是适用的。例如，当一位患者到达急诊部门时，任何医院面临的任务都是解决问题（找出患者的病因）、信息管理（搜集、管理能指导或协助患者治疗的个人资料或诊断信息）和患者在院期间的整个身体治疗流程等。这个例子中的价值流就是患者从入院到出院这段时间内，在不同科室的所有治疗过程的总和，而不只是在急诊部门的治疗过程。价值流还可能包括从医院为患者提供转诊服务到转诊完成后医院成功收取相应服务费用之间的所有时间和步骤。

价值流程图

一直以来，价值流程图都能很好地帮助医院领导跨越部门界限，看清医院整体图景。所谓价值流程图（VSM），是一个结构图，在 20 世纪 80 年代起源于丰田公司，当时被称作材料信息流图。

价值流程图看似与其他质量改进系统相似，如应用于整体质量管理和六西格玛管理法中的流程图析法等。这两种流程图和价值流程图一样都记录下流程中的各个步骤，即发生的各项活动，但是价值流程图更进一步。医院可以用外科区的价值流程图来了解病患流向的主要部门和看病步骤。一旦找到价值流中的最大问题后，他们可以继续深入制作出更详细的流程图，如门诊患者的进院的流程。价值流的独特之处在于它可以分开患者与当前工作的信息。

此外，价值流程图记录下了时间因素与其他数据。它明确了完成各个步骤所需的时间，更重要的是，它记录了各步骤之间的等待时间。价值流程图通常反映出，在患者看来，治疗过程中的大多数时间都花在各步骤之间的等待上，都是浪费的时间。

吉姆逊所著的《让医护更加轻松的价值流程图》（*Value Stream Mapping for Healthcare Made Easy*）一书对价值流程图在医疗系统中的运用进行了详细深入的介绍。

创建现阶段价值流程图

价值流程图一般由一个跨部门的团队创建，团队成员绘图工作所需时间从两天（绘制范围较小，仅包含部分步骤的价值流程图）到两周（绘制患者治疗全程的价值流程图）不等。绘制流程图时，流程中的各个职能部门都必须派出代表参与绘图。例如，患者出院价值流程图的绘制者可能包括医师、护士、医疗人员、社工、患者运送人员以及其他相关人员等。绘图领导人员要参与其中，这样他们就能更了解系统。但是，前线的工作人员往往才是明白当前工作的。

不要仅指派一位专家（或者一个团队）去绘图，尽管这样看上去很省时省力。在绘图的过程中了解并交流所得无疑才是最重要的。通常一个部门只了解自己或者与其直接关联的工作。绘图参与者在明白了系统运作后，得出的洞见是惊人的。

价值流程图需要离开会议室，经实地考察之后方能创建。如果仅仅是经过讨论，而非实地观察，我们可能只会抓住"我们印象中的流程"，而非"现实中的流程"。经验再丰富的员工也可能会忘记某个步骤或者低估返工等步骤实际发生的概率，人们还很容易低估或高估流程时间，更多情况下是流程中各步骤之间的等待时间。价值流程图中记录的步骤和时间需要经过后期数据收集和实际流程观察等进行核实，以确保流程图能准确地反映出现阶段组织运行流程。

图 4-1 是针对门诊外科患者治疗流程的高级价值流程图。通常情况下，很多价值流程图很大很复杂（鉴于医院流程的复杂性），不能轻易在书籍中表现。图 4-1 中的价值流程图，上部为信息流动，表明不同人员、部门和信息系统之间发生的交流。在本例中，信息流凸显出的浪费现象涉及与患者接触的 3 个部门：挂

号处、排程室和评估部。这些浪费不仅给医院增加了额外工作，也给患者带来不必要的困惑。在绘制这幅流程图的过程中，一些患者接受了采访，他们抱怨曾收到数封语音邮件，但自己当时并不知道需要拨回所有三位发件人的电话，于是患者常常在没有完成必要的检查或未得到授权的情况下到达进行下一步骤的科室。

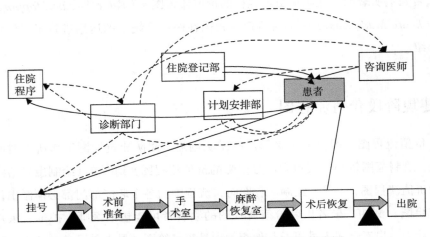

图 4-1　门诊外科患者治疗流程的高级价值流图

价值流程图底部为患者治疗流程。方框代表流程中不同的部门或步骤，黑色三角则代表各步骤之间产生的等待时间。这种产品流或原料流也可用来展示一条病患出院指示、一个化验样本或从卖家订购的医院用品在医院内的流动过程。

当创建现状价值流程图时，团队需要确认亟待解决的问题，例如各步骤之间较长的等待时间或大量的返工现象等。这些在流程图上面所表现出来的就是持续性改进的爆发。此时，我们无须急于寻找解决方法，而是根据问题对患者或其他利益相关者的影响程度，排列优先顺序。有时，价值流程图一经绘制，问题即可得到即时解决；然而大多情况下，我们需要制定问题的具体后续措施，以便将来正式改进项目的实施。应该认识到，由于成本、时机或技术等的限制，某些价值流体现的问题并不能在短期内得以解决。但是，这些短期的限制并不应该成为不求改进、裹足不前的借口。

杰克·比利博士回忆道，"我无法告诉你我们做了多少次价值流程图或者 A3 大小的文档。他们做地图时，看着墙上的烂摊子说，'真是混乱。我无法相信患者要经历这样的看病流程。谁设计的这个过程？'"

"当然，这并不是人为设计的。这是诸多监管规则、第三方计费以及其他客户服务计划结合的产物。你要经历一系列繁复的步骤才能明白整个流程。"

"一旦绘图团队有了'顿悟'后，他们就会意识到这个过程是多么复杂且不必要。逐渐地，他们变得更有动力。因为他们不愿囿于这个过程，而是试图挑战它，并说：'为什么不能这样做？这么做行不行？那么做行不行？'"

未来状态的流程图

绘制现阶段价值流程图还只是一个起点。这些图（如图 4-2）本身意义不大，只有在我们这些机构利用价值流程图来优化或推进改善方案时，其价值才得以体现。在上面的例子中，流程图的价值在于：医院经分析后，决定交叉培训与患者联系的工作人员，这样一来，一位工作人员就能在一通电话里把所有事情向患者交代清楚，减少了打电话的次数和多次通话中的重复信息，也避免患者因未接到某个电话而错过重要信息。

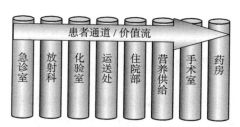

图 4-2　一个跨职能团队探讨他们创作的价值流程图

确认需要改进的因素后，团队仍需创建一个未来状态价值流程图，阐明在重新设计之后，流程应该如何运作。典型地，一个未来价值流程图显示的流程步骤数应该显著减少（流程得以简化），或步骤间的等待时间明显缩短（流程得以改进）。

有时，需要创建两个版本的未来状态价值流程图——理想状态（长远看来，流程应该如何运行）和实际状态（短期改善可以达到的效果）。理想状态下允许团队有远大的目标，抛开所有的约束，努力设想一个更好的过程。例如，一个癌症治疗 VSM 团队可能设想，在未来的状态里，所有护理都在一个地方完成，减少不必要的交通和等待时间。同时，理想状态可以允许患者在其访问期间仅登记一次，而不像现在要登记两次（分别在肿瘤中心和输液中心）。另一方面，实际状态限于不需要对设施或技术大量投资的情况。泰德康医疗集团改进系统顾问特蕾莎·摩尔说，制作理想状态的一个缺点是，它关注的是五年后的事情，然而世界在不断变化。

对于价值流程图制作者来说，用标准办公软件或专为价值流程图设计的专业软件来制作电子流程图确实是个十分诱人的主意。但同其他很多事情一样，有绘制电子流程图的选择并不意味着我们就应该这么做。很多团队都更愿意使用一种类似的方法绘制流程图，就是把一个个便签粘在一张大纸上。比起只需一人控制键盘和鼠标就能完成的电子流程图绘制，这种方式使团队成员有更多合作的机会。手工完成价值流程图制作后，可以把流程图拍成数码照片，传给不能到制图现场的人员查看，这时便不需再用软件重新生成流程图，费时费力。但即使已将流程图照片或电子流程图交给领导，也应坚持邀请他们到流程现场亲自察看。

打破孤岛，减少局部优化

如图 4-3 所示，精益改革的挑战之一就是如何有效地协调垂直部门组织架构和患者治疗横向流动的关系。该垂直的组织构架存在的原因很多（如专门技能的开发及员工职业发展等），这种职能性的条块分割也带来了很多机能障碍。员工大多只认识自己部门的同事或工作流程，这将导致部门间的合作不力及患者交接时的耽搁延误等。例如，某家医院化验室的主要工作人员竟从未去过相距仅 15 米的急诊室——化验结果的主要接收部门。很多医院都面临化验科和急诊室沟通困难的难题，双方之间的交流仅限于急诊室致电询问迟滞的化验结果。这并不是合作性解决问题的沟通方式。通过精益管理，在跨职能价值流程图或项目工作组的帮助下，我们希望能促进部门间的合作和团队精神。

为了更有效地实施治疗，我们要开始注重端对端流程（也就是价值流），而非简单地提高各个部门的效率。部门的独立改进是局部优化，有益于该部门的自身发展，对整个机构的大发展却是弊大于利。

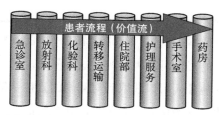

图 4-3　医院内部门垂直条块分割和患者治疗水平流动图解

　　例如，出于成本和效率的因素考虑，化验科可能决定一周仅进行两次某项专门试验，周二和周四。虽然这一做法节约了一定的人力，降低了进行较大批量试验的成本，但是可能会导致患者治疗的延误或者患者出院的推迟，进而给医院带来更大的损失（原因是患者滞留医院时间的延长）。医院领导有责任确保机构的整体优化，并且当个别部门的行为或政策于整体系统有益时，也需保证这些部门在考核和奖励中不受惩罚。最好的解决之法可能是增加化验科的人员配置（或许，更好的是减少浪费，空出时间），以便较为频繁地进行实验。

　　另一家医院通过对自己的价值流进行结构分析，发现整形科每周只有两天进行创伤手术。然而，每天都有病患遭受创伤，于是这些病患需要经历两次治疗过程：第一次治疗用于稳定患者病情，使他们能继续等待后续手术；第二次治疗即创伤手术，只在规定的两天中进行。医院很难解释这种做法是如何以患者为中心的。当患者们问，"为什么这么规划？"回答是，"我们平时就是这么做的！"我们可以有所改变，让彼此都更满意。

现场观察流程

　　在绘制价值流程图、进行持续性改进活动或其他结构较松散的精益管理活动时，一项重要的基本技巧就是结构性流程观察。"结构性"指的是我们不仅仅在各部门中走走看看。

　　为定位浪费，进行改进，现场观察至关重要。我们可以从以下两个角度展开对工序和工作的观察。第一，一般称之为"产品的活动"。我们提出如下问题，即价值流的每一步，产品（或患者）正进行什么样的活动（更多情况下，没有进行什么样的活动）。第二，我们可以换位，从护士、技师、药剂师或其他员工的角度审视整个工序流程，一般称之为"员工的活动"。

　　这种直接的观察对员工和领导都大有裨益。通常情况下，员工可能深陷日常工作的细枝末节，导致本末倒置，忽略整个工序中的浪费。而退后一步，观察整个流程、观看其他人的工作可以大大改善这一问题。通过观察他人每天处理的难题，领导、医生或其他外人可以获取到对问题的直接认知。这样的过程会建立其团队合作和提高整体系统的认知，而不是原先单纯的埋头苦干。观察可以为当前过程的持续性改进提供机遇。观察中得到的教训也可以用于新空间的设计与制造，从而为客户更好地满足患者和员工的需求，如第10章介绍的"精益设计"活动。

　　在某些情况下，当员工将自己亲眼观察到的浪费情况向领导汇报时，竟会得到这样的回复："怎么可能，我不相信你。"领导不愿相信，化验样本竟会在两道程序之间滞留数个钟头，或员工竟会在检查和返工上花费如此多的时间。我们通常会将发生的状况理想化，而这与现实大相径庭。只有亲眼看到，并亲自证实员工的汇报之后，这些多疑的领导才会相信残酷的现实状况。

产品的活动

　　一个流程中的产品可以是患者、医嘱或化验样本等。当我们观察产品活动时，需要确认观察的起止点，这根据待解决问题的不同而各异。根据要观察的价值流，我们可能会在不同的时刻开始及终止观察，如表4-1所示。观察者将在该观察阶段密切注意并直接观察患者。

表4-1　产品活动分析的开始点与终止点选取表

产品 / 价值流	可选开始点	可选终止点
化验室化验	医务科下达化验医嘱	到达化验科
	化验样本收集	开始化验
	到达化验科	化验结果公布
药房送药	药物补给请求	药物送至科室
	医务科开具药物需求	药物送至科室存储
		向患者施用药物

（续）

产品 / 价值流	可选开始点	可选终止点
病理科	提出安排活组织检查的要求	样本送至组织科
	从患者身上提取样本	切片送至病理学医师检查
		病理报告送至医生
信息系统电话服务中心支援	向信息中心打电话说明问题	问题得到解决

当观察某一流程中非患者类的产品时，也可以采取相同的方法和工具。同时，我们也需要根据观察的流程以及改进目标，确定开始和终止时间，如表 4-2 所示。

表 4-2　患者活动开始点和终止点分析表

患者通道价值流	可选开始点	可选终止点
急诊室	患者受伤或感觉痛苦	离开急诊室
	电话呼入，叫救护车	进入医院
	救护车到家	离开医院
	患者离开急诊室	
免疫接种门诊	照料者和孩子到达	正确接种疫苗后离开
门诊外科	到达门诊部	开始手术
	手术预订电话	进入麻醉后恢复室
	从全科医师处转诊至医院	离开
癌症门诊治疗	到达门诊部	开始治疗
		离开
专家门诊	患者预约	患者离开
	患者到达	讨论检测结果和照料计划
已预订住院手术	到达住院部	开始手术
	手术预订电话	进入麻醉后恢复室
	从全科医师处转诊到医院	入住病房
		出院
患者出院程序	医务科开具出院单	患者准备出院
		患者离开病房
		病房整理完毕，下位患者可入住
放射科	下达检查医嘱	开始检查
	到达门诊中心	检查结束
	开始检查	核实检查报告

由于从头到尾的整体观察时间持续较长，我们可以限制分析的范围。假如患者前来进行预约检查，结果需要住院治疗，那么当患者身处病房时，即可终止

观察时间。患者的出院流程（可选取同一患者或不同的患者）则需要进行一个不同的分析。有时，通过拼合各独立的流程分析，我们可以绘制出某个典型患者的整体治疗流程。

任何研究分析中，我们都致力于找出增值活动、非增值活动发生的时刻以及患者纯等待的时刻（非增值，纯粹浪费的例子）。最高效的流程有时也会产生短暂的等待时间，因为任何等待时间都是被有意识地设计到流程中，以便确保整个价值流的顺畅性，而我们的目标就是尽可能缩短这些等待时间。

观察时，我们记录新事件的开始和终止时间。可以通过一些工具来辅助这项工作，这些简单或复杂的工具包括：

- 电子表和记事本。
- 有日期／时间标志的数码相机和记事本。
- 带日期／时间标志的摄影机。
- 移动设备中的专业软件。
- 时间记录软件。

相机虽然可以有效地记录事件发生的情景和时间，直接观察却会让患者感到非常不自在。这时观察者需要根据医院的相关政策，做出恰当的判断。在非患者区域，录像机是更为合适的选择。与磁带录音相比，手写记录可能会丢失部分细节。但不管采用哪种方法，直接观察都会使流程中的多种浪费暴露，也就意味着多种改进的机会。

部门或整个医院可能（但不总是）有完整的周转时间或流程运作时间的数据。例如，如果患者第一次面诊需要新建立病例，那么通常的急诊部门内"门到医生"的时间实际上是"分类到医生"的时间。这很好地说明了不能只是依靠数据和报告——要去看看和亲自观察。

该数据经电脑系统的事件日志或条码读取自动生成。例如，通过对比患者手腕条码扫描时间和化验结果发布到医院信息系统的时间，化验科即可以生成每一项化验结果的周转时间数据。该数据并不能清楚地揭示其中的增值活动和非增值活动，我们还需要通过直接观察来确认浪费、等待时间以及其他问题等。这些问题都可以通过精益管理方法，找到其解决办法。

产品活动的分析使我们关注到流程中的浪费（等待时间），从而帮助改进整个流程。传统的流程改进方法更强调如何更快更有效地完成增值活动，然而精益方法要求我们首先注重浪费，因为比起减少增值活动占用的时间，减少大块的等待时间更易实现，也更加现实。假如价值流中 90% 的时间是等待时间，我们如果能将其减少一半，效果会比提高增值活动的速度翻番，即缩短一半的增值活动时间还要好，然而使增值活动的速度增加一倍几乎是不可能的。

产品的活动——化验科

价值流中的产品流动可以通过时间轴来阐明，该时间轴表明流程运行时间以及增值活动和非增值活动发生的时间。如图 4-4 所示，我们密切关注一管血样的周转流动，从抽血者收集样本到化验结果公布为止。化验科可能早就有平均周转时间的报告，但是在图 4-4 中显示的这种特定的情况中，周转时间大概为 230分钟，这算是比较有代表性的一个结果。

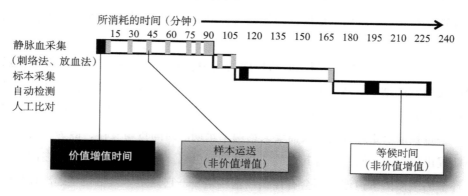

图 4-4　从血样收集到化验结果待检验之间的产品流动时间轴

在抽血医师抽血之后（第一个增值活动），样本直到一个多小时后才被放置到自动测试装置上（第二个增值活动）。大概 3 个小时之后，才完成下一个增值活动（病理专家读取切片，进行细胞计数），之后又经过一段时间的延误，化验结果才被输入信息系统中进行核实（最后一个增值活动）。除了必需的增值活动占用的时间，其他的都是浪费，包括 87% 的等待时间——试管血样放在抽血医师的推车上，在化验室的架子上，打印出的结果在打印机上等待核实，等等。

这样的例子表明，通过减少增值活动之间的延误及"空白"时间，改进工作的潜力巨大。更快速的抽血或购买更快的测试设备，远远没有减少等待时间带来的成效明显，我们会在第 9 章中进行更为详细的阐述。

产品的活动——患者

我们可以使用类似的分析来观察患者的看病过程，询问患者何时接受价值以及何时经历浪费产生的等待。我的第一次护理经历是相当典型的。我预约看医生，然后访问中得知要在另一天再去一次实验室拿结果。在 2015 年的一次护理中，我最初预约的时间和与我的医生谈论结果之间经过了 15 个星期。一些推迟是由于我的工作旅行，但即使完全按照他们的流程，我也需要等待一至两个星期才能与医生沟通。

涂尚德博士分享了他初次在泰德康作为护理病患的经历。在他的诊所，他们有一个小规模的实验室分析仪，它可以进行基本的血液工作，如一个完整的血细胞计数（CBC），而无须将样品送到外面的实验室。样本经过测试，涂尚德医生能在 20 分钟内收到实验室结果，他们能够在一次访问内讨论出结果和他的护理计划。实验室分析仪是诊所的附加成本，但是后续锐减的电话费（关于就诊结果）已经抵消了增加的成本。

至于我的护理案例，当他们从外面的实验室收到结果后，医生并没有发送给我实验室的结果。我不得不打电话来跟进（这会花费他们的时间）。之后，唯一的选择是通过传真接收测试结果或亲自去拿纸质报告，但我周末不方便。然后，一旦我请求跟进预约，我需要大约两个星期的时间重新安排，因为我的医生不能提供当天的访问，尽管其他的一些办公室可以。幸运的是，包括我在内的这一环节的缓慢的价值流并不会有什么严重后果——它只是令人沮丧，远离理想的状态。

表 4-3 是我与涂尚德理想的看病时间对比。

表 4-3　患者、检验物、信息的流动对比

步骤	增值或非增值	"格雷班护理"	"涂尚德护理"
候查时间	非增值	20 分钟	0 分钟
检查室时间	增值	10 分钟	25 分钟
等候抽血时间	非增值	24 小时	2 分钟
抽血时间	增值	2 分钟	2 分钟
等候运送检验物至实验室时间	非增值	10 小时	0 分钟
运送至实验室的距离	非增值	15 英里⊖	50 英尺
运送检验物至实验室	非增值	1.5 天	0 分钟

⊖　1 英里 = 1.609 344 千米。

（续）

步骤	增值或非增值	"格雷班护理"	"涂尚德护理"
检测时间	增值	5 分钟	5 分钟
等候结果送至主治医师时间	非增值	3 天	10 分钟
等候患者收到结果时间	非增值	2 天	0 分钟
等候医患讨论结果时间	非增值	2 周	0 分钟
医患讨论结果	增值	5 分钟	5 分钟
总计时间		3 周	25 分钟

　　从我的护理经历中发现浪费容易，但解决起来困难。其中一个解决方案是使用电子患者门户，这使我更快速、更容易地在线查看测试结果。后续预约的当日或开放式预约会将总的护理时间减少到一周。因为血液检验可能会取回，医生要提醒患者尽快预约，这可能减少一天的时间。即使诊所内没有购买实验室分析仪，这样改进后的价值流也可以更好地服务我。

员工的活动

　　以上提到的直接观察法也可以应用到流程中的员工身上。当处于某个流程或价值流中时，我们可以选择不同的对象进行观察。观察者可以观察员工的正常工作，找到其中的浪费以及他们面临的问题等。观察者通常是同一部门内的员工，尽管有些医院认为不同部门相互权衡、观察对方工作很有帮助。这些"新鲜的眼睛"从外人的视角，会注意一些事情或提出一些问题。这很可能是那些非常熟悉该部门及其工作的人提不出的。

　　当观察员工时，录像分析大有帮助。观察患者时，我们需要考虑其隐私或其他顾虑，而在对员工的观察上，这些顾虑相对较小。凭借着现代智能手机，观察者或者工作人员可以轻易录制视频并观看。你可以购买专门的应用程序，拍摄视频时有运行时间和日期的标注，这可以提供有用的时间研究数据。录像带的用处体现在以下几个方面：

- 它准确地记录员工的活动、行动和一些相关时间。
- 记录步行的路线和距离，以便形成文件。
- 观察者可以回顾及重放录像带，进行更细致的观察。
- 被观察的员工也可以观看录像带，发现流程中的浪费，提出改进的建议。

● 时间 / 日期标注可以帮助计算不同活动耗费的时间。

观察员工（及被观察）即使处理得当，也肯定会存在不自在因素。所以，本着尊重他人的原则，我们需要谨慎行事，确保员工观察恰当地进行。领导必须事先与员工进行沟通，员工在知情的情况下，应该理解这一做法。双方共同努力找出工作流程中的浪费和延误，以及发现那些妨碍增值活动的问题所在。观察的目的并不在于抓出工作失误的员工或者看看谁是最有效率的员工。通常情况下，员工在知道自己被观测的时候，往往会尽力表现得最好，可是难免也会由于紧张而出错。直接观察也存在其他风险，有时观察者只看到流程理想的一面，而没有注意到工作中的偷工减料和其他一些问题。这种风险通常会在一段时间后消失，因为那些被观察者变得繁忙，忘记了正被观察。

在我担任顾问时，有一次我给护士培训观察，我把护士们的录像投射到病房里。一个护士解释了我的角色，床上的老年患者大声说："我明白了！他是那个研究时间的人！"在时间和动作研究的早期（甚至在相对先进的时期，患者可能成为这样研究的主题），实践就有了不好的名声，因为它录制时是不尊重他人的。原始的工业工程研究方法（拍摄或不拍摄）通常由专家，例如工程师或外部顾问来完成。专家会观察，然后告诉人们如何改进他们的工作。关于时间和动作研究的现代精益方法则更加尊重他人，因为它是基于员工互相帮助，从而在各个方面改进，而不是专家强迫他们加快工作。

观察者应该努力与员工达成默契，并使其能聚精会神高质量地完成工作。如果看到员工的错误或失误会给患者带来伤害，观察者应该立即制止，他们有责任指出错误，来帮助员工（和患者）。员工观察应该由进行相应工作的员工来执行。如果局外人或者监督员进行观察，员工难免对消极的后果更加紧张。如果一位工程类实习生在记录临床医生上厕所的时间，这些医生很可能会觉得尴尬，这是可以理解的。任何等级的员工都有权利参与流程的观察和改进，不仅作为被观察对象，他们还可以成为观察者、研究者、科学家。

另外，同事之间的相互观察会产生更准确的分析以及对浪费的清晰定位。他们也更易意识到被观察员工的工作方法是否与他人或标准的做法不一致。这些发现可以作为确认最优工作方法的第一步。观察和分析也会揭示某一员工工作中不应该出现的活动。例如，药剂师做手工作业（比如向电脑中输入投药医嘱等），这项工作本该是由成本较低的助理完成的。所以，我们可以根据任务和技术水平一致的原则，适当地安排工作和职责。

通过观察员工步行路线，可以找出布局改进的可能。根据人们实际工作的需要，点对点图表（因其酷似铺在纸上的几根意大利粉，故常被称为"意粉图"）揭示出可以挪动的设备和物资供应品。实际上，步行并非是仅有的浪费，观察者还可以看到返工或重复工作等常被监督员和管理者忽视的问题。

"意粉图"通常是手绘而成，但是有些组织使用射频识别技术（放置在工作人员徽章上的芯片）以自动化的方式生成意大利面图。它不会很精益，十分不尊重人，跟踪人时没有告诉他们。与任何工作场所研究一样，工作人员应了解并充分参与整个过程，包括对任何图表的分析和讨论。

在很多精益项目中，员工都有机会看他们自己或者同事做日常工作的录像带。员工们经常说："我从来不知道我那样做了！"在某个项目中，来自同一部门的三名员工同时观看另一员工做工作的视频，这三位员工分别从事此项工作 1 年、7 年和 20 年。他们在观看时，都意识到自己的工作方法与视频中的同事不同。他们一起工作了很多年，但直到那一刻他们才意识到彼此的工作方法相差甚大。开展这个项目的团队也能从观察中发现不同的工作方法对工作时间和流程结果的影响。同时，观察也能使通常忙于自己工作的专业人员看到并赞赏团队中其他人所做的工作。

员工的活动——护理

某家医院和它的癌症门诊治疗中心开展了一项评估工作，以找出工作改进的切入口。员工们一致认同，太多的时间都浪费在走路及找寻物资上，一项正式的员工观察活动将全部的浪费问题暴露无遗。

化疗区的护士承担的工作和任务包括：

- 将患者陪送至座椅或床位处，使其做好治疗准备。
- 取药，进行注射与静脉点滴。
- 响应患者因痛苦、舒适或其他需求而做出的请求。

- 向患者及其家属回答关于治疗和流程的问题。
- 终止治疗，使患者做好出院准备。

一位被观察的护士在 50 分钟内，行走了 556.26 米，这样算来，该护士每天大约要走 6.44 千米。护士行走的意粉图如图 4-5 所示。在被观察期间，该护士 32% 的时间用在走路上，而只有 30% 的时间用来进行增值活动——宽泛地定义为与患者直接接触的任何活动。

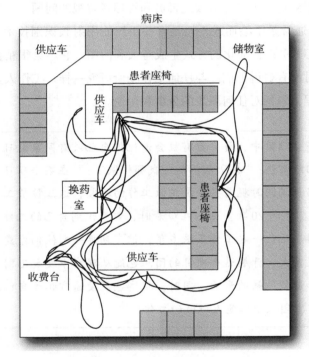

图 4-5 化疗区一位护士的行走路线

用精益的方法来分析，我们的第一反应就是，为什么护士需要走这么多路。有些是因为患者要求被护送到座椅上。化疗区的护士们期望，所有的患者都可以坐到相对集中的区域，可是现实情况往往事与愿违。患者到达化疗区时，他们随意地坐定，随意地选择正好在现场的任一位护士。假如，某患者要求特定的护士进行护理，其选择的座椅可能与该护士护理的其他患者相距很远。

另外，走路太多还由常去区域的位置引起，包括储物室和配药室的取药处。这些区域的位置是否合适值得我们深思。每位患者的座椅和床位都配有一辆供应车，车内应装有标准的物资供应。但是，大部分供应车并没有达到标准，这也就意味着，当车内物品缺乏时，护士不得不走到主供应室去取。另外，车内的一些物品不能适时地补充齐整，造成抽屉或狭槽空着，迫使护士行走至其他供应车或储物室去取用所需物品。当我们亲眼看到护士从一辆供应车走到另一辆，费劲地搜索难以寻找的物品时，这个亟待解决的问题也就不言而喻了。

在实施精益管理方法之前，护士们可能将来回行走和不断搜寻看成是正常工作的一部分，而并非是一些可以改进的非增值活动。观察过程中，我们还看到护士应患者的要求，频繁地走到储存室去取毯子。这表明毯子之类的物品应该放在中心里更加方便的位置。还有其他一些无谓的行走暴露了这么一个问题，那就是护士应该做什么工作，以及助理和技术员应该做什么工作。或许，不应该是护士亲自来回去取所需物品或药物，这样会干扰她们进行增值活动，这些增值活动才是护士们经专门训练后的工作。

确认浪费之后，该部门精益工作的一部分就是要推进标准化和改善组织机构，以减少浪费，空出护士的宝贵时间。除此之外，还要致力于患者等待时间和延误等浪费的减少。提醒第 5 章中将再次重复的一点：标准化不是为了标准化而标准化，而是为了防止浪费和问题，从而能够实现作为<u>卫生系统</u>和<u>卫生提供者</u>的目标。

员工的活动——初级护理

每周四，一名年轻、勤恳的足病医生要分别在四家农村诊所工作，这四家诊所都属于同一综合医疗体系。有一天，一位患者在检查室等候做一个简单的脚趾甲检查，这时，这名医生离开了检查室，去其他地方取所需物品和器械，包括一把手术刀、冷冻喷雾、纱布和一些其他材料。对于管理者和医生自己，这样的浪费是显而易见的。我们会疑惑这名医生为什么一定要把自己宝贵的时间浪费到这些非增值活动上呢。

正如图 4-6 所示，这位医生走来走去，寻找收集物品设备。他在诊所里来来回回走了约 204 米，耽误了患者 10 分钟的治疗时间（并且耽误了等待室里患者的时间）。他在化验室和小手术室之间不停穿梭，嘟囔着自己忘记了四个诊所的供给物都分别摆放在哪里，很显然，标准化的缺乏降低了他的工作效率。然后，他走回办公室又走到化验室，最后终于开始治疗病患。而这个简单的检查只持续了大概 30 秒，这也是整个治疗过程中唯一一段增值活动发生的时间。

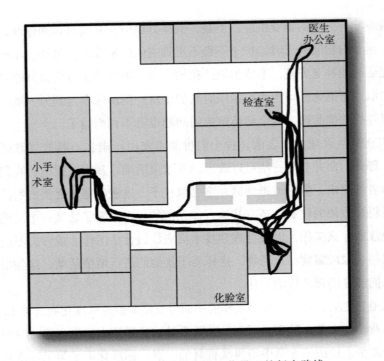

图 4-6　装备医疗手推车的一位员工的行走路线

请记住，虽然足病医生对发生的事情感到非常沮丧，但他觉得这是正常的。当医生看到自己工作时的意粉图时，他耸了耸肩，平静地说："是的，我工作时一向如此。"在诊所里观察的团队意识到这种情况可以得到改进。于是，他们在医生下周到来之前，找到一个未使用的空推车，将医生通常使用的工具物品放了进去。他们制作了一份清单，上面列着工具、物品的名称和数量，以便在医生来工作的前一晚及时补充推车内的物资。同时，车被推到医生下次工作的房间里。

医生十分喜爱这个推车，仅仅对车内物品和摆放位置稍作改动。此前，医生日常工作中产生的浪费都被忽视，因为那些浪费被视为"常态"，而且诊所也不习惯将其工作视为一个大的流程。过去的方式经改进后为医生所推崇，新的流程减少了浪费的时间和对患者的耽误。医生接下来便问道，其他三家诊所何时能准备出同样标准的推车，保证他在四天中能同样高效地工作。

在同一间诊所里，一名医生助理走进检查室。随后，她走出房间找寻检查所需物品。由于房间未能恰当地储备物品，助理在几分钟内就进进出出了 5 次，我们会在第 6 章里解决此问题。助手每次进入检查室，就要换一副新手套，最后，她走出来，叹着气，说她必须再取一盒手套来，因为屋里手套都被她用光了。相比起责备医生助理没能一下子拿齐所需的东西，一个精益诊所会将流程都安排好，确保她无须离开去找到任何东西，留下更多的时间专注于患者护理。

我经常主动让护理学生、居民和医疗管理学生访问和参观在圣安东尼奥的丰田卡车装配厂。令他们都印象深刻的是丰田的系统和支持人员，他们确保着生产团队成员在装配线上总是有他们需要做的工作的部件和正确的工作工具。卡车并不比病患重要，但丰田可以说比其他医院付出更多的努力来支持他们的前线工作人员。丰田允许团队成员专注于他们的工作和在他们面前的卡车，这会带来更好的结果和满意的工作效果。

员工的活动——围手术期服务

在一家医院的围手术服务部门，技术员和护士需要装备箱型手推车，之后推进手术室以供使用。我们直接观察这些员工的工作，以便发现该流程中的浪费和过量行走问题，明确更有效装备手推车的改进方法。在两个被观察的例子中，一名技术员和一名护士分别走了 300 多米，才装备完毕各自的手推车。在这期间，无谓行走占了技术员 44% 的时间，用掉护士 36% 的时间。

装备推车过程的意粉图如图 4-7 所示。技术员为取某个物品，装备手推车而曾去过的每个地点位置都用一颗星表示。

可以看到，某些无谓的行走是由一些必要物品没在手推车准备室中存储造成的。技术员不得不走到手术室的存储箱处去取（事后，还必须将该物品归还回手术室）。精益改进团队可以进行相关调查，以确认哪些物品应该存储于手推车区域，哪些属于手术室标准存货，不应放置在手推车上。另外，技术员还不时地去复印医生的案例卡，上面明确了哪些物品该放到车上。这种情况，可以通过在手推车区域安装一台复印机来减少不必要的行走时间。

在箱型手推车准备室内，货架上物品的摆放和布局不合理，且大量的物品无序散放在房间各处，这也必将会导致额外的行走。另外，房间里乱七八糟停放着十几辆手推车，或空着，或部分，或完全地装箱完毕，因此员工没有足够的空间展开工作，并且还不能自如地将车推到架子处。同时，这也是一种过度生产的浪费，因为手推车通常会在预约手术之前 24 小时装备，以便留出时间对手推车进行多次检查（缺陷）。可以通过在手术前不久装备手推车来降低过度生产造成的浪费，以便排除手术取消后卸下手推车的必要。

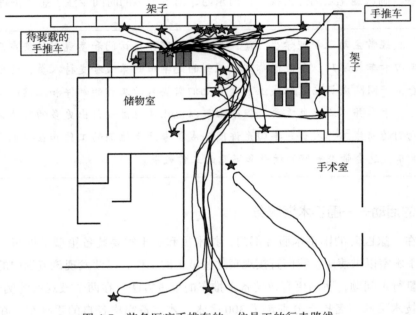

图 4-7   装备医疗手推车的一位员工的行走路线

在更接近手术时间的时间装备手推车可以减少过量生产，从而有助于避免在取消手术后拆卸手推车。但是，提前减少装备手推车的缓冲时间首先需要多个质量和过程改进，以确保合适的仪器总是可用并且根据需要做好消毒。

直接观察和对现有工作状况的研究能够帮助医院制定改进方案，节省大笔资金投入。阿克伦儿童医院花费了两万美元彻底检修他们的消毒系统，这使他们避免了 350 万美元的设备扩建项目。而其他的患者流程改善项目则使非急诊患者的磁共振影像检查结果的平均等待时间从 25 天缩短至不到 2 天。

结论

为提高医院服务质量，直接观察必不可少，领导必须亲眼看到员工和医生每天产生的浪费。我们必须观察患者的治疗过程，以便确认延误、返工以及其他浪费的原因。或许，数据显示表明，化验室、配药科或其他支持部门的工作流程完全符合标准要求，但直接观察会揭示浪费的数量及进一步改进的可能。通过实施精益，我们的目标并非超越同行，而只是精益求精，超越自我，做到最好，力求实现无浪费、最完美的工作流程。

精益课堂

- 领导必须亲自去工作现场观察，以便更有效地确认浪费。
- 各个部门的优秀并不是真正的优秀；各个部门必须作为一个整体（价值流）共同努力，共创辉煌。
- 用价值流程图促进改进，记录现状只是第一步。
- 过程中，对产品（包括患者）和员工的观察至关重要。
- 观察和绘图应由那些从事工作的人和他们的领导来完成，由专家根据需要提供帮助，而不是只由专家来做。局外人新的视角也能有所帮助。
- 无谓的行走和浪费的动作并非是由个人造成的，而是由设施布局不善和系统设计不力所致。

思考要点和小组讨论

- 如何避免员工因浪费的产生而自责？
- 为什么必须要直接观察来确认浪费？
- 为什么有时我们会对亲眼观察到的浪费现象吃惊不已？
- 对于到达急诊室的患者，他们的护理中涉及多少不同的功能区、部门或筒仓？
- 你能想出价值流中某部门局部优化的例子吗？为什么会出现这种情况？应该采取什么措施？
- 为什么产品和患者在价值流中浪费那么多的等待时间？
- 选择自己负责的某道工序，坐下来为你的顾客认真绘制一幅价值流程图。流程图是否和今天的现状相符？
- 是什么使护士远离病床和患者？如何避免这样的情况？
- 相比起送人早点回家，我们能做什么来使用释放可利用时间？

以标准化操作作为精益基础

有益的标准化：从 171 个表格变为 6 个表格

在堪萨斯大学医院的一个速效改进案例中，领导者们被派出去观察患者，从早上 5 点患者到达，一直马不停蹄地直到患者当天很晚离院为止。在观察过程中，管理者和领导者们了解到，医院有 171 种门诊护理的相关注册表格。他们能够将其减少到仅剩 6 种标准化表格。"很多高层管理者整日都在办公室里坐着，分析报告，举行会议，认为自己的想法很好，但是其中一个基本原则是高管人员要离开办公室，亲自去工作的地方观察。"首席执行官鲍勃·佩吉说。"这对我们来说不是新鲜事。以前我们已经巡视了数轮，但是现在我们正从新的视角看待亲自视察这件事。"

为什么医院门诊需要 171 个表格？他们过去总是这样行事的。要是他们按以前的方式继续下去，他们可能很快就会整出 183 种表格。标准化的 6 个表格无疑节省了组织的资金和空间，减少了给错患者表格或重复表格带给患者的风险。标准化不是精益化的首要目标，但它是一个有助于解决或预防某些问题，提高绩效的策略。

标准化操作的必要性

各家医院，包括已采用了标准化操作并颁布相应试行条例的医院，都存在着一个普遍现象：不同员工以不同的方法做相同的工作，这常常导致患者受到伤害。例如，由于护士可能没有按照协议来预防患者摔倒，一家医院采用了精益管理。在现场调查和直接观察之后，我们得出了一些结论。例如，虽然许多护士认为她们已经遵循了协议，但是其实遵循的是不正确或过时的协议。有的护士知道协议是什么，但没能在指定时间段内完成预期要求的所有任务，所以有些患者的护理并没有遵循协议。具体的某个员工不应该因此被指责。相反，医院的领导们应着眼于造成这个现象的外部环境。

在医院这个特定的环境中，工作指令与政策的传递通常是非正式的。大部分有关流程变化的信息常常通过非正式渠道传达，比如张贴标语和口头传达信息，这些方式的效果通常不甚理想。比如，护理室中可能张贴着许多种涉及手部清洁的新策略、新变化以及药物治疗的新措施等相关内容的标语和海报。但这些标语通常又是覆盖在一些通知、提示语的上面，形成了强大的视觉噪声，因此员工容易发现不了或者忽视这些不起眼的标语。医院是一个动态的环境，每周 7 天，每天 24 小时，大量员工交替工作、川流不息。我们需要一种规范化的方法来管理和改善我们的工作方法以及沟通方式。采用基于精益实践的标准化操作体系，我们就能更好地支持患者护理及员工的其他工作。

不遵循标准化工作将为患者带来风险，甚至伤害。标准化工作的问题可能是不当的设计、无效的培训或监督的缺乏造成的。在北部英属哥伦比亚大学医院，超过三年的诊疗中，约 10 000 名患者做检查时，内窥镜没有被妥当清洁。一名医院领导承认"我们的工作人员存在错误的步骤"，即应该花 30 秒钟清理一个管道，但是某些工作人员并没有在要求的时间内"按惯例"进行清洁。内窥镜清洁问题近年来经常出现在世界各地的新闻中。医院经常责怪工作人员，或提出员工需要再培训。精益思想家会发问，为什么初始的培训是无效的（如果这确实是问题），或者为什么监督者没有注意到程序没被执行。这些是需要系统性解决方案的系统性问题。

丰田屋模型

人们常用房屋模型来演示丰田生产体系。为了说明医院的情况，我们稍做了些改动。和精益理论一样，房子也是一个相互联系和相互配合的系统。希望运用精益理论的医院领导意识到，仅仅有厨房和浴室而没有卧室和前门是组成不了房子的。像精益理论一样，房子需要坚实的基础。标准化的工作就是其中的基础之一。

如图 5-1 所示，房屋模型和其他精益图例一样，也以人为核心。图 5-2 展示了 "贝勒斯科特和怀特医疗护理系统"，此图表明了房屋模型是如何在稍加改动后满足不同组织的特定需求的。

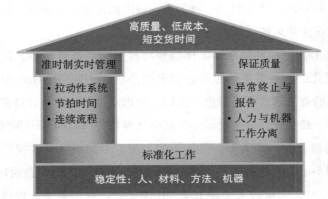

图 5-1　丰田屋模型

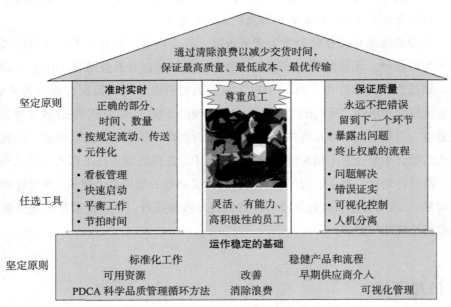

图 5-2　贝勒斯科特和怀特医疗护理系统

资料来源：来自 Hoeft, Steve, Robert M. Pryor《The Power of Ideas to Transform Healthcare》一书，其使用获得了准许。

精益模式概览

丰田精益屋模型的基础由三大核心准则构成。标准化操作指的是开发最佳工作途径的操作方法。平准化（heijunka）一词来自日语，意为"平衡"工作量或服务需求量。在整个医院流程中，它是减少浪费、平稳工作流和患者流的必不可少的核心原则，有关这一部分的内容，我们将会在第 9 章中进行介绍。改善（kaizen）也是一个日语词，意为"持续改进"，详细内容请参阅第 11 章和《改善医疗》一书。

这三大核心原则彼此相互关联，是精益管理体系日臻完善必不可少的组成部分。如果没有持续改善这一核心原则，标准化操作就会成为一个停滞的工作，永远得不到改进。而改善若不以标准化操作为基础，势必造成一种混乱的场面，我们可以随意地尝试新方法，却对整个体系的改善毫无意义。如果标准化操作缺少了平准化，这就意味着员工将处于紧张状态之中，而患者也将忍受长时间等待的苦恼。标准化操作、平准化以及改善这三大基座共同作用，一起支撑着消除浪费和尊重员工与患者的理念。

精益基础：标准化操作

标准化操作是从一个非常简单的假设开始的：我们应该分析自己的工作，找出完成自己工作的最佳方法。医院的许多问题，究其根源就是缺乏标准化。例如，压力性溃疡，也叫褥疮，是一种可预防的病变，然而却经常在医院里出现。为了避免这种病变的出现，我们可以要求工作人员（一般是指护士或助手）每两个小时为危险人群翻身。其实许多医院表示，他们也担心员工是否能保证以正确的方式和固定的频率去给患者翻身。面对这种情况，我们不应责备员工或强求他们做得更好（以张贴更多标志的方式），相反，我们需要采用一个标准化操作记录的方法，并确保该方法始终如一地执行下去。稍后，本章将会继续讨论这个褥疮案例。

标准化操作的理念并不是个新事物。这一观点至少可以追溯到亨利·福特时代，他的观点对丰田公司产生了巨大的影响。福特写道："我们的态度是做任何事情都要善于寻求最好的解决方式。"通过持续改进的理念，丰田对福特的思想加以延伸，把"寻求最好的解决方式"变成了一个持续进行的动态的过程。

　　在医院或医学界，标准化操作也不能算是一个新概念。吉尔布雷斯夫妇20世纪早期的研究都涉及了这一概念。他们的观察显示，医生在手术室中寻找工具的时间大于为病患实施手术的时间。于是，吉尔布雷斯夫妇建议托盘里的工具应该更有规律地摆放，手术过程中应安排手术助手及时递给医生所需的工具。然而医疗卫生领域的改变一向十分缓慢，此次也不例外，美国医学协会直至1930年才接受吉尔布雷斯夫妇于1914年提出的方案。

标准化操作的定义

　　那么，什么是标准化操作呢？我们可以将其定义为：能够以最少的资源、最高的质量安全完成某项活动、产出正确结果的现有最佳方式。下面我们把这个定义分解开来逐词分析。

即时性

　　标准化操作仅仅是某段时期中的最佳方法。与标准化操作程序和试行条例一样，标准不是永久的或是一成不变的。当员工头脑中有了新的想法和改进方法时，标准化操作就可以（并且必须）得到改善。

　　丰田把标准化操作称为"改善的基础"。没有标准，就没有可持续的改善。如果员工是以不同的方式做事情，那么即使其中一位员工拥有改善想法，也只能徒然为现有体系增加变量，或根本派不上用场，因为我们缺乏一个标准的方法可以将这个新的思想传递给其他员工。

　　不要把"现有的或即时的"错误地理解为我们只需记载当前的工作方式就足够了。在开展标准化操作的过程中，员工必须要发现当前工作中存在的浪费，并且对当前工作开展方式的方方面面提出质疑。往往，传统文档记载方式只能记录现存工作方法中的种种浪费，却不能降低浪费或带来改善。

正确结果和最高质量

　　一本介绍丰田的书针对标准化操作的解释是以人们所设想的最终目标为出发点的，书中写道，"标准化操作是一种工具，凭借高标准来保持生产力，保证质量和安全。"医院需铭记此点，不能为了标准化而标准化。我们的员工每天要面对无数的任务和程序。要想实现所有工作方式的标准化是一项巨大的挑战。医院方必须确保自己所采用的标准化操作对患者、工作人员、医生和医院本身是有益的。我们必须把医院的改善和标准化行为放到优先考虑的地位，这样我们最初的努力才能对所有的利益相关者产生最大的影响效果。比如，我们可以问问自己："把这种工作方法标准化能提高质量吗？"

人们不断地强调，质量是精益原则的核心，标准化操作也应该反映出这一点。标准化操作不是一种求速度不求质量的方法。标准化操作记录的是在合适的方式下完成一项工作所需要的整体时间，这种方式不能增加员工负担，也不能迫使他们在质量上打折扣。从这里我们可以看到，标准化操作是如何让员工受益，又是如何体现出精益对员工及患者的尊重的。

影响到患者安全的标准化方法是一个很好的切入点。医院早已经在以下方面为实现标准化做出了努力，分别是：

- 手部的清洗及卫生。
- 心脏病手术的准备工作。
- 患者化验样本的标签贴法。
- 插入并管理中心静脉导管。
- 药物施用过程。
- 门诊部及初级治疗的预定。
- 病房的清理和消毒。

事实上，颁布实施一种标准化方法的书面程序并不意味着员工就会采用这种方法。许多医院制度并没被遵守。手部卫生的标准化工作包括何时、如何使用消毒液、肥皂和水进行清洁。据介绍，在医院洗手制度的执行情况非常差，少数研究或评估显示，至少有 50% 的人不遵守条例。另一项研究显示，直接与患者接触的医疗专业人员随着工作日的推移而逐渐减少洗手频率，合格率从开始到结束下降了 8.7 个百分点。作者认为，手部卫生的恶化是精神疲劳和工作需求增多的结果，并且被工作强度放大。这听起来像是在要求医院减少浪费和过度负担。该出版物引用的数据表明，手部卫生率每增加一个百分点可以将感染减少到每 1 000 名患者 3.9 次。这说明了要将手部卫生习惯标准化，并且制造非疲劳的工作环境。

标准化旨在成为有助于解决问题并提供更好结果的有力对策。以标准化的方式推行清洁手术室的最佳方法能够降低医源性感染率，而某项研究指出，很多员工都忽视了大部分应消毒的物体。这类问题的根本原因很可能是标准不够明确，也可能是管理方没有核查该标准来检查是否被执行。标准化操作体系的理念和领导者在标准监督中的职能，稍后都将在本章中一一讨论。

安全完成

这一点进一步强调，要把重心放在标准化操作带来的成果和收益上。正如速度不优于质量一样，标准化操作并不提倡仅注重速度和效率而忽视安全。在标准化操作中，无论是为了患者还是员工，安全条例都应该被无条件地执行。当你访问丰田工厂或任何精益工厂时，安全都是要最优先保障的。每个员工、领导和访客都会走路经过一个标志性的绿色安全拱门，上面写着"安全工作是所有工作之门"。泰德康医疗集团首席执行官格兰纳（Dean Gruner）说："如果我们不能安全地做事情，为什么还要做呢（而不是先保障安全）？""安全第一"或"患者安全始终是我们的首要任务"不仅仅是口号，它们应该贯彻在任何精益医院的日常实践中。

最佳方式

对于不同的工作真的只有一种最佳方式吗？注意，这是个问题而不是假设。在编写标准化操作文档时，一定要对细节和具体做法做出适当的要求，这一点非常重要。例如，在微生物实验室中，将患者的病理样本接种到培养皿时，医疗技术员或许会采用不同的操作方法。而某些细节，比如将样本移到培养皿的形式，可能会对样本培育和后续的医疗决策产生很大影响。《丰田人才精益模式》一书将这样的工作称为是"至关重要的"工作——是工作任务中必须实现高度统一的那20%的部分。对于这部分工作的操作方法，标准化操作文档应当展开详细介绍，并辅以图片和案例，还应让员工参加培训和进修。

"AIDET"是一种常见的医疗保健方法，它为医生提供了一种标准化的方式，更有效地与患者和家属进行沟通：以姓名确认患者，介绍医生自己，讨论护理期限或任何治疗的延误，说明医生正在做什么，并在完成后感谢患

者和家属。使用结构化的方法，甚至是关键短语的"脚本"，不会影响员工在与人的互动中的灵活性、趣味性。AIDET 的倡导者表示，使用这种做法可以提高质量结果和患者满意度以及医疗保健提供者和系统（HCAHPS）评分的医院消费者评估，从而可以通过基于付出的价值来获得卫生系统的财务奖励。

除此之外，工作中还有一些不会对安全性、质量或结果造成影响的细节。比方说，技术员使用哪只手在培养基上画线，这件事重要吗？答案或许是否定的，因此这方面的标准化操作文档也不会太苛刻。惯用左手的技术员或许会把过分详细的标准化操作方法看作一种不公平的标准而不予采纳。遗憾的是，这样将会让员工感到他们可以选择执行某条标准，而且这样做得到的质量和效果都可能不理想。如果标准化的工作会对患者产生影响，那么标准化操作方法就应是强制的，不能任由员工和管理者自由选择。

其他的工作任务和方法或许并不要求这么详细的说明。把所有任务都现实标准化还将会导致资源的浪费。对有一些活动来说，工作方式的差异会带来很大差别（如《丰田人才精益模式》所谓的"重要任务"），而对于其他活动来说（次一级任务），方法的差异对流程质量和结果产生的影响甚小。

在儿童医院的门诊诊所里，工作人员经常因孩子看病迟到或者违背饮食禁令而责备家长。当一个调查组深入调查流程时，他们发现调度室人员在提示电话中与家长的交流方式因人而异。有些人提到"禁止引用清澈的液体"时会补充牛奶也包括在内，但是其他人却未对这点做出解释。一些工作人员比较仔细，会向家长说明医院和诊所在两个地方，让他们不要弄混。将打给家长的提示电话标准化后，工作人员将以相同的方式向各个家长强调相同的关键点，但并非一字一句均有规定、完全相同。于是，迟到和违反饮食禁令的患病孩子数量大幅度下降。由此可以看出，这个问题的根源不是家长不负责任，而是流程不当。

"最少的资源"

尽管在精益思维模式中，安全和质量是毫无疑问的重点，但同时我们也致力于最大限度地利用资源：使浪费最小化。资源包括工作人员和他们的时间、物品、器材、工作空间和任何其他需要投入金钱的事物。我们同样应考虑到不直接花费医院一丝一毫的资源，比如患者的时间。很多提高生产效率的尝试都是以资源使用最小化为主要目标的。一些管理者还使用传统的方法，限制资源投入，希望员工迫于现实需要，能找到更好的工作方法。这样一来，直接的劳动成本可能在短期内有所下降，然而，如果系统因此不能保证充足的时间和人员，就无法确保工作高质量完成，质量会有所下降。这会引起恶性循环，改善就更是天方夜谭了。

这就是为什么精益方法始于提高质量与生产效率，其后才考虑裁减工作人员。精益领导者将始终秉持尊重人员的原则，一旦问题出现，他们更倾向于重新培训或重新部署员工而不是裁员。

标准化不是同一化

人们往往喜欢用标准而不是标准化这个词，但是这两个词无论是在书写还是内涵上都存在着明显的区分。标准听起来像是一个绝对的、一成不变的、机械的方法。这个词听上去有点像"同一的"，会让员工感到自己像是一个机器人。大多数员工（不仅是医护业的员工）都很重视自己工作中的判断、决策力。因此，在各行其是的完全混乱状态和盲目服从状态之间，我们应该找到一个平衡点。如果员工一天到晚要不停思考"我该如何做这项工作"或"我下一步要做什么"，他们总会江郎才尽、才思枯竭。而采用标准化操作，我们可以不必每天再为上百件小事做出决策，这不仅缓解了大脑的思考，还能让员工保持精力去处理一小部分更为重要的决策。

比尔·马里奥特（Bill Marriott）是万豪酒店的首席执行官，他说集团并不是要通过公司的标准化操作程序（SOP）把员工变成机器人。标准化早已成为万豪集团文化和管理体系的一部分。马里奥特说："切忌将盲目服从和考虑周全的标准化混为一谈。高效的标准化操作程序就是要尽量防止普通问题产生，这样，员工就能集中注意力解决那些不常见的问题。"这些思想与精益宗旨是非常一致的。

如果丰田想让员工成为无须动脑的机器人的话，那么他们就很可能会把自己的体系称为同一操作，而不是标准化操作了。标准化（standardized）一词中的"化"（-ized）字意思是人们努力向标准化方向靠拢，但人们往往会在标准化完全实现之前放弃努力。要在任一环境中实现百分之百的标准化几乎都是天方夜谭，在复杂的医院环境中就更不可能了。顾客需求几乎总是有一些必要的变化，因此，做好工作的同时，也要小心。批评家有时会批评精益理论是稻草人模型，认为精益理论要求对每个患者提供相同的护理，或要求每个患者都必须得到完全相同的出院信息。其实，那些评论家并不了解精益理论是什么。

谁做谁编制

标准化操作既不是一种命令，也不是管理者或专家对员工发号施令的控制方法。标准化操作和其他模式下的操作流程文档相比，一个关键性区别就在于，精益文档都是由实际执行操作工序的工作人员撰写的。丰田集团的大野耐一写道："标准不应该是由上至下的规定，而是由生产工人自行制定。"这里的一个前提假设就是，员工十分熟悉自己的工作，并且比起他人，他们能编写出更精确有效的文档。最近在加拿大丰田工作的帕斯卡尔·丹尼斯（Pascal Dennis）写道："应该由最接近工作的人们制定标准，并根据需要问询专家意见。"是的，领导和专家应该提出一些建议，但是如果员工对于什么是标准化以及如何（以及为什么）标准化没有理解，标准化将不会实现。南达科他州流程监督总监凯西·马斯（Kathy Maass）说："最成功的'精益'项目是由前线员工收集数据并开展标准工作的项目。"

尽管员工对现有的工作方法了如指掌，但在编写标准化操作文档的过程中，我们必须重新审视问题的解决方法，而不是仅仅将现有方法记录下来。在编写标准化操作文档之前，编写团队要花时间对当前的方法进行观察、录像以及详细检测，就像我们在第 4 章所描述的那样。正如弗兰克·吉尔布雷斯（Frank Gilbreth）在 1914 年写给医院的建议，与同事沟通并写下方法可以有效减少浪费："你会惊奇地发现，员工明白了你写下的方法，并将方法贯彻于部门的改善中。"这种记录的方法有助于最初的改进或改善，时间越久，改善就越明显。

在大部门环境下，让每一个人都直接参与到文档编写中是不现实的。稍小一些的团体，如精益项目团队，编写的文档被看作初稿。整个部门可以审核这些初稿，这样每个人就都有机会献计献策了。

标准化操作所面临的一个主要挑战就是让每一个人都同意标准化方法，特别是那些固守着自己原有那一套的人。标准化操作不是万灵丹，但是，如果员工有机会参与它的制定，他们就更愿意接受（并且执行）标准化操作。

一所医院的放射科在执行精益管理模式时不经意间体会到了标准化操作的价值。由于放射科内的不同人员都有各自的轮班安排，这些技师、护士、助手和放射科医生便每天组成不同的队伍，与不同的人一起工作。有几位工作人员已经连续两周一起工作，其中一位技师说道："我们的工作非常顺利。我们都知道其他人主要负责什么，正在做什么，我们能高效地完成所有工作。"他为自己队伍的高效率（以及能准时回家）感到自豪。

然而，轮班安排表变动后，这支队伍就被拆散了，他们的工作不再那么顺利。这些工作人员都抱怨因为"每个人做事方式不同"，新的组合并没有以前的组合那么高效。于是，他们开始思考事情为什么会这样。后来，规定了适当的标准化操作后，该放射科又能每天保持原来的高效了，因为不论是哪些人组合在一起工作，标准化操作都免去了他们重新制定工作方法或规定各自在团队中职责的麻烦。

考虑任务时长

各医院都拥有自己的操作流程文档和标准化操作程序，列出了多项工作任务的实施步骤。标准化操作文档同样还规定了任务或活动的预期完成时间。丰田认为，在固定的工作周期内，让流水线员工超负荷工作是不公平的，还会有损产品流和产品质量。

而事实上，大多数医院的工作虽不像流水线上的工作那样具有重复性，但相同的普遍原理同时适用于二者，这一点是毫无疑问的。比如，不要期望在8小时之内完成10小时的工作内容，也不要期望员工在同一时间内做两件事情，更不要在日工作高峰时期加重员工的负担。在本章开头提到的医院，护士列出了在特定时间内预计要做的每项任务，包括防摔倒协议，以及每项任务通常需要多长时间的方案。他们在每个小时内要做累计 80 分钟的工作，这是不可能的。让护士决定哪些工作可以跳过也是不合理的，特别是护士还要为此负责，例如，护士认为患者病情稳定，跳过该患者而产生不良后果的情况。

由于医院的工作具有多样性，确定精确的工作量是十分困难的。各部门应尽可能准确地估测工作时间，均衡地协调员工的工作。一个部门最好能起草一份标准化操作方案，并据此对员工进行多技能培训，让他们能在同事的工作高峰期提供帮助。医院科室的执行方案，不可能像在流水线上作业一样精确，每分钟重复一次。因此，标准化操作文档更多地被看成是一种计划，而不是规定。同时，标准化的工作应该是具体的，这有助于实现我们作为一个卫生系统的目标。

基于数据的员工分配

在很多医院里，人员配置是由基准数据、经验法则、习惯或者资金因素决定的。然而理想情况下，人员配备应该以实际工作量为基础，由患者需求和标准化操作中规定的工作速度决定。标准化操作规定的速度应是在保证质量和安全的前提下，正常员工的工作速度。这个速度确保员工并不总是完全忙碌，因为一定的放松有助于解决工作量的变化，并保证长时期的持续改进。

"节拍"来源于德语词，音乐家经常使用，因为它的含义是音乐的速度或节奏。"节拍"也是一个精益术语，表示顾客对价值流或流程的需求速度。比如，一个汽车工厂的节拍可能是 50 秒，这意味着工厂运行时平均每 50 秒就有人买一辆车。节拍的计算方法是：两次顾客需求之间的工作时间（可能是数秒钟、数分钟或数小时）。

在医疗环境中，节拍这一概念的应用很少，应用起来也比加工制造业更复杂。基于平均节拍，汽车制造厂一个月内可以每天保持大致相同的生产率，未售出的汽车可以储存待售。但医院却不能如此，因为医院必须根据不断变化的患者需求安排工作，不能像汽车制造厂那样存储产品。即使如此，在一些情况下，节拍还是能帮助我们更好地了解工作量情况，促进更合理的人员配置。

例如，一所医院的化验室每天上午开放 4 个小时，其间可能需为 360 个患者收集样本。4 小时总计 14 400 秒，被 360 个患者均分后，平均每个样本需用时

40秒，那么这个例子中的节拍就是40秒。然而，我们在制定标准化操作文档时（已将流程中的浪费排除），可能发现抽血医生正常完成一位患者的样本收集并走到下一位患者处（最慢）共需8分钟。于是，如果只有一位抽血医生工作，实际情况中480秒完成一位患者的样本收集不能满足每40秒一个样本的患者需求。

简单的计算告诉我们，最少需要12位抽血医生同时工作，才能满足节拍。但实际情况中，最好安排13或14人同时工作，因为他们的工作速度不尽相同。在该例及其他情况下，一天之中、一周之内不同时间的节拍可能发生变化，因此人员配置也要做出相应改变。出于对员工和患者的尊重，我们应该尽量利用数据，将员工配置与患者需求相匹配。

我们有时候会误解一个进程的"节拍"限制了工作时间。例如，如果牙医的节拍要求为15分钟，那么卫生师和牙医每人都要在大约15分钟内完成患者的工作，否则等候室会过于忙碌，所有人的时间都会延迟。其实，在精益环境下，即使计划的会诊时间为15分钟，如果特定患者需要更多时间，那么医生会与该患者花时间处理问题。并不应该因为患者的时间到了，或者蜂鸣器响起，患者就必须离开。患者遭遇的长时间就诊是流程问题，这应该通过改善过程来解决，而不是将患者赶出来。

标准化操作文档类型

到目前为止，我们的关注重点主要集中在标准化操作的概念及其基本原理上。在实际操作中，这些文档又是什么样子的呢？其实，标准化操作文档没有神奇的固定类型。表5-1列出了一些常用类型，并举例说明了这些模式在医院中的应用情况。

表 5-1　标准化操作文档的类型

工具或文档	目的	医院实例
标准化工作表	主要文档，说明工作的职责、常见的工作任务以及所消耗的时长；通常还会以图表的形式指出工作在何处完成	化验室人员、护士和药房工作人员的日常工作
工作整合单	通过分析操作员与机器的关系，同步二者工作，消除操作员等候时间；用于测定多人如何分解同一工作	临床化验室的"核心"自动化领域

（续）

工具或文档	目的	医院实例
流程性能表	分析设备、房间及其他资源的运作能力，记录转换或设定时间及其他停工期	分析手术室的运行能力和转换时间
操作员工作指令	详细说明重要的周期性和非周期性任务；用作参考或培训文件，且不张贴在工作区；明确质量和安全方面的关键注意事项	临床化验是核心，药剂师对开取首剂药物医嘱的处理方法
周期平衡表	用于平衡流水线上工作人员的工作，使生产率与客户需求率相符	营养提供（三明治生产线）

有时，医院各部门会按照所颁布的工作指令（有时被称为工作指南），按照细则加以实施。

这些文档对任务、顺序、时间及关键点都——给予了适当的说明，并指出必要的细节，对于安全或质量来说这无疑是至关重要的。这些文档还可用于对员工的培训或供员工参考，也可当作备忘录，用于确认重要步骤是否被遗漏或偏离。就像其他精益生产实践一样，标准化操作文档的书写模式应被看作指导方针，可依据自身实际情况，予以采纳，进行调整。

规范日常工作

标准化操作既着眼于具体方法的细节，又可以运用到日常计划和时间表的制定当中。例如，化验室团队可能规定一些例行活动（如器械的维护、每周的例行检查等）。为了避免时间上的冲突和平衡工作量，各个科室也会确定开展某项活动的最佳时间（时间表）。一些实验室，按照惯例让早上 7 点上早班的技术人员进行设备维护，即使这段时间碰巧是高峰期也不例外。其实，既然维护工作每天都要进行，那么只要保持一致就可以了，不需要固定在一个确切的时间。通过精益调研，各团队很快就认识到，设备维护这样的工作可以在低峰期进行，这样会对周转时间的测试产生较小影响。

再来看另一个案例，一家医院的放射科中，3 名员工主要负责在前台对患者进行注册和登记。在精益管理之前，即使有大量患者出现的时候，其中的 2 名员工每天也会在中午 11 点时去吃饭，这就给第 3 名员工带来了巨大的工作负荷。这样做不仅会让员工感到不公平，而且耽误了患者的治疗（同时还延缓了医疗影像的拍摄）。在有了精益管理之后，该团队以患者为重心，制定了灵活的午间用餐时间。如果患者数量增加，就要求员工推迟自己的午饭时间。因此，该团队不得不重新考虑中午的间歇期，在某一段时间内，只派一名员工去用餐而不再是两个人。这种改变并非易事，但对所有的员工来说却很公平，而且患者也能从中受益。这其中，领导的角色就是要强调为什么这种改变是必要而有益的。

该方案详细说明何时应减少员工休息时间，这似乎与精益管理会给员工带来好处这一观点不符。一些员工确实需要改变自己的习惯和作息，但只有能给患者带来福音时我们才这样做。精益团队在做出这种改变前，会思考："这样对午餐和休息时间进行规范是否会带来改进？"在一些地方，员工或许会在自己作息时间的选择上留有一定的余地。管理方需要对此做出解释，为什么这种标准化是必须存在的，而不是通过他们的地位权限而强制执行。

艾维拉健康中心（Avera Health）发现所有的呼吸治疗订单每天只有3次：上午7:00、下午3:00和晚上11点。"我们询问呼吸治疗师，问他们为什么要定在那个时候。"艾维拉·麦肯南医院和大学健康中心（南达科他州，苏福尔斯）的过程监督主管卡西·马斯（Kathy Maass）说。如果在上午9点预约，病患的治疗取号区间就从那时开始，6个小时后结束。"这个预约分段时间根据你的工作量而计算，"马斯说，"你不会有40个患者同时预定在上午7:00。"这肯定会改善病患的护理效果，减轻工作人员的压力。

明确角色与职责

标准化操作不仅仅规定了完成任务的具体步骤和一天计划的详细安排，它的编写同样也给医院方提供了一个机会，让他们重新考虑，什么样的工作该由哪些员工来完成。这对医院来说也不是新问题，早在1924年，一家期刊刊载的文章就曾指出："我曾经见过能力出众的护士擦地板、干杂活。连外行人都知道这类杂活是其他服务部门的职责，干这些活不需要很高的技术，也不需要接受护理专业培训。"这听起来是在第3章中讨论不应该浪费员工才能的观点。

在化验室，我们也会看到这样的案例。医学技术人员往往是紧缺人才，他们都接受过专门教育，身怀特殊技能，因此医院方就必须精明地调遣这些技术人员。不能让他们去做那些与自身知识和技能无关的工作，浪费他们的时间。

　　一旦发现技术人员被安排做些体力活，比如从库房往化验室补充药品，又或是在化验室里移动样本，我们就必须反思我们的工作配置。不能拿工作"一直都是那样做"这样的事实作为无法改变的借口。我们需要技术员用其掌握的技能，分析检验结果、排查流程问题，所以有些化验室就配备了化验室助理，由他们来从事移动和放置样本的工作。有时候，只要给予他们适当的培训并提供标准化操作方案，将试管放置于仪器中这项工作便可以由化验室助理完成。工作职责的转换可能受到该州或该国法律法规的限制，所以在执行时需谨慎。

　　允许技术员专注于自己的技能工作，符合尊重员工的精益理念，也体现出对他们专业技能的重视。例如，在实施精益管理之前，有一个从业 25 年的化验室技术员，他抱怨自己的工作俨然成为"机器人似的"工作。因为与十几年前所使用的手工方法相比，现在已采用了新的自动化化验室技术，在这里，所有的技术人员需要做的就是"移动试管，装载试管，接着再按几个按钮"，操作就可完成。在精益管理环境下，我们会给技术人员留出更多的精力，专注于那些需要运用所学科学知识的工作。除此之外，由于我们鼓励员工参与到改善的过程中来，技术人员和助理可以运用自身的创造力去解决问题，这绝对是一项非机械性的活动。

　　在其他科室的专业人员身上也要运用相同的理念。药房应该排查在当前由药剂师所做的工作中有哪些是应该由助理药剂师来完成的。住院部要鉴定哪些工作应该是由技术员或护士助理，而不是正式护士来完成的。然而在有些情况下，为了团队合作或改进流程，我们可以让员工从事低于其技术水平的工作。例如，一些药房的药剂师在对药物进行检验和验证后，立即将其置入试管架中。这项活动不需要受过专业培训的药剂师做，它只要几秒钟时间便可完成，而且这么做可以防止患者因等候技术员配药、取药而造成的潜在延误。

　　儿童健康实验室（得克萨斯州达拉斯）为不同的医疗技术人员或实验室助理定义了每日例程，以及他们每天的角色。每个角色的职责和日常计划都贴在墙上，随时更新，以供大家参考。每天更新在一个显眼的白板上，列出哪个人的哪个任务，这有助于改善沟通，避免人们随着时间的推移轮换时可能会发生的任何混乱。

标准化工作的快速转换模式

标准化工作上的一种变化是快速转变方法论，也被称作减少设置时间。在新乡重夫领导的时期，丰田的创新就是通过快速换模（single-minute exchange of dies，SMED）的方法将转变时间从数小时减少到少于 10 分钟。10 年里，设置时间往往通过 40 项因素之一来减少。虽然难以置信，如今的一个工厂可以将安装时间从几小时缩短到几分钟，但这十分普遍。挑战性假设和改变传统的力量是强大的。例如，在医院中，改变设置时间就是改变患者之间的手术室准备时间，包括清扫、杀菌和为下个手术做准备的时间。

重夫认为，转变时间并不必然很长，他教授了一种方法论，包括分析工作实施的方式，以找到一种更好的方法。在丰田，通常大量工作（如步行去取新模具）会发生在机器关闭之后。在机器关闭之前可以做的任务是"客观的"任务，那些"内在的"任务只能在机器关闭之后再去做。

在手术室中，当前一个手术完成之后，医院可能有团队成员在手术室外帮忙准备下个手术所需要的所有事物，而不是浪费两个手术之间的时间。清扫和准备手术室的角色与责任是高度明确的，这会带来更快的转变。工作的质量往往通过手术室的某些表面或部分来体现，由于角色和责任明确，因此工作质量就不再会被仓促的员工所遗忘。在一些环境中，替补的准备人员会增加成本，这些成本比支付手术室的利用和税收更多。

密歇根大学健康系统（UMHS）将手术病例的周转时间缩短了 20% 到 69 分钟。其中一个改进是减少延迟——在手术室仍在准备时，就开始运送患者，而不是等到准备全部完成。外科医师、密歇根大学健康系统（UMHS）耳鼻喉科主任马克·布拉德福德博士预计他们的方法可以扩展到 35 间手术室，每年创造 6 500 小时的新容量。布拉德福德博士说："全员上下，从负责擦拭的护士到麻醉师都更充满力量，团队精神已经上升到新的高度。"员工的士气提高了 20%，比尔博士说："这是有道理的，因为精益思考放弃了脱离实际的思维角度。在反思和改进工作流程时，强调基层工作者的观点。"

派森健康系统的玛丽和伊丽莎白医学中心（伊利诺伊州）成立了一个团队，进行为期一周的"快速提升计划"，旨在降低手术室 30.55 分钟的基础周转时间。在团队分析了他们当前的状态流程并测试了新的标准化方法后，他们相信他们的新流程可以将周转时间缩短到 18.4 分钟，减少约 40%。 卫生系统估计，如果能够利用这一能力，那么每年的价值约为 100 万美元。

解释为何使用标准化操作

"在医疗保健方面，我们擅长告知别人结果，而不是原因。"泰德康医疗系统的一个分支新伦敦家庭医疗中心（威斯康星州新伦敦）的首席执行官比尔·施密特说。精益生产方法在标准化操作中的应用有一个创新之处，那就是：需要额外地解释某些步骤的必要性，或者采用某种方式的原因。在精益方法下，我们不是要告诉员工听从领导的决定、按照某种方式去执行某项任务，而是要将员工视为善于思考的人，这种方法展示了对员工的尊重。翔实的工作指令文档通常在操作步骤和时长列表的右侧再添加两列。第一列重点突出对安全和质量有重大影响的关键步骤，而第二列解释了遵循这些关键步骤的原因。当员工了解到那些关键步骤背后的原因时，他们就更容易采纳标准化操作方式了。如果我们依靠权力，强制执行标准化操作的话，在无人监督的时候，员工就很有可能会按照自己的方式去做事。

下达某项命令的时候，管理者必须解释实施这项政策、目标及决定的必要性。这样做是对员工的一种尊重。人们常说他们讨厌改变。或许更准确地说，是他们不喜欢别人要求自己干这干那。在机构中的任何一个层级，人们都厌恶那些强加在自己身上的决策，特别是那些主观武断的决策。当采用告示或通知时，我们不能仅仅是向员工传达命令，还应对其缘由做出解释。

在一间实施精益管理的化验室中，一名管理人员在离心机上贴了一个告示："旋转时间 6 分钟，请不要更改。"这种言语其实是一种命令和控制行为，处于权威性地位的管理者期望员工能够遵循该告示（或指令）。果然不出所料，一名技术员刚好经过，看到该告示，就问道："为什么是 6 分钟？"之后便走开了。于是管理者意识到，自己犯了个错误，没有解释其中的缘由。随后他们制作了一个新的告示，解释了现需时间为 6 分钟，而不是过去的 10 分钟的原因：员工使用了一种新型的试管，它只需很短的时间就可摇匀管体内的溶剂。新方法并不像员工所担心的那样，为了节省时间，不顾质量，随意缩短旋转时间。

解释的理念同样也可以应用于与患者的交流中。例如，某家医院要盖一栋新病房楼，比起生硬地告诉血液肿瘤患者"你必须戴上口罩"，更好的方法是贴张标语说明如果建筑灰尘被人体吸入会增加真菌感染的危险，这样的方式不仅能涵盖更多的信息，还更容易让患者接受。另一家医院更改了候诊室中"禁止饮食"的标牌，换上的新标牌给出了解释，告知大家这是对手术、检查前不能饮食的患者的尊重。自此以后，将食物带入候诊室的人数大大减少了。

标准化操作文档和标准化操作体系

通常，精益管理的实施者会在起始阶段依据我们所撰写的文档或文件去想象标准化操作。十分普遍的是，组织通常需要经过多轮周期的标准化和程序编写，这也与外部机构的检查和认证周期相对应。我们热衷并投入员工精力到记录工作流程，但是这到底会有什么影响和结果呢？

标准化操作文档本身就是一个重要的起点。即使我们已经将方法和程序完全记载下来，领导者也不能保证所有的员工会一直把它们贯彻执行下去。标准化操作的概念极其简单，但实施和维持起来却十分困难。管理者不能想当然地认为标准化程序或操作会自动得到执行。我们必须对其实施过程进行检测、稽查或视察以确保它们自始至终被贯彻执行并产生良好效果。

在监督标准化操作的过程中，我们企图用这样一句话——"得到你期望的进步，承担你忍受的后果"来描述领导者的责任。作为领导，如果你期望员工能够执行标准化操作，那么你就要花时间去核实标准化操作是否确确实实地被执行了。如果你可以忍受人们不按照标准化操作办事，那么你就得承担这种行为所带来的后果。

我们回到一开始举的褥疮案例。传统的管理方法会计算不同病房中褥疮发生的数量，或是在每个护士的照看下褥疮发生的数量。假设有两个区域的员工没有按照标准化操作的要求，每 2 小时正确地给患者翻身。由于患者个体的差异和运气因素，一个区域的患者患上了褥疮，而另一个区域的患者没有。在这种情况下，我们还能对褥疮零发生率的区域提出表扬吗？若仍坚持之前的做法（或依旧不做该做之事），这个区域或许下一周就会有患者染上褥疮。作为领导，我们需要关注流程，要求员工按照合适的方式做应做之事，而不是只注重结果。精益让领导们相信，正确的流程会带来正确的结果。

标准化操作的贯彻：评估与观察

领导者应该亲自审视和观测工作流程，检查标准化操作的实施情况，而不是等待他人提出整改措施或相关报告。我们可以定期地追踪、记录员工的工作，开发一套检查清单或评估指标，以便领导者能随时核实日常工作或计划任务的执行情况。

比如说，我们可以在易患褥疮的患者病房内贴一张备忘录，让为患者翻身的医护人员每 2 小时在上面记录一次。主管护士、团队负责人，或其他管理者将会按进度表巡视并落实标准化操作的正常执行情况。医院领导者也可以时不时地亲自去检查，看看护士是否给患者翻了身。

管理者要能洞察事情本质。在我去过的一家医院里，有一份日常检查表用来核对必需的紧急用品是否存在。其中一个盒子经常被检。但是，当他们真正寻找供应品时，许多物品往往都是丢失的（不是因为当天早些时候的紧急情况）。管理者应该深究发生这种情况的真正原因。

领导者必须要留意：有的员工在换班前会返回病房填写备忘录和其他记录表。这就是说员工并没有按要求执行标准化操作，而是在捏造备忘录。或者，他们的确按要求做了这项工作，但是直到换班时才填写备忘录。我们必须保证备忘录和标准化操作时间表的全天候贯彻实施。

解释一下为什么要深究原因，一家医院的护理助理解释说，她在班次结束时才来，然后填上了值班表的所有缺少的签名。管理人员似乎只看中值班表，而不是实际遵守标准化工作。

在非精益文化中，这种做法看上去似乎是对员工的烦扰或对他们的不信任。问题的关键在于，我们应该如何处理未能执行标准化操作的情况以及鼓励员工执行标准化操作。领导者要确保标准化操作的实施是为了患者的利益，而不是为了满足管理者的支配欲。

一线员工并不是唯一的被审查是否贯彻、执行标准化操作的群体。一级监督层也要实施标准化操作，每天对负责的区域稽查一次。而他们的上级同样也会定期地对他们予以审查，检查稽查工作的执行情况，审查并不是在一级监督层就中止了。更多有关这种流程的细节信息，将会在第 11 章中加以讨论。

领导者要有一套行为准则，以保证对标准化操作的核查工作。我们以某放射科实施精益管理之前的流程审核为例。新联合委员会规章要求，放射科医师在为患者用药前，须开具口服医嘱。管理方和指导者都按照规定去执行核查工作，但是三个月之后便停止了。我们完全可以想象得出，就在审查工作停止之后，医师也不会再对该条例无条件地执行了。

标准化操作的阻力

虽然标准化操作对患者和员工的利益显而易见，但仍旧会有一些人抵制该思想，这其实是很正常的。当被告知该如何去做自己的工作时，一些员工会感到抵触，感觉伤了自尊。然而我们的本意并非如此。尤其是一些老员工常会抱怨道，"我们早就知道该怎么做自己的工作"，但他们都是按同一种方式来工作的吗？其实，员工的另一个顾虑是担心无法学会新的标准化操作方法。员工应得到保证，他们不会因此受到指责，反而会得到适当的培训，有时间去学习新方法。

让人们接受应该实施标准化这种一般概念往往是比较容易做到的。真正的挑战通常是那些细节问题，即决定谁的标准或哪几种标准化方法的结合才是最佳的工作方式。建立共识可能会耗费大量时间，但却是赢得认可的最佳方式。倘若在最佳方式的确定上存在分歧，那么我们在选择时应该信赖数据，而不是某个人的观点。团队可以尝试多种方法，估量各种方式对安全、质量、时间或成本的影响。标准化操作问题的决策，依据的并不是谁有影响力或谁最雄辩。但如果同时存在两个同样好的方法，领导可以帮助决定应使用何种方法。

标准化操作未成功执行：询问原因

当领导发现标准化操作没有执行时，首先要问的问题是："为什么没有执行该标准？"问这一问题时，态度应该是真诚的而非责备的，语气应传达出这样一种含义："你必须要遵循标准化操作。"这才能使员工感到畏惧，重新回到标准化操作中。

询问为什么，还可以促进改善。一些管理层人员往往专注于确保员工执行所有的标准方法。在这种实施标准化操作的热情中，如果我们不够细心，就会失去改善的潜在良机。此外，标准化操作也不是永恒不变的；它也需要随着时间，通过员工的实践而不断改进。如果管理者每次见到没有执行标准化操作的员工时都是消极、否定的态度，那么改善和创造力也将裹足不前。

儿童健康实验室（得克萨斯州达拉斯）在布告栏上写了五个问题，提示人们该如何应对不遵守标准工作的行为：

1. 标准工作是否恰当？

2. 所需的工具、设备和材料都放置好了吗？质量是否良好？

3. 该人是否遵循步骤和顺序？

4. 该人操作行为是否正确？

5. 系统是否满足标准？

我们之所以要问为什么，是因为员工可能有合理的原因不去执行目前的标准。或许流程出了问题，迫使员工改变标准化操作。这种情况下，作为领导者，我们需要鼓励员工把这些问题说出来，这样我们才可以改进。如果员工正在采用一种替代方案，我们就要鼓励他们去发现并修正问题的根源，这一部分我们稍后会在第 7 章中加以阐述。又或许员工正在尝试新的方法，这种新方法与新的标准化操作结合后，可能会带来改进。

在第 3 章的例子中，由于员工没有恰当地使用设备协助，因此管理者就会在墙上挂一个符号，责备员工不使用那种设备。然而，不方便的存储单元会阻碍员工去做这件事情。责罚信号"你要……"更多的是问题的征兆，而不是有效的解决办法。

例如，许多医院都有供护士和技术人员使用的便携式电脑。其目的是让护士能在病房里记录患者情况。在原有的工作方式下，护士需要回到中央办公区，在固定的电脑桌前制作记录图表。相比之下，便携式电脑增加了患者接触护士的机会。新电脑还能让护士全天都可以制图，不必再把工作堆积到快下班的时候才做。似乎每个人都会同意这些观点，但并不是所有的护士都使用这种便携式电

脑。作为管理者，在引进新技术时，我们是想当然地认为这种技术会被采用，还是亲自做一下实地的考察呢？

如果我们得知护士并没有使用新购买的便携式电脑（或我们实地考察时发现），那么我们就要问一下："你为何不愿意使用便携式电脑？"有些答案或许和技术故障有关，比如电池没电，或者是在没有提示的情况下电脑自动重启。护士的工作已经十分繁重，因此，如果一开始就遇到技术问题，让他们不得不重复工作、浪费时间的话，他们自然就会排斥这个工具，这是可以理解的。有些护士还说道，在早上查房时，他们其实根本没有时间用图表记录查房情况。如果一名护士被告知要立即去巡视自己的患者，这样或许就会与填写记录表的工作发生冲突。"如果我边走边使用电脑记录，那得等上班数小时后我才能查完房。查房的时候，我根本没有时间去制图记录。"一名护士如是说。为护士设计合理的标准化操作时，需要根据技术工具水平、部门的结构布局和患者数量等因素，估计护士日常工作各项任务的实际需要时间。如果员工按照标准化操作的要求工作时无法在给定时间内完成任务，那么他们根本就不可能去遵循它。

还有一些护士或许会怀疑该技术是否真的为他们节省了时间。《丰田模式》提出的第8条原则写道："只使用值得信赖且完全经过测试的、对员工和流程有益的技术。"对护士来说，采用有效的技术做起事来会更快捷、更容易，但是许多护士都说用电脑程序制图记录要比原先的纸介图表记录花费的时间更长；这是软件设计引发的问题，电脑屏幕显示数据慢，或者是系统要求多次点击以录入基本信息。并且许多情况下，管理人员在选择软件时，并没有与终端用户交流，又或者选取的程序系统并没有按照员工的工作流程来设计，这些都导致更多的人反对使用便携式计算机系统。

在精益理论家看来，上述未能执行管理者要求流程的缘由都是非常可以理解的。强迫护士巡视时在病床边使用电脑来做图表记录，强迫她们执行某种流程很可能会打击护士的工作积极性。

这并不意味着，我们必然要接受重新使用纸介图表记录的建议。领导层有责任对为什么有必要使用信息化系统，并制作电子记录表做出详细的解释。如果领导层告诉护士执行该工序的原因是他们的上司要求，那么他们就有义务解释为什么这项要求对患者、医师和医院有益。

有时，员工不执行标准化操作还可能是为了测试流程管理力度和管理层对此的重视程度。监督和管理者经过培训后，首先要对员工进行指导，了解并通过培训解决他们的不服从情绪。只有当多次指导和培训未果时，方能借助正式的惩戒流程。如果我们一开始就警告但凡有员工不服从，就将其记录下来，他们很可能会顺从我们，但也只在我们监督的时候才是这样。既然做不到每时每刻的监督，我们若要支持标准化操作，就必须确保员工拥有发自内心的动力和自觉性，在任何时间都会遵循该方法。

适用于医生的标准化操作

从 20 世纪初期吉尔布雷斯夫妇对医院的工业工程研究开始，人们从未停止过对一个问题的探究："医生的工作能采用标准化操作吗？"

医生似乎最有可能抵制该思想，他们反驳道，每一个患者都是不同的，因此他们的工作不能是标准化的。但是请记住，这里的标准化与"有着相同模式的"医药业的严格标准不同，并不意味着要用完全相同的办法工作。在精益实施过程中，我们只对影响安全、质量、等待时间等重要因素的活动、任务以及程序实行标准化，不会迫使医生不顾患者的具体情况摒弃自己的职业判断。专家、外部人员或管理者也不应强制医生实施标准化。医生应当受到尊重，这是精益原则的要求。

作为医生和精益倡导者，比利博士表示，他试图"帮助临床医生认识到他们将会用标准化的方法来解决他们在工作中遇到的问题"，例如在工作要求十分规范的研究工作中。他补充说，他们并不是想把它变成照搬照抄的"食谱医学"。

他与其他医生强调精益医疗的科学严谨性。他解释说，他们应该尽可能标准化。实验中改变一些变量时，会得到不同的结果，我们实际上可以把这个过程标准化。我们可以从中学习经验，并用于将要运行的下一个实验。

"医生会倾向于这么做。我觉得，医生接受并应用这种方法不是难事。其实很多医生认为自己是烦琐过程的受害者。他们不相信他们可以改变过程。"他补充说。

比尔博士记得一个项目，其内容是减少心脏手术的停留时间。他说："我们追查到的一些根本原因有关手术室出现的切换问题。因此，我们制定了围绕切换的标准化工作。"

"麻醉师和在重症监护室看护病患的护士开发了一种标准化的切换过程。他们有一个不能中断的特定的交接。"

"由于这一点和一些其他干预措施，我们可以把简单的心脏手术住院时间减少两天。"

在患者和医生的直接接触中，许多成功的标准化操作方法都是由实际工作的员工所设计的，这里指的正是医生。举个例子，宾夕法尼亚州的盖辛格医疗中心（Geisinger Health System）发现需要想办法降低选择性心脏搭桥手术后的患者死亡率。他们没有命令医生采用某种护理标准，而是让心脏外科医师研究各自的方法，给自己订立标准化的操作，他们把这一体系称为"有效医疗方式"（ProvenCare）。尽管这一方法没有使用精益术语来定义，但却与精益不谋而合。

心脏外科医师发现，在术前、术中以及术后，不同的医生会采取不同的治疗护理方案。盖辛格医疗中心的心血管外科主任阿尔弗雷德 S. 卡塞莱医生（Dr. Alfred S. Casale）说："我们了解到有 7 种做事的方式。"医生摒弃了先前认为自己方法最好的想法，翻阅了相关文献和指南，记录了 40 个所有医生都应执行的步骤，包括术前抗生素和术后 β 受体阻滞药的使用。

外科医生希望，在治疗特定的患者时，如果需要，他们可以选择不执行标准化操作的某些规定。但是他们"很少这么去做"，卡塞莱医生说道。在任何标准化操作背景下，员工都有选择性放弃某些标准操作的权利，但是如果人们频繁地违背标准化操作，我们就要意识到这种现象表明现有的标准化操作方法出了问题。这些医生也认同，如果有新研究或新证据出现，标准化操作方式也应随之改进。

盖辛格医疗中心实施标准化操作后，治疗效果得到了提高，表现如下：

- 病患平均住院时间从 6.2 天降低到 5.7 天。
- 再住院率减少了 44%。
- 后期患并发症的患者数量减少了 21%。
- 因出血而重新手术的病例减少了 55%。
- 深部胸骨伤口感染减少了 25%。

● 边际收益提升了 17%。

被称为"盖辛格医疗中心的安全指南"和"最佳实践"的有效医疗以"优先保证康复"为目标，减少了再入院和并发症，并已扩展到其他 16 条服务线。例如，盖辛格医疗中心实现了再入院率下降 50%，其髋关节置换手术的逗留时间缩短了 10%。他们的骨科手术部主任迈克尔·苏克（Michael Suk）博士说："通过为所有的髋关节和膝关节手术采用基于病情证据的方案，我们能够确保每位患者都能获得同样的高质量护理。"

由于医疗保健转变为重视性能和价值而不是服务质量，盖辛格医疗中心为有效医疗的程序和 90 天的随访护理设定固定费用，为患者和付款人提供保修，即"如果患者患有并发症或需要再入院，盖辛格医疗中心承诺不向保险公司发送新的账单"。这种更标准化的服务方式让盖辛格医疗中心有信心以更低的成本提供更好的质量，用激励措施来避免再入院、并发症和保修费用。

得克萨斯州达拉斯的外科整形医生约翰 B. 特贝茨（Dr. John B. Tebbetts）为了缩短患者恢复的时间，自己研究并运用精益管理方法。他的目标是要通过消除手术中的不必要行动和延误现象，而不是通过加快速度，将患者麻醉的时间压缩到最短。特贝茨医生还改进了手术方法和器械，找到了给患者带来最小创伤的方法，缩短了恢复时间。在缩短患者恢复时间和保证患者舒适度的目标鼓励下，特贝茨在不牺牲质量的情况下，提高了手术效率。使用改良的、标准化的方法后，96% 的患者都能够在 24 小时之内完全恢复正常活动。特贝茨实现了这个大多数人认为不可能实现的目标。

精益理论与工作清单

近些年来，受到航空业飞行员的启发，越来越多的医院为了提高治疗效果，保障患者安全，开始在工作中使用清单。阿尔图·格万德博士和彼得·普洛诺斯特博士合著的书中解释了这些方法在减少中心静脉导管血液感染、手术失误和其他问题方面的适用性。近 18 个月来，密歇根一些医院的 100 个特护病房使用了一种简易的工作清单，清单上列出了 5 项护理任务或注意事项，以确保每个患者都得到最佳护理。在这段时间内，这些特护病房完全消除了导管相关血流感染。类似的做法使这些医院的呼吸机相关性肺炎发病率减少了 70%。理查德·香农博士在宾夕法尼亚阿勒格尼总医院首次尝试将清单和其他精益方法应用于减少院内感染，随后又在宾夕法尼亚大学医学中心试验。2004 年，阿勒格尼总医院中央静脉血管血液感染率和呼吸机相关性肺炎发病率分别减少了 87% 和 83%。

工作清单法和精益标准化操作之间存在着许多相似之处，包括：

- 它们都是由参与该工作的员工制作。
- 对于特定患者，在必要情况下，临床医师有不执行工作清单的权利。
- 清单需根据新的医疗证据持续改善。
- 清单不只是一种文件，同时也反映了对原则、细节的注重和组织文化。

正如一名医生在英国的报纸上写道："清单本身并不是那么重要，重要的是它的实施效果。"这涉及交流、团队环境等因素。在良好的团队环境中，每个人发现问题后都有权将其指出，这种环境将有利于清单的实施。

引发关注的标准化工作

清单的使用是航空可靠性和安全性的更广泛方法的一部分，称为乘员资源管理或团队合作（TeamSTEPPS）。 手术室通常是非常分层的环境，护士或技术人员常常不敢质疑外科医生或提出潜在的错误或安全风险。医疗团队合作培训不仅仅是让低级别的工作人员说出风险，它教会他们如何以更有效的方式发言。

生命航空是包括前 NASA 宇航员、飞行员和飞行机组人员以及医疗专业人士在内的一个团队。生命航空（LifeWings）公司董事长兼首席执行官史蒂夫·哈登（Steve Harden）说："医疗团队合作做得很好，是沟通和协作的标准工作。"

丰田工厂的任何员工或其他精益管理下的员工都有权指出任何安全或质量风险，使用"暗灯"来停止生产线，如第 8 章所述。这需要领导、医生和外科医生愿意倾听和尊重那些表达关注的人。

作者参加了由生命航空进行的医疗团队合作培训。在培训中，医院工作人员被教授了用于提出疑虑的四步法。 步骤可归纳为：

1. 注意，要以尊重的方式称呼该人。
2. 要表示关切，说"我很关心"或"我需要澄清"。

3. 在不到 10 秒内清晰客观地说出真实或感觉的问题。

4. 提出解决方案或重述问题。

如果护士说，"琼斯博士，我担心准备给这个患者的血液不够，所以没准备好前，我们都不应该开始这个程序"，这是事实陈述，这是护士为此表示担忧的事实。虽然很可能准备的血液足够，但是，像任何精益文化一样，护士不应该因为潜在的担忧而受到惩罚。

如果提出的疑虑被忽略，医疗团队合作指导方针教导要重复该疑虑。如果仍未被回应，则需要联系领导来处理这种情况，甚至上升到管理级别。如第 8 章所述，弗吉尼亚州梅森医疗中心有"患者安全警戒系统"。与任何标准化工作一样，领导者必须通过不断审核来验证所有人遵循适当的行为。

标准化工作同样适用于管理者

越来越多的各层领导都意识到，标准化工作不仅仅能运用到一线员工的工作中。一线监管员一天中多达 80% 的工作都与标准化工作有关，他们制订日工作计划，并在各种清单的帮助下管理团队。然而，领导级别越高，进行的标准化工作越少，无系统规划的时间也就相对越多。

贝勒斯科特和怀特医疗集团（得克萨斯州）引入了包括医疗集团首席执行官 CEO 在内各个领导层面的标准工作。领导者标准工作"记录了领导们的行为，确保其流程按照设计运行的方式，然后改进他们的行为"。领导的标准化工作并不意味着高管和护士一样都有一整天的详细记录。"最高领导人的标准工作可能只是一周的四分之一"，但副总裁和董事的一半的时间可能都是标准化工作，而基层主管"真的需要大部分标准化工作"。系统解释说："经过几周的领导者标准工作，医院将会发生微妙的转变。你将会赢得时间……你将有时间领导你的领域持续改进……这才是领导者最重要的工作。"

包括泰德康在内的一些组织，正尝试将每天的前两个小时定为"无会议时间"，让领导有时间进行有规划的检查和现场调查。泰德康的领导和监管者都有一些清单和标准化工作文件，用来提示他们在工作现场视察时应做什么和提问什么问题。甚至连副院长都随身携带一份标准化工作文件，用以提醒他们在进行任何集体讨论时，总要以讨论员工和患者安全开场。领导还可以携带一些能有效解决问题的指导方针，这点会在第 7 章中进行探讨。

正如对其他所有人一样，这里标准化工作的目的也不是约束管理者或限制他们的思想，使他们只能循规蹈矩。标准化工作为管理者提供了有益的规划，帮助他们计划可以标准化的管理任务，而在需要创新时，又使他们有更多的脑力和精力进行思考。

标准化操作在培训中的应用

与非正式的口头培训相比，标准化操作文档能够为新员工提供有效的培训。在一家医院的微生物实验室里，实施精益之前，学生接受的是一种无组织的口头的培训，他们被迫胡乱地记录下信息以作为个人的工作流程文件。口头培训会带来许多潜在的危险，包括员工之间的沟通不良和步调不一致。

在另一个案例中，一名新药剂师被派去给多个单位发送药物，上司告诉他："计划好自己的最佳路线。"其实这一做法阻碍了员工的学习曲线，因为他需要尝试多条线路才能找出最佳方案。要求员工找出最佳方案是不错的，但前提是先要向他提供一份写明现有最佳路线的标准化工作方案。每一个新员工都应该能够在老员工积累的知识经验基础上不断探索，发现了更好的路线后，还应通过改善流程和团队的其他成员分享其成果。

一些医院再次使用来自产业内培训（TWI）项目的训练方法，该项目曾一度对丰田产生了深远影响。按照标准化方法去训练，能够确保更多的工作平稳进行，从而就能更好地保证品质的始终如一。工作培训法包含以下 4 个步骤。

步骤 1：员工的准备。首先讨论实施标准化操作的需要，并以正规的文件材料进行讲解。这个步骤最好是在员工无须做日常工作时，在生产线外开展，这样可以帮助他们将精力放在对方法的学习上。预期目标为，员工能够向标准化操作发出挑战，在发现更好的方法时对操作流程进行改进。

步骤 2：演示工作。让培训员演示标准化操作，让员工观察并与文档记载的操作方法对照。培训员应当强调标准化操作中的关键点，突出对质量和安全的考虑。

步骤 3：观察工作的执行情况。培训员必须观察员工对新工作的尝试，给予现场的指导并提供引导或说明。培训员的工作就是要确认员工懂得并能够执行标准化操作。在产业内培训法中，经常说的一句话是："员工没学会，就代表教员没教好。"

步骤 4：后期追踪。培训员（和监督者）必须定期追踪、视察，以确保标准化操作的实施。在新员工有了一定的工作经验后，为了改善标准化操作，培训员就可以询问学员有什么改进建议。

比起无计划的方法，采用一套正规的训练方法能够收到更好的效果。最好的员工未必就是优秀的指导员，有经验的员工很少会耐心地教授新员工。因此，部门应考虑对监督员或其他领导人员进行培训，让他们能够培训其他员工。

《卫生保健标准工作》（*Getting to Standard Work in Health Care*）这本书讲述了弗吉尼亚梅森医学中心精益培训和规范工作方法的故事，是深入研究的重要参考。

长期以来，尤马区医院（位于亚利桑那州尤马市）的病理组织实验室都无法雇到满意的员工，进行指令输入工作，3 年内先后解雇了 6 人。每一位新员工在输入指令时都会犯一些错误，医院一直把原因归结为员工的个人问题或实验室无法吸引足够仔细的员工。在他们早期的精益实践中，他们了解并接受了产业内培训（TWI）的训练法，开始审视自己的系统。通过使用 TWI 的工作培训法培养新人，实验室将新人工作失误率从 33.5% 降至 2.5%。实验室意识到了错误不在个人，而是系统出了毛病。

结论

标准化操作是能够让医院所有利益相关方获益的一种方法。标准化的方法可以改善医疗质量并减少患者的延误时间，还能实现对员工的公平和尊重。若要尊重并公平对待所有员工，我们不应将死板的标准化工作方法强加到员工身上，相反，我们应让员工自己寻找、制定并改进自己的标准化工作方法。这也是确保员工执行标准化操作的唯一途径，因为只有这样，他们才会出于内心的动力，自觉为患者提供最好的服务。我们并不是为了标准化而实行标准化操作，真正的目的应是进行改进，使医院能提供最佳治疗并得到最大利益，而标准化操作只是完成此目标的一种途径。

精益课堂

- 精益的三大基座是标准化操作、平准化以及持续改善。
- 常规工作越始终如一，质量就会越稳定。
- 标准化操作应侧重质量和安全，而不是速度。
- 标准化是由亲自做的人制定的。
- 不要为了标准化而标准化。
- 标准化不是要将员工变成机器人，而是要促使他们创造性地解决关键问题。
- 解释原因是对员工的尊重。
- 标准化操作不是一次性完成的文档制作。
- 管理者必须亲自监督并稽查标准化操作的执行情况。
- 标准化操作不是永恒不变的，它一定是随时间而不断改进提高的。

思考要点和小组讨论

- 标准化操作是如何影响患者安全的？
- 非常规或意外环境下如何执行标准化操作？
- 为什么让从事具体工作的人编写标准化操作文件是非常重要的？
- 标准化操作是如何应用于内外科医生的工作的？
- 标准化操作是如何帮助监管者和领导者工作的？
- 我们如何才能获得标准化操作的认可？
- 在你的工作环境中，有哪些关键任务、重要任务和非重要任务的例子？
- 你目前有什么方法检验标准化操作的执行情况？
- 在你的工作领域，有什么对工作任务规定过细的例子？这会产生什么问题？

精益方法：可视化管理、5S 以及看板法

精益不仅是工具，精益工具大有裨益

回顾一下第 2 章提到的丰田三角模型：技术工具只是精益整体系统的一个组成部分。本章不再赘述如何贯彻精益方法的具体细节，而聚焦于医院应用可视化管理、5S 以及看板法的一些具体实例。我们也会介绍一些管理方法和哲学理念，这些对成功实施精益方法至关重要。当然，这一章绝对不是一个精益工具的列表，但这些都是医院在精益实践的早期阶段中被证明有用且持续改进的工具。市面上的不少为制造业介绍上述方法的手册或指南，对于医院来说也是具有参考价值的。此外，市面上已有越来越多的书专门为医护领域介绍包括 5S 和看板法在内的精益方法。

通过可视化管理减少浪费

可视化管理方法是标准化操作的另一种形式。可视化管理的目标是使浪费、问题以及异常情况毫无障碍地呈献给工作者与管理者。正如丰田汽车名誉董事长藤尾长说的：“最糟糕的情况之一是无法判断事物是否标准（是正常或异常的）。”我们的目标是暴露问题、解决问题，而不是像原来的方法那样隐藏问题、回避改进。丰田集团的伯尼尼说：“理想的情况，亦即精益自动化背后的基本原则，当问题刚刚发生时，趁着形势可控，通报任何异常状况，并立即一个接一个地解决问题。”

很多机构有着忽视、隐瞒并掩盖问题的陋习。作为一种代替方法，可视化管理不仅是一种特定的技术，更是一种思维模式。作为管理者，作为改进的第一步，我们的目标应该是不断提醒自己如何使流程更加可视，以及如何使问题更加明晰。正如前文所述，丰田的大野耐一曾说过："没有问题就是最大的问题。"葛温德林·格斯沃斯（Gwendolyn Galsworth）写道：可视化管理的目标是减少工作场所中的"信息匮乏"。她写道："在一个信息匮乏的工作场所，人们一遍又一遍地问着同样的问题，不然他们就只能妄加揣测。"这种现象在医院比比皆是。听听员工的问题吧，例如：

- 这名患者还需要做更多的检查，还是可以直接出院？
- 这些药物被复查过了吗？
- 哪些患者应该进行下一轮检查？
- 这些试管可以放入检测仪器中了吗？
- 这些气泵是干净的吗？
- 这位患者的治疗医生是谁？
- 那位护士负责哪些病患？
- 这些文件签署了吗？

这些问题产生的根源都是信息不足，这些信息要么不存在，要么不可视——这也是我们必须要实施可视化管理的原因。理想情况下，可视化管理也能用于实时决策。可视化管理有两个主要原则：第一，使问题或状态可见；第二，管理这些问题，要在短期内做出反应并在长期解决这些问题的根源。甚至在精益方法前，医院或诊所经常在每个病房或检查室外的走廊上放置多色塑料"旗"。这些旗帜，如果被工作人员持续使用，可以提供一个清晰的视觉标记，来回答诸如"那个房间里有患者吗""哪个病人正在等待"等问题。

在一些医院里，护士有一套在便携式显示器上显示的彩色旗帜来表示她们当前的状态。红色表示她们需要帮助，黄色表示一切正常，绿色表示她们有额外时间帮助他人。企业文化必须让护士有说话的权利，她们应该被允许承认自己压力过大，而非低下头忍受痛苦。但是，如果护士能够标识自己的工作状态，就能调整工作量并互相帮助，这是一个自我管理的过程，有助于减轻压力并改善患者护理质量。

有些人误认为可视化管理主要是在整个工作场所放置绩效指标或标志。是的，如第 11 章所述，性能指标很重要。但是，墙上的图表不一定是可视化管理。是这些可视的物品或图表导致了正确的讨论或改进措施吗？实时可视化管理比每月甚至每天等待报告和指标来衡量流程性能的方法要好得多。

医院与诊所有很多可视标识，但基本只是警告员工工作不要出错。例如，一家药店有一个自动化标签："警告！小心受伤危险。在机器停止工作之前，不要到里面。"管理者发布的标签或标志，例如"出院前检查家庭药物，检查抽屉"不是视觉管理，是本质分析和错误校对的一个很差的替代品（参见第 7 章和第 8 章）。在药房自动化的情况下，当门打开时机器自动停止，或者只有在机器已经停止的情况下才可以打开门，这样的情况会更好。

患者流可视化管理范例

在一家儿童医院的放射科，一些儿童需要进行多次影像检查，例如超声波图和核磁共振。然而，由于多数患者只需接受一次检查，医生、护士也只能看到自己负责的患者安排表，因而在第一个步骤结束后，技术人员或护士往往就会对患者说："你已经做完了。"由于很多儿童并不了解自己的病情，很多家长也对孩子的治疗安排不很清楚，因此一些患者在没有完成第二次影像检查时就离开了。这就导致设备浪费、预约人员重复工作，以及患者、家长时间和交通费的浪费。

针对这种情况，放射科的前台员工提供了一项简单的可视化管理工具来防止此类现象发生。当一个孩子需要进行两项仪器检查时，前台工作人员会把两张颜色不同的薄卡钉在一起，然后贴在患者衬衣上。这就提示了第一位检查员此患者必须经历第二个步骤。这也是我们将在第 8 章讨论的"差错预防"的一种形式。管理者不用严肃地向员工重申要慎之又慎，团队就采取了更有效、简易以及可视的方法来解决信息匮乏的问题。

医院常常应用可视化管理来明确患者的状况或需求，以便工作人员做出实时决策。比如，有的医院使用了追踪板（低技术含量的白板或高技术含量的等离子屏幕），来确定哪些病房开放或与家属共享或患者现在处于价值流的哪一环节。一家矫形外科门诊诊所以前一直将患者病历堆在桌子上，进行可视化改进后，现在的病历表统一放在墙上的架子里，这样所有人都会清楚知道每名医生有几位患者正在候诊。此外，诊所还有明确的可视信号用以表明患者目前正在等待医生查看检查报告还是在进行 X 光检查。挂号处的工作人员能很容易地看到走廊上的可视信号，并使用这些视觉信息合理安排同时到达的患者的挂号顺序。若两位患者同时到达，一位患者的医生即刻就能看诊，而另一位患者的医生还要为其他患者进行检查，那么工作人员就可先为第一位患者挂号，再为第二位患者挂号。这些视觉效果都用于弥补信息差距或做出决策，从而进行可视化管理。

很多医院都已使用能在大屏幕平板电视上显示患者状况的软件系统。一条常用的精益准则告诉我们：高科技和自动化设备只有在经过人工试验检测后方能使用。《丰田模式》的第 8 条准则说："在流程中只使用可靠的、彻底检测过的技术向你的人员提供便利。"虽然精益理论家不反对使用技术，但有问题出现时，他们并不倾向于立刻寻求技术解决方案。例如，一家大型儿童医院在一个大白板上画下了住院部病房布局，然后用不同颜色的磁铁指示特定信息。该设计本是用来帮助他们选择合适的电子系统的模型，然而，医院后来决定继续使用白板，因为这种方法的效果和电子系统效果类似，且能根据他们需求的变化及时改变。另一家医院用共享网络制表软件制作了一个患者追踪系统的模型，投射在医院里的大屏幕上。他们惊讶地发现自己的廉价自制工具完全可以代替买来的商业系统软件。同时，自制可视化系统（模拟或者数字）还有一大优势：制作者可根据自身情况量身定制。

新伦敦家庭医疗中心建立了一个"实时监控系统"（RTMS），该系统能显示在整个医院的数字屏幕上。首席执行官比尔·施密特说，医院的主要地点能够自我报告工作情况并且"工作人员控制着颜色"。像改装的交通灯一样，绿色意味着他们有足够的能力，黄色意味着有一个问题，而红色意味着需要立即帮助。其次，它是可视化管理，因为管理人员需要回应和帮助。RTMS 交通灯是不寻常的，因为每个区域都有第四种颜色，蓝色，表示部门的"员工过多"。在许多医院，一个部门的工作人员害怕承认他们的员工过多，因为这意味着会过早遭到解雇。其工作人员接受过多种训练，可以被调到处于黄色或红色状态的部门，帮助整个医院解决更多问题。

可视化管理防止流程失误案例

可视化管理也可用以唤起员工注意或预防问题。例如，一家医院化验室采用了简单的可视化管理方法来防止样本测试延误。部门之间的隔墙中安装了一个贯通箱，一些待试样本经贯通箱由主实验室传送到微生物室。微生物室用完后，样本就被放回贯通箱以供主实验室继续使用。然而，样本经常在贯通箱里闲置了一个小时还没被主实验室取走。这一延误往往是由含糊的视觉信号引起的：由于在贯通箱里能看到样本，主实验室员工就很容易错误地认为微生物室还没将样本取走。对此，精益团队设计了一种简便的可视化控制——当样本被送还时，微生物室员工可以在贯通窗上对着主实验室贴一张薄片。当主实验室取走样本后，他们可以将这一薄片取下以供下次之用。这种可视化并不是一个完美的系统（只有微生物实际上注册的时候才有效），但是效果总比没有视觉效果时好。这里仍然有继续改进或者错误矫正的机会。

必须注意的是，可视化控制信息或可视化指示物在部门间甚至医院间都应规范化。比如说，为患者佩戴有颜色标志的腕带可以代表特殊的需求或放弃抢救（不可苏醒）。不幸的是，若是同一社区的不同医院之间没有将腕带规范化，就可能导致护士或医生在不同地点工作时出现混乱。一个黄色腕带在一家医院指示"不要从胳膊上抽血"，在另一家医院可能指示放弃抢救，这可能会造成灾难性的医疗过失。

"小时轮检"的做法在医院中变得流行起来，目的是确保每个患者每小时至少进行一次标准化检查。这种做法有诸多好处，如让患者满意度增加 12%，跌倒减少 52%，皮肤破裂减少 14%，护士所走路程减少 20%。但是，如果护士和技术人员的工作负担过重，可能并不总是每小时检查，这意味着我们失去了这些好处。一间医院在每个病房之外安装了一个便宜的 60 分钟倒计时器，记录 60 分钟后是否轮检。管理人员不是依赖于报告，而是可以实时地看到每小时轮检的发生。如第 5 章所述，如果每小时的轮流检查没有发生，管理者会问"为什么"，并基于此努力减少浪费且修复系统，以便更加一致地进行每小时的轮流检查。再次说明，该可视物品（时钟）在没有该系统管理的情况下是无用的。

艾维拉·麦肯南医院使用可视化管理来用多种方式统一对患者的护理。医院在电子病历（EMR）系统中添加了"电子状态记录板"，可以在 48 小时内警告护士需要清除导尿管。除了视觉上，标准化工作已经改变，因为这个决定是"护士指导"并由护士执行。医院正在"监测过程而不是结果"，从而确保引导正确的流程，并得到更好的结果。艾维拉·麦肯南医院还增加了一个状态记录板，来显示哪些患者需要接种疫苗。既然"人们总是把自己的脸放在电脑前",他们把可视警戒放在电子病历中是有意义的,因为它更容易被看到。"每个患者的个人状态记录板会驱使护士完成一整天的工作。"

5S:整理、存储、清洁、标准化和保持

当员工经常问到如下问题时,说明工作场所浪费或者信息匮乏的现象十分明显。

- 毯子都在哪儿?
- 注射器为什么用完了呢?
- 这些药去哪儿了?
- 在部门里我们为什么走这么多路?
- 我们为什么老是为找东西花这么多时间?

5S 方法论(整理、存储、清洁、标准化和保持)是通过改善工作地点的组织和可视化管理来减少浪费的。实施 5S 并非要看起来整洁有序,也不能将之误认为一时之事或每年"春季大扫除"性质的活动。5S 的主要目标是预防潜在问题,并创造出合适的工作环境,使工作人员能以最高效的方式为患者提供最佳服务。涂尚德估计,5S 改进措施可以使护士每天 8 小时工作内浪费掉的时间由 3.5 小时减少为 1 小时。5S 常常在早期精益实践中使用,使工作人员得到小规模改善,为后期解决更大的问题做准备,从而引发"工作场所的革新"。

自上而下推行 5S 方法,不仅不能解决任何有意义的问题,还一定会使医疗专业人员失望和抵触。如果院方实施 5S 方法(和其他精益管理理论)的初衷是派出专家到工作地点查看员工物品来禁止或减少某些物品的使用,那么 5S 方法便会遭人唾弃指责。一家医院的护士一直试图使领导关注解决患者安全问题,但她们抱怨道,医院要求我们"减少护士站钢笔和铅笔的使用量"。这是合理的抱怨。5S 方法需要每一位员工的参与,并需将重心放在解决重要的问题上,而非琐碎细节上。

"5S"一词源于描述该方法的 5 个日语词,如表 6-1 所示。为了不把更多的

日语词强加给员工，更多的医院选择使用这些词的英文翻译形式。然而这只是表面，5S 的重要之处在于它所体现的原则。其他国家的医疗系统也经常把这些词翻译成当地语言。

表 6-1　5S 术语翻译与解释

日语词	翻译 1	翻译 2	解释
seiri（整理）	sort（归类）	sort（归类）	清除不用之物，按照物品的使用频率将其保管
seiton（存储）	store（存放）	straighten（整理）	为减少浪费而合理组织
seiso（清洁）	shine（擦洗）	shine（擦洗）	保持工作场合的日常整洁
seiketsu（标准化）	standardize（标准化）	systemize（系统化）	建立组织统一的工作场合
shitsuke（保持）	sustain（保持）	sustain（保持）	一个为前面 4S 提供持续支持的系统

第 1 个 S：整理

5S 中的第一项活动是检查整个部门或区域，找出不再使用的物品、设备，以及占据了空间、用途却不大的物品。例如在一个化验室里，实施第一个 5S 整理活动的团队找到如下物品：

- 带有 20 世纪 70 年代医院标志的泛黄旧物。
- 几十年前的过期试剂或幻灯片。
- 坏了的计算机与键盘。
- 扔在抽屉最下面的几个月前就过期了的试管。

那些大家一致同意扔掉，而且以后也不再需要的物品应当通过适当方式立即处理掉，如扔掉、回收或捐赠。当不再需要的物品占据了宝贵的空间时，部门会变得比实际需求更加繁冗，导致不必要的场地建设和维护费用。部门和工作场地的扩大继而会导致员工走动量的增加。坏了的仪器和过期物品会占据空间，而这些空间原本可以用来做增值活动或用来存放更加常用的物资和工具。在使用 5S 法之前，位于华盛顿的西雅图儿童医院的一间手术室就像一个杂乱的储藏室或废料场一样，根据 5S 法清理后，房间在三天之内恢复成了可用的医疗空间。

一间医学实验室发现了一盒 20 世纪 60 年代的幻灯片。在 90 年代启用的新楼里找到 60 年代的幻灯片，意味着它们是从旧楼被搬运到新楼中的。

这样的行为只能给新空间徒增杂乱。在每次建设新楼、大规模翻修或部门搬迁前，都应先用 5S 法进行清理。

对那些今后还可能被用到的物品，我们可以在部门的某个地方设置一个缓冲区——5S 整理区域。不是所有员工都参加整理活动，因此应将准备处理的物品在缓冲区内保留一周以供所有员工检查。这样就可以防止仓促决定以及重新购买被扔掉的东西所导致的浪费。同时，我们还必须阻止人们仅仅由于认为某些物品以后还用得着就将其悉数回收。若是对员工物品的使用情况存在争议，院方可派一名监督进行协调或干预。我们可以将很有可能被用到的物品安放在中心供给区或工作场合之外的储存地点（应对所储存物品进行仔细的记录）。

5S 法的意义不只是将不用的东西扔掉。在这个初始的整理过程中，团队也应找出目前工作场所没有或缺少的必需品。

第 2 个 S：存储

一些企业在做完第一个 S——归类整理后就错误地停止，虽然扔掉不需要的东西十分有益，但消除浪费的最持久的办法是对剩余原料、设备以及新补充的必需品的合理组织，即整顿阶段。

在存储阶段，员工需要确定每一项东西的使用频率。最常用的物品应被存放在离使用点最近的地方。供多人使用的物品，如急诊部或化验室的乳胶手套，应该考虑安置在不同的存放点。我们应该在行动浪费的减少（把存储物存放在近处）和库存量增加带来的存放点增多之间找到一个平衡点。如果存储之物价值不高且占地很少，那么减少存放点数量以减少员工的走动与时间浪费是更好的选择。

表 6-2 的指导仅是一种建议。常识应该胜过硬性规定。那些不经常被用到但占地很少的物品，还有紧急需要的物品（如一台急救车或设备维修用品），就应该被放置得离使用地更近些。

表 6-2　基于使用频率来存储物品的 5S 指导

使用频率	存储邻近度	使用频率	存储邻近度
每小时一次	随手可及	每月一次	部门库房
每换班一次	几步之遥	每年一次	医院库房
每日一次	稍远一些		

最常用的物品应该被放置在最大功效地带：在工作台表面上，或者在架子上不高也不低的地方。弯身到底层抽屉去寻找常用之物会导致员工行为的浪费。开门去取常用品也是一种非必要的行为。

在一家日本医院中，护士们总是在腰间挂着一个统一的腰包，里面装着常用物品。这个包里装着洗手液（减少去自动售货机购买的次数）、笔、酒精棉签和其他一些可能有用的东西。什么能决定一个医疗团队是否采用这种方法呢？一个关键因素是这些腰包要做得多统一。换句话说，腰包能否根据员工个性而因人而异，或者每个人的腰包都必须一样，来便于员工随时都能使用其他人的腰包？

在精益实施之前，大部分存储物都放在关着的橱柜或抽屉里，员工要去寻找物品还看不见它们在哪里，这就导致了浪费。在组织方式改进之后，员工不再需要浪费时间去打开更多的橱柜或抽屉来寻找他们所需之物。在决定存放地点时，精益领导可以尝试改变将物品放在封闭橱柜或抽屉的习惯。组织良好的部门不会介意将物品置于可视或开放的地方，这样我们就不用再将大堆杂乱的物品藏于门后了，如图 6-1 和图 6-2 所示。将陈旧杂物锁起来只是权宜之计，并不能改变物品组织欠佳的事实。

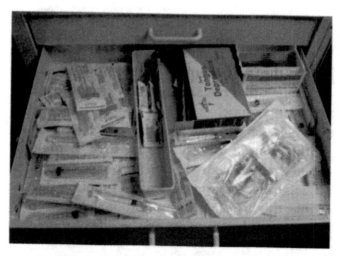

图 6-1　用 5S 方法整理前杂乱无章的抽屉

图 6-3 与图 6-4 是一个手术室储物间运用 5S 方法前后的效果对比。运用有效的 5S 方法，该储物间不只是看起来更规整，而且能让人更快、更准确地找到所需物品，并确保所需物品可用。

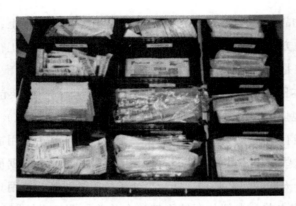

图 6-2　使用 5S 方法后规整的抽屉，物品被放在不同的间隔中

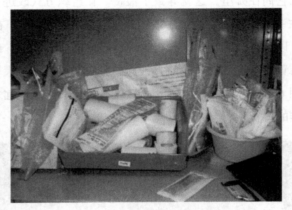

图 6-3　用 5S 方法之前杂乱的手术室物品

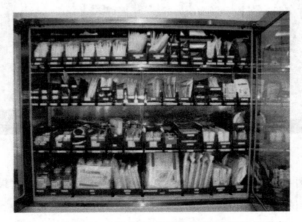

图 6-4　使用 5S 方法后手术储物柜整理得井井有条

图 6-5 是"经营管理优化"图表，显示出方济会圣詹姆斯医院（伊利诺伊州）生物医学储物室的前后变化状况。经过所有对经营管理风格的优化（详见第 11 章），乔·沃克亚克自觉使用 5S 方法整理房间，他创造了一个井井有条且更加愉悦的工作环境，并在医疗系统的运营过程中节省了一些开支。

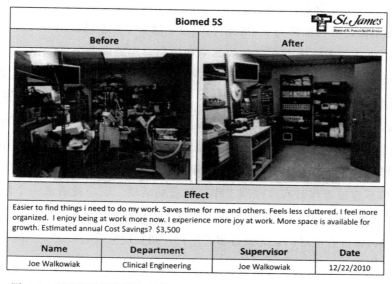

Biomed 5S			St. James Sisters of St. Francis Health Services
Before		After	

Effect			
Easier to find things i need to do my work. Saves time for me and others. Feels less cluttered. I feel more organized. I enjoy being at work more now. I experience more joy at work. More space is available for growth. Estimated annual Cost Savings? $3,500			

Name	Department	Supervisor	Date
Joe Walkowiak	Clinical Engineering	Joe Walkowiak	12/22/2010

图 6-5　"经营管理优化"总结显示了生物医学储物室前后的变化图片

在第 5 章的一个案例中，一家医院的病区里暂时不用的拐杖不存放在本楼层，而是在楼上。该病区的存储间堆满了坏掉的轮椅和旧便桶。5S 流程能有效帮助人们使用正确的设备。通过 5S 法清理出了许多空间，拐杖便被运到了二楼，使用更加方便，用的人也更多了。这种方法比悬挂指示牌有效得多。

第 3 个 S：清洁

移除不需要的物品并为所剩之物定下最好的存放处之后，5S 的焦点转向清扫。医院各个部门常常依赖中心后勤部做清扫工作。但是这一部门往往只负责主要的清洁工作，如清理地面和垃圾桶。在药房或化验室里，仪器、设备都积满了灰尘。在 5S 方法中,本区域工作人员应负责简单打扫(未被大扫除打扫到的区域)和部门的整体清洁。

在制造业中,清扫的重点通常是擦拭从机器漏出的油渍。如果地板上总是油渍斑斑,这不仅危害安全,而且使工作人员很难发现机器是否正在漏油(记得可视化管理中要求问题能立即被发现)。清洁的地板更加安全并且可以使人立即发现器械的故障。在医护行业中,清扫应该更侧重于控制感染。

是否清洁能影响患者在医院的体验和他们对医院的印象。托比·科斯格罗夫博士是克利夫兰诊所的首席执行官,他写道自己曾被一个术后住院部震惊了:"手术很成功,但是患者家属并不开心。当我问为什么时,他们让我自己去病床上看看。我看了一下,觉得很丢人,因为我看到了很多垃圾与灰尘。患者和家属觉得自己遭到了漠视与不尊重,并且他们确实受到了侵犯。这次灰尘事件证明了一个问题,细节将决定患者对你医疗服务的感觉。"

清扫不应被看作带有"强制工作"性质的活动,而应被看成一个团队通过时刻保持清洁来展示自我荣誉感的行为。这么做还有一项其他的好处,就是可以让员工有机会检查被遮挡住的设备和工作台。如发现电线磨损之类的问题,他们可以立即报告。

第 4 个 S: 标准化

当你来到一个精益医院或部门时,5S 方法的第四步是最显而易见的了。一旦我们为各种所需之物确定了最好的储存区域,那么就需要确保每项物品总是各就各位。我们可以在一个部门内或部门之间实施标准化,让在不同部门工作的员工或医生受益。在一家医院,不同病区的自动存储柜设置方法各异,毫无标准化的趋势。这就使在不同部门工作的护士心情沮丧,因为她们一旦来到新的部门就需要浪费时间去适应新的设置。标准化存储柜中可能有 80% 的物品是各个病区都需配置的,每个病区可根据自己的需求决定存储柜大小。这里再次说明:标准化并不意味着完全的同一化。

我们经常通过可视的方法来实施标准化,用聚氯乙烯绝缘带或阴影外形线标出各项物品的"原来位置",如图 6-6 和图 6-7 所示。在一些由于感染管控缘由而禁止在地面或工作台使用绝缘带的情况下,我们需要其他方法来标识"原来位置",比如从天花板悬挂或在墙面粘贴公告牌。

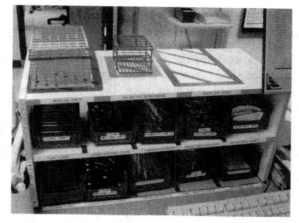

图 6-6 一个实验室台面上清晰标明了样本抽取与供给短缺的位置

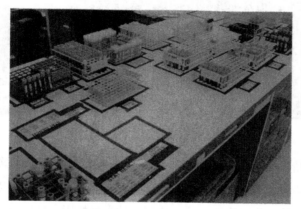

图 6-7 另一个实验室运用 5S 方法标识和可视化操作后的工作台

标出各项物品的位置可以带来很多好处，包括：

- 当一样东西丢失或不在原位时能够立即察觉。
- 缩短寻找物品所浪费的时间。
- 为促进员工随时物归原位提供视觉刺激。

在工作场所经常会出现这样的情况：当我们急切需要使用某样物品时却发现它不翼而飞。这个物品可能是工具（如化验室的移液管或急诊室的轮椅），也可能是信息（如维修手册或标准化操作程序）。通过 5S 和可视方法来标注所在，当东西丢失时就非常容易找到。除了看见一个空白的空间，我们还能看见一个提示——标注着这个空白处本应有什么。这就使问题的解决具有更大的信息优势性。

　　一家医院化验室的一本活页夹记载着关于一台测试仪器的重要信息，涉及仪器维护和故障解决。有一个星期的时间，这台测试仪器都不能正常运转，但员工却找不到那个活页夹。这就导致了仪器恢复工作的延误、团队工作的增加和压力的增大。后来发现，是一名员工出于好意把活页夹拿回家去学习了。这是由于该实验室没有将"不得私自取放活页夹"这条原则清楚传达。于是，该团队采取了应对措施，在一排活页夹上斜贴了一条胶带，这样，文件夹的遗失情况就一目了然了，如图 6-8 所示。以后，倘若再有文件夹遗失的状况，监督者就可及时发现，尽早将其找到，不会再出现"求之不得"的情况了。

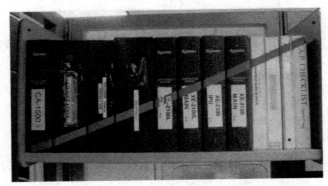

图 6-8　一条胶带能让文件缺失一目了然

　　除了运用价格低廉的乙烯胶带，在物品所在位置安放"投影"的办法也大有裨益。投影是一个实际放置物体的物理轮廓或照片。这些既可以由拍摄数码照片完成，也可以是模仿实物外形的一片很薄的塑料投影。这种方法已经应用在一些外科手术托盘中，即把照片贴在托盘底端来提示工具的去处。这些照片非常逼真，有时从远处看足以以假乱真，很难分辨物品是否还在。这种情况下，一个展示形状的固体投影就比逼真的图片更有用了。

　　如图 6-9 所示，在一家日本医院，桌子与柜子的抽屉用泡沫板作隔断，标识了物品的原有摆放位置。这种方法不仅清楚地显示了物品是否丢失，而且呈现了员工是否在抽屉里放了不必要的物品。这种利用 5S 方法的泡沫板相对便宜，然而当我们需要对标准物品进行改变时，改变的过程远比投影轮廓难得多。

为重要物品设立标准

　　和其他方法一样，使用 5S 方法的宗旨也是解决问题和消除浪费。但有时候人们做过了头：为一切力所能及之物打标签、勾轮廓。像大型台式复印机这样虽然重要但不易移动的物品，我们就没必要用绝缘带为其封轮廓。这样做的话只会浪费胶带。同样，在功能十分明显的事物上放置标签，例如在机器标签上面写着"复印机"，增加不了什么价值，也阻止不了任何问题；然而，在标明复印机的特殊用途方面，标签倒是有用的。这种方法的使用应当与常识相结合。如果有人开始质疑这种方法的益处，这就很有可能是工具使用矫枉过正的信号。

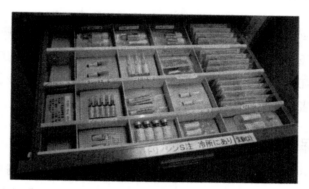

图 6-9　日本医药抽屉用泡沫板隔断分类，并指明物品摆放

　　除了共享工作区，要求人们在私人办公桌上使用 5S 方法能对患者与企业带来的好处少之又少。不准许财务分析员在自己办公桌上摆放私人物品与家人照片的做法只会让人们生气。在这些问题上应该顺其自然。如果人们开始质疑一种方法的好处，这表明这种方法用得太过了。再次重复，5S 方法是一种旨在吸引员工的方法，而不是对他们施加自上而下的任务。

为气道传送设备设立标准

　　在加泰罗尼亚医院，一些急诊医生认为，对各医院使用的气道传送设备进行标准化是非常重要的。医学博士凯利·罗恩说："当我们检查服务项目时，我们敢说每个地区中心都有不同方式的气道传送设备。"一些中心在墙上或袋子里都有设备，而有的中心没有移动设备，这意味着"你只能在某些房间里做一个气道"。

　　他们的目标和需要是"在合适的时间，在合适的房间里安装合适的设备"，主管紧急医疗服务的副总裁兼临床医生贾里德·弗里德曼表示要消除一种情况，即"这是一个真正的争夺，护士走一个方向，而我去另一个方向，以获得他们需要的设备"。

　　该系统创建了一个标准化的气道传送车,"能更好地为患者与员工服务",弗里德曼和罗恩说:"这样可以让病患能够在紧急情况下得到所有的护理服务,而且我们不必调用手术室的设备。"这样可以减少延误,节省员工时间和改善护理。医生现在知道,无论他们在哪里工作,他们都是有标准的,所有设备都能在气道传送车上找到。"现在我们有标记清晰的抽屉,它们在整个系统中是统一的。"罗恩说。

　　气道传送车是首例移动传送车,将为其他呼之欲出的将为病患输送器械的移动传送车打下基础。弗里德曼说:"我认为最重要的是,它正在为所有地区的医生、护士和工作人员提供交流平台,来探讨能够互相推广的极佳的实践想法,并为我们的患者创造更好的服务质量体验。"

第 5 个 S:保持

　　为了防止 5S 成为一时的运动,我们需要一个计划来维持并持续改进我们的工作场所组织状况。部门需制订一份正式的审查计划,让监督员和领导者能够确定新标准的执行情况。正如标准化操作的审查工作一样,5S 的检测工作也可以有计划、有规律地进行。可视化管理方式也使领导在踱步走过各部门时就能对其进行视察。如果有些东西看似不在其位或下落不明,他们可以就此发问,并教导员工维护合理物品组织的重要性。如果一项东西不在其位,很有可能是某位员工找到了更好更方便的安置之处。这种情况下,5S 工具(封轮廓胶带和标签)就应该时刻供应,以便员工改进自己工作场所的组织。

第 6 个 S:安全?

　　有些机构为 5S 增添了一个新成员——安全。反对者认为安全应该是企业的重要哲学理念,不能仅因这个词以"S"开头就将其强加到 5S 之中。不管怎样,保障安全都应该是 5S 各个阶段的重点。例如,移除不需要的设备可以减少由空间杂乱而引起的突发危险。在就近的地方拥有正确的用品和设备可以更好地保障患者的安全,正如本章节末的案例研究一样。将安全剔除出 5S 方法并不意味着安全不重要,而是因为不能只在用精益管理时才想着安全。注意安全之风应由行政管理人员和组织内所有其他领导负责。

5S 案例研究：节省呼吸治疗师的时间

5S 方法不仅仅是如何在货架上标记物品的问题。以下案例研究说明了如何在供应室中存储物品才能减少浪费与节约医护人员的时间。

麦吉·德里是一名供应配给员，负责方济会圣弗朗西斯医院（印第安纳州印第安纳波利斯）的呼吸供应室。从她的角色和她对医院的观点来说，按字母顺序排列她的供应物品是有意义的。呼吸治疗师为了能在供应室快速找到某物，他们必须参考一个详细的按照字母顺序排列的壁挂图，来精确货架位置。

该系统的业务转型主管乔·斯瓦茨先生去了麦吉的供应室，来了解她最近所做的改进。例如，麦吉将物品的样品放在玻璃柜门的外侧，这样使物品供应更加可视化。

在访问期间，麦吉被拉走了几分钟，乔开始观察呼吸治疗师如何检索物品，并询问了他们的工作。 他们提到了需要在医疗 / 外科手术中为患者提供双向正压通气压力（BIPAP）的事情。乔注意到一个模式——她的客户，即这些治疗师，似乎需要一个完整的系统而非随机、单独的零件。 但是，他不想直接下结论或告诉麦吉该怎么办。

如果他观察到的模式是真的，那么乔还需要让麦吉看到这种模式，因为她对该区域有很强的掌控欲望。 乔问麦吉能否帮他一下，他说："你能在本周内定期向治疗师问他们来这里找什么吗？你可以将其分为两类：一部分人主要要零件，另一部分人主要要排气系统或持续的正压通气压力（CPAP）。"乔说他一周后会再来。 麦吉同意了。

一个星期之后，乔问麦吉观察到了什么。 她说："很有趣，大约 80% 的时间里，他们是要一整个系统。""这很有趣，"乔说，并扬起眉毛来问道，"这是否让你对供应室组织方法产生影响？""是的，"麦吉说，"我一直在想我可能会根据系统重组。你觉得怎么样？""哇，那太好了。"乔回答道。

麦吉重组了物品，所有通气口、气道和气管切断用品都集中在一个区域。这使得工作更容易，并且减少了浪费，因为治疗师站着就能够到所有物品，不用移动。她还将所有 BIPAP 物品放在另一个区域，其他亦然。结果，这个布局使治疗师获得所需要物品的时间缩短一半，从而增加了患者的护理时间。

因为她觉得这是她自己的想法，所以麦吉有动力去重新布置供应区，她拥有掌控权。乔所做的唯一一件事是帮助她从客户的角度来看她的世界，并发现她内部客户的需求。因为她能够从新的角度看待事情并采取行动，所以麦吉成为她所服务的治疗师的英雄。

看板：一种管理材料的精益方法

看板是一种基于标准化操作、5S和可视化管理三种概念之上的精益方法，旨在为医院提供简单却有效的物资和库存管理方法。"看板"一词来自日语，可被译作"信号""卡片"或"招牌"。看板常常是一种实体信号，可能是一张纸质卡片或一个塑料箱，它们可以指示何时该订更多货、向谁订、订何种质量的货；看板也可以是由一个操纵台或电脑系统发出的电子信号。图6-10（达拉斯市儿童医院）和图6-11（安大略红河谷医院）是实验室看板与药柜有机结合，并且提供看板卡的实例。

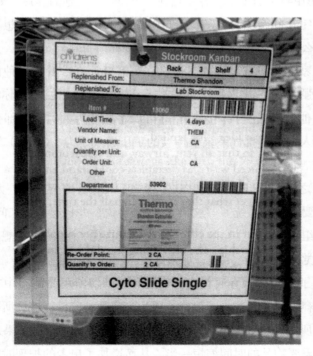

图 6-10　儿童医院核心实验室的看板卡

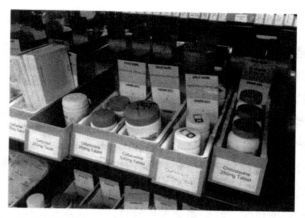

图 6-11　使用了看板卡的医院药房货架能提示每种药品何时需要增订

　　看板卡制作、看板系统的建立和运作都需要投入一定的时间，但这段时间投入会带来丰厚收益。一家医院的药房制作了 1 600 张卡来管理药品库存。几个月后，因为此方法有效阻止了采用原有方法时会发生的过量订购问题，库存量从 60 万美元降到了 35 万美元。对于制作卡片的时间投入，这是一个不错的回报。最初花在建立标识卡片与看板系统的时间会因为这种简化方法节约了大量时间而得到补偿。

　　看板法有时会被误解为一个只关注低库存水平的系统，而事实上，它的目标在于确保患者和医院员工所需供给能够保质、保量、随用随到的同时，将库存水平降至最低。比起传统的材料管理法，看板系统通常很少出现库存缺货的问题，并且提供的材料具有更高的可用性。

传统材料系统问题

　　在实施精益管理之前，医院各部门的库存管理流程通常是很不正规的。物资采购常由一个人负责。如果这位关键人物外出休假，或假设他买彩票中了大奖，这一系统就解体了，这就会造成关键物资的断供或因其他员工的错误采购导致大量库存。即使负责管理库存的人精明能干，如果没有一个标准化的、定量的方法来管理材料，那么医院仍存在不能最小化其库存管理成本的风险。

委托订货问题

委托订货是一个医院常用的库存管理办法，供货商定期（每周、月或季）送来提前订好的货量。委托订货确实很好操作（材料会自动送到），但如果材料用量发生变化，这一体系便无法及时做出相应的改变。由于医院及其各个部门的材料使用率会因各种原因而变化（季节性、人口变化以及更大范围的健康潮流），委托订货就会使我们面对过量囤货（当材料使用量下降）或断供（当使用量增加）的局面。我们对于存储量的反应经常是滞后且过度的。当一项材料断供后，部门会花费不必要的资金去催货。这不但占用了员工的时间，还支付了更高的货物费用。每当一项材料断供时，我们总会看见同样的反应方式，却没人就断供这一事实做出对采购方式的系统性改变。

标准库存量问题

常用的"标准库存量"法整体来说优于委托订货。标准库存量法创造了一个"拉动式"系统，仅按照物品当前使用率补充库存。然而不幸的是，这个系统中充满了浪费，因为在补充库存时每件物品都需逐个清点，造成了不必要的活动、时间和花费。如果某物品的标准库存量是15件，目前剩余库存为4件，那么需再购进11件。这个过程中，剩余库存量和新进物品数量都要清点。这个数字可能会有变动，进11件物品可能需要打开20个盒子，消耗额外的时间和行动。

如圣克莱尔医院（宾夕法尼亚州匹兹堡），物料负责人的实际情况是时间可能有限，所以他们有时会做一些可视化扫描，只订购那些储量很低的物品。正如一位员工所说："通过多年的工作，经验丰富的物料负责人员可以非常有效地利用这种（标准库存量）方法。然而，对于新员工来说，学习之路曲折而漫长。"相比之下，看板系统更为简单，因为其不依赖相同标准的判断力和经验才能取得成功。

在圣克莱尔医院创建看板系统意味着要在10个月内将21个单位的28个库存区域进行转换。现在，物料负责人不需要计数，只需要扫描每个空仓的条形码，就能自动发送补货信号。ICU护士温迪·卢皮诺说："自从看板法实施以来，我们还没有用完过材料。这里的东西都触手可及……它只是帮你优化护理流程。"

电子存货供应柜问题

医院里可用的一种更现代化的工具是自动存货供应柜。员工从此柜中每取走一件物品时都按一次按钮，这会为补充库存带来方便。虽然理论上这也一个是拉动式系统，但实际操作中，人们常因匆忙而忘记按按钮或按钮不能正常使用。当物品取走按钮却没按下时，电脑系统中记录的存货量便多于实际库存，于是物品比人们预期中用得更快，当库存突然用完后，大家便开始四处奔走，寻找货源，补充供给。由于员工使用系统前需先登录，每次使用自动存货供应柜都会浪费一些宝贵的时间用于登录。而且，每次只有一人可以使用存货柜，护士要从柜中取用物品时，便必须排队等待。

一家医院药房的护士站使用了自动药品柜。一旦柜中存货量为零，电脑系统便会发出进货信号。但实际上这已经晚了，护士和患者在几个小时之内将无药可用，为药房带来更多工作和压力。在精益流程中，进货信号会在库存完全用尽前发送，这样一来，补充物品的这段时间里也不会出现无药能用的状况。

位于华盛顿的西雅图儿童医院发现用开放式金属架制作的看板系统不仅比电子系统效果更好，还能使多人同时取用物品。后来，他们将 100 个柜子减为 6 个金属架，节省了维护费用。由于自动药物柜中的药物 40% 的时间都处于"零库存"状态，这个用金属架制作的看板系统也提高了服务水平。此外，医院发现大部分"可收费"物品并不向患者收取费用，于是也没有必要把它们锁在柜子里。这样一来，放入上锁自动柜里的物品只剩下价格高昂的收费物品和有安全危险的物品。

折中库存

在任何系统中，尤其当物品使用情况不完全可测或稳定时，我们需要在提高材料的供应率和增加库存成本之间做出折中。在医院，尤为如此。

一般而言，要想确保不会出现断供时，库存成本就会增加。根据工业管理和供应链管理原则，要想实现 100% 的物资供应率，势必就要大幅度增加库存水平。

　　为了实现保障患者护理流程顺畅这一首要目标，我们需要考虑折中方案和所涉成本。库存折中的必要性可以从过期、作废的库存看出。我们不能指望在保持供应率的同时又要实现零浪费。例如，如果一家医院血库要保障阴性 O 型血永不断供，由于血液使用量很难精准地预测，那么浪费不可避免地就会发生。其他行业，如制造业，也不希望断供某种原料。然而装配线停产一小时的损失再大，也比不过由于短缺某种决定性的血液成分、药物或供给而失去的鲜活生命。当断供的损失很大时，我们宁可超量存储。对于某些不太重要的或可以找到替代品的物品，我们可以允许断供风险的存在。

　　另一个需要折中的问题是从供应商那里拿货的频率。当订货频率降低时，我们可以加大每次的采购数量。这样常常可以得到供货商的总额折扣，还可以分散固定订货费用（如频繁订货的劳务费和供货商的固定运费）。但采购频率较低的不利一面是我们将付出更高的库存管理成本，包括：

- 库存所占用的资金。
- 存储所需要的空间。
- 搬运、清点以及维护库存所需要的劳动力。
- 损坏、过期以及作废所带来的风险。

　　通过更加频繁地订货来减少库存并不一定能实现总成本最小化。例如，亨利福特医院（位于密歇根州底特律市）一个化验室平均 6 个月订购一批试剂，而不是极端的一周或者一月一次。他们发现订货的最佳时间间隔是 3 ~ 6 个月，因为每次订货，专业人员都必须进行耗时的核对，这种时间和资金支出也是订货成本的一部分。所以，最少的库存（如通过一月订购一次实现）不代表最低的成本。

　　提高订货频率也可以减少总体上的断供风险，相比每季度大宗进货，每周小宗进货能方便我们对物品使用情况进行再评估，更快地做出应对。

　　看板法使我们能对最佳订货时间进行量化。这一计算涉及一系列因素，包括：

- 对一项材料的平均使用量和需求。
- 我们多久考虑补货一次（经常是每天或每周）。
- 供货商提供货物所需时间。

- 安全储备，需综合考虑用量变化、补货时间变化以及断供的损失等。

安全储备量是由一定范围内所涉及的变数决定的。如果一种物品极其重要，使用频率变化很大，不太可靠的供应商需要两天或两周才能供货，那么医院就需要保持数量较大的安全储备了。

物资补充中的看板应用

看板在把材料从医院中心材料库或者部门储藏室运到使用地点时可以派上用场。看板法也可用于一系列的运输活动，其中每次运输都有自己的看板信号和再订货点，如图 6-12 所示。看板运输信号应简单、可视，如一只空了的箱子、一张卡片或一台条形码扫描器输出的信息。

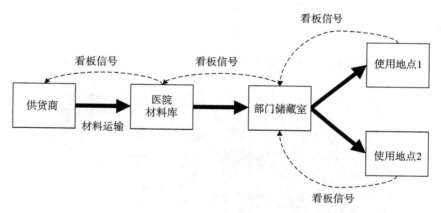

图 6-12　采用多阶段看板系统的物流情况图解，其中每一个下游区域（右边）都从上游地点货源取得材料

查尔斯·霍奇是前任西雅图儿童医院支持服务的副主管，他已经帮助 20 多个组织设计并应用了看板系统。他在医疗体系中有一个细致的目标，那就是"让临床医生远离供应链"。用霍奇的话说，这项目标让物品供应变得"随时随地，触手可及"。一家和霍奇合作的医疗机构使用看板法后，"在医疗物品供应上节省了最低 7% 的开支"。

帕克·尼克莱特健康服务中心从 2004 年开始在全院 68 个部门和 33 个门诊使用看板。他们已经创造并维护了 60 000 多张看板卡，用作需求供给的补充信号。每天有 800 ～ 1 000 种物品通过看板卡进行补充。中心材料部门同其他部门一起制作看板，中心材料专家从主储藏室接收补充库存。在过去的三年里通过这种方法，该中心估计减少支出 110 万美元。

有一种非常直观的库存管理方法，叫作"双箱系统"。双箱系统也是一种看板形式。如图 6-13 所示，这种方法在使用点摆放两个塑料储藏箱，可以在架子上摆在一起或者前后并排放。对于取放其中物品的员工来说，这一系统非常简单。每个人都可以各取所需，但一旦第一个箱子空了，它就成为我们需要订货的信号。有了双箱系统，当第一个箱子空了，我们仍有足够的库存来继续工作。空箱子上标出一些信息，如物品名称、数量、货源等，然后被放在一个指定区域（以 5S 或可视化管理方式恰当标记）。有些电子双箱系统将可视化的便利性与使用看板法的货架的开放性结合起来，使其有能力给予患者特定物品并通过安装在每个箱子上的 RFID 芯片实现自动归类。

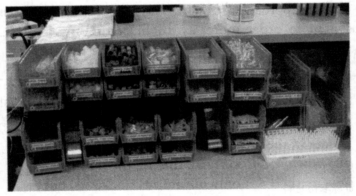

图 6-13　安装着双箱看板补货装置的能提供货物的实验台

在西雅图儿童医院，95% 的物品补充都是用看板箱完成的，体积太大的物品在看板箱中以记有物品名的看板卡代替。看板系统能与供应商合作，更频繁地以更小的批量交付物品，帮助医院把现场库存价值从 150 万美元减少到不到 50 万美元。再次说明，看板法的目标不仅仅是减少支出，有效的看板系统还有助于确保库存轮换来确保使用最早的物品。 在采用看板法的头三年，联合委员会发现没有任何过期物品。

看板箱或看板卡应由专人负责定期（一般是每次轮班或每天）整理。采用这种系统后，人们不必再多次无计划地去库房，一个人只需去一次就可以了。为使用看板法的过程建立良好的标准化作业是至关重要的。就像霍奇所说："你不能只买俩箱子就称之为一个看板系统。你得有日常管理体系和一个围绕它的标准化作业。"这就包括了对每个人进行适当培训，让他们知道自己在系统中的角色，并了解在往后如何适当地监督、审校并改进流程，正如第 11 章所说的那样。

如第 5 章所讨论的那样，标准化作业的一个方面是决定哪个人能凭借他的技能与才能去做哪些工作。通常情况下，医院没必要让技术人员、护士或药剂师等拥有高级技术或良好培训的人员去做一些手工整理工作。看板系统以及材料管理部门的目标应该是恰当地支持高技术员工在本领域内从事增值工作。佛罗里达州马丁市的马丁医院利用看板系统减少了相当于 9 个医护人员的工作量。其中一个员工说："最酷的是我能走进去，拿到东西，然后回去找患者。我不用再浪费时间离开床边了。"在西雅图儿童医院，被节省的时间也能用于照顾更多的患者，因为毫无计划的需求物品的电话减少了 85%，并且护士用来找物品的时间也缩短了一半，这样每年能节省 80 000 小时时间。通过坚持 5S 原则，更多的供应物品能够被保存到需要在病房里用到它的时候，尤其是最平常的物品，像盐水，一天能被供应两次。

在一家医院的手术室管理中，使用看板可以帮助减少补充房间内物品所需的时间。在精益实施之前，护士每天下班前要花 10 分钟去清点物品，补充已用之物。使用看板操作后，情况有了变化，精益实施管理者强调了其便捷性和快捷性，他说："现在，护士只需把空箱子扔进篮子里，专门有人在休息时将它们重新装满。计算一下，你们就能发现我们每年节省下了 600 小时的护理时间。这真了不起。"

看板方法的另一个好处就是：它消除了物品存量走低或者完全耗尽的风险。这不但可以尽量减少对员工工作的影响，还保证了工作流程的顺畅，小到化验样本、按照医嘱配药，大到护理患者都能从中受益。在传统的材料管理系统中，当一位员工，如一名医疗专家，看到某一项物品供应量严重不足后，可能中断工作，立即跑去仓库或赶紧去下催货订单。这种离岗行为造成了本领域内重要工作流程的延误，工作的中断还会让员工产生压力和挫折感。当这种情况成为常态时

尤其如此。

系统看板方法在最小化断供可能性的同时也能阻止由过度存储引起的囤积。经常地，当某一需要的物品断供时，我们最自然的反应是夸张地去订购更多库存来防止断供再次发生。在看板系统中，任何断供都需仔细调查来确定起因，要查清楚是偶然一次，还是常有之事。负责看板系统的人需要决定订货时间间隔是否要有所改变，而不是仅仅去订更多的货。这种系统分析可以防止员工对某些不可预见的一时之事做出情绪化的反应。在西雅图儿童医院，若某物品的订货频率与预计不符，会根据需求的变化调整该物品看板箱的大小。

在使用看板之前，我们经常发现员工会私藏或储存一些经常用到的物品，原因是他们对材料补给系统并不信任。一名护士向作者承认，为了保证自己的供给充足，她会将一些物品藏到天花板上。一个化验室的抽血部门中，某种输血导管就有八个存放处。抽屉和架子都装满导管，还有一些被藏在隐秘的地方。这不但占据了多余的空间，而且放在抽屉最底层的导管很容易过期。

要建立有效的看板系统，部门最好将其所存之物都安放到一个单独的存储地点，置于大家都能看到的开放式架子上。由于看板系统非常可靠，员工不用再惦记需要囤积一些物品，管理者不再需要命令员工放弃囤物（这种命令往往导致囤物活动转到地下），囤积的需求已经消失了。稳定供给所需物品也创造了更好的工作条件，使员工能方便合理地使用手套和其他保护性工具。

在一个非常先进的例子中，西雅图儿童医院从商家直接向部门进货，关闭了中心供应室。对于大部分部门、科室，这种方法都减少了库存，并能对物品需求做出更好的反应。

纽约健康与医院管理公司（HHC）发起了一个名为"突破"的精益项目，作为该项目的一部分，公司用"及时"订货的方法补充材料。正如很多组织在重新设计供应链中的努力一样，HHC规范了可用的胶皮手套的种类。在此之前，有20种不同颜色、厚度的手套可供选择，现在只有两种（当然型号不同）。这使HHC每年单单在手套这一项上就节省了400万美元。为了遵循尊重员工这一原则，这种改变应该由重要员工和医生一起推行，而不是来自上层的强制命令。

看板案例研究

北安普顿总医院国民医疗服务中心是一家拥有 695 张床位的尖端医院，它的历史可追溯至 1743 年的一家医疗室。2008 年以前，该医院的病理科并未使用精益管理模式，库存管理一直存在问题。当时的病理科科长说："医院管理层一直要求我们提高服务水平，我们面临的压力与日俱增。"这里工作环境的压力极大，时常有员工因生病请假。精益管理模式既致力于改善向医生和患者提供服务的质量，也能减少员工压力和加班时间。

造成压力并妨碍工作的一个因素就是现行材料管理系统产生的浪费问题。一些物品储存点未存放任何物资，一些物品需从相当不方便的地方（比如楼下一间"地下室"）运到科室。有的时候，新进的样本收集试管被叠放在旧试管上，使箱子底部的试管过期。这样一来，部门若不使用过期试管，就浪费了资金，若使用过期试管收集患者样本，又可能影响检测结果。

在描述旧流程时，生物医学技术支持人员萨曼莎·马丁说道："我们有很多的储物室，一些在医院的另一边。而且，我们经常看着现有存货，想着'我需要更多的这个，还有更多的那个'。最后，我们囤积了大量不需要的物品，而需要的物品又不够。"从可视化管理或流程的角度看，这种模式下库存需要补充时，并没有什么明显的标志，于是员工经常订购过量的物品，以防止库存突然用尽。

后来，病理科员工开始使用看板系统。他们首先核查每样物品一年内的使用量，然后计算每日和每月的使用率。如图 6-14 所示，这个团队用薄纸板制作了看板卡，上面显示了物品的全部信息，包括存量和订货数量。如图 6-15 所示，这些卡片以视觉信息指示出每件物品需再订货的时间。如图 6-16 所示，当某物品需要再进货时，员工会将该物品的卡片放在一个袋子里。一些情况下，双箱看板法用于能够装进塑料箱的小物品的管理。对于可能过期的物品，双箱系统能够保证物品位置及时得到恰当的调整，这样旧物品就会比新进物品更早使用。

为了确保使用看板系统的流程清楚明了，并保证员工得到良好的培训，能正确使用或维护看板系统，病理科制定了新的标准化操作。

最初在血液科学区使用了看板系统后，组织病理科也引入了该方法。生物医学家克莱尔·伍德说，现在组织病理科 80%～90% 的库存都在用看板法管理。他又补充道："很显然，我们的库存物品组织摆放得更整洁了，而且一些物品断供的现象也减少了。组织病理科的工作人员十分喜欢看板法，我刚刚看了装看板的口袋，那里放了一张记有一种稀有物品库存信息的便利贴，这种稀有物品本来是没有看板的。但是人们太喜欢这种方法了，便自己做了出来。"伍德说看板法可能出现以下几种问题：管理摆放不整齐的库存时困难较大，看板卡遗失，或当新货品入库时卡片没有放回到架子上。但他同时也说，这些问题都很少发生。

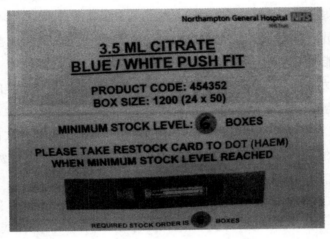

图 6-14　北安普顿综合医院病理科的看板卡

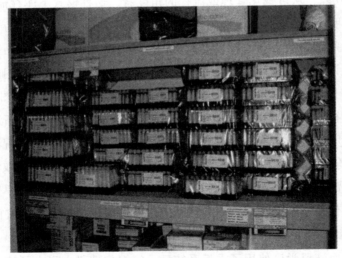

图 6-15　架子上摆满了实验室物资及与之相对应的看板

　　通过一系列初步精益改进措施，包括看板系统、标准化操作和改善办公空间布局等，病理科在劳动工本和库存花费上节约了 158 000 美元。看板使他们能维持较小的库存量，节省了开支。更重要的是，员工能及时获得所需物品，为患者提供更好的服务，并且管理库存的员工数量也减少了。萨曼莎·马丁说："我们一年都没有出现物品短缺的情况了。"

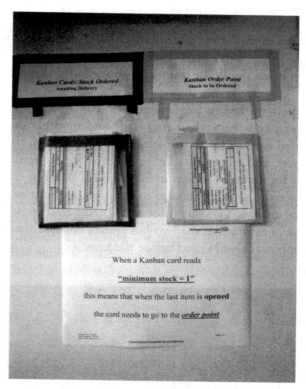

图 6-16　看板卡收集点，表明了已归类或待归类的物品

彼得·马丁反思了包括看板系统在内的改善工作空间布局和工作流的措施，说道："多亏了精益管理，我们能避免不必要的工作。现在，我们已经能按时完成工作了，有时候甚至还能提前下班。我们的流程中已经没有了压力。"

案例：使用精益方法防止病患伤害

在一家大型儿童医院里，一位服用过镇静剂的患者在接受头颈部磁共振检查时，出现了呕吐的症状。磁共振技师发现了这种情况，中断扫描，对患者进行护理，这可被视为一级问题处理：保证患者呼吸道通畅。

在她尝试救护患者时，她看向挂在屋内墙上的磁共振安全夹，那里却没有本应有的吸入管。这就产生了需解决的二级问题：缺乏解决一级问题的必要器材。

于是，这名磁共振技师急忙跑到控制室，想从高科技存储柜中拿取吸入管，然而柜里也没有库存，这就产生了另一问题。随后，这名技师跑到另一个检查室，打扰了别人的检查，拿到吸入管，回到自己的患者身边。最后儿童并未受伤，一级问题得到解决：患者的呼吸管通畅，且未受损伤。

这个案例中存在的问题如下。

一级问题：病患陷入危险。

二级问题：没有可用的吸入管。

三级问题：没有可靠稳定的流程确保存储柜和磁共振室中有所需物品。

四级问题：缺乏能迅速应对或防止此类问题的管理系统。

接下来发生了什么呢？在这位技师向我们讲述完自己经历的第二天，我们又问她后来发生了什么，她回答道："我们完成了扫描。"然而，针对吸入管缺乏这个二级问题，工作人员并没有立即解决。扫描完成后，医疗团队立刻开始对下一名患者进行检查（但已比预约时间延后了），即使没有人去解决三级问题（改善造成必需品缺乏的系统），我们本来期待会有人去多拿几个吸入管（通过正规途径，而不是从别的检查室抢几个），以防这位患者（或下一位患者）再次呕吐。然而，并没有人去拿。

我们不应责备技师的个人反应或没有立即解决二三级问题，因为她是在放射部门和医院的整体文化环境和管理体系中工作的。她没有可以寻求帮助，解决二级问题的"支持链"：为什么没有人帮忙立刻补充所需物品？

如果磁共振室也像出色的精益工厂一样使用了精益管理，面临此次问题时，这位磁共振技师就可以拉下"安灯拉绳"，此刻一名监管者就会立刻赶来帮助护理患者或拿取更多的吸入管，这样技师就能专注于他们的本职工作和患者护理。

在这个案例中，并没有一个流程或机制能帮助磁共振技师处理三级问题：缺少可靠稳定的管理系统。她并未向监督员汇报情况，也没有引起领导对此问题的重视，直到第二天，她才同在磁共振室外工作的咨询人员（相比之下，监督员常常离开自己的监管区域，去参加会议）讨论这个问题。这个团队几乎错过了调查、学习和改进的好机会。

但在精益环境中，团队会立即召集一线工作小组，包括磁共振技师代表、呼吸治疗专家代表、麻醉师代表、护士代表和管理人员代表。此小组可能在工作间隙或下班后开会讨论此次的问题，寻找解决方案。在问题严重危及患者安全时，管理人员和团队可能停止所有流程，直到找到问题根源，完全消除隐患为止。

在这个例子中，我们要问一问为什么屋里会没有任何吸入管。事实证明，关于负责补充磁共振室内物品的人员分配和物品补充时间间隔等问题，该科室并没有明确的职责规定或稳定的标准化操作。这时，科室可以考虑制定关于磁共振室物品补充的标准化操作，包括明确物品使用后负责采购补充的人员，以及物品未及时得到补充时的应急补救措施，以防止再次置患者于危险中。

该团队研究了没有吸入管库存的所谓"自动"存储柜后，讨论了这一技术的一些缺陷。首先，如果工作人员取出物品时没有按下按钮，补充库存的电子信号就不会正确地发送到材料管理部门。而且，关闭的存储柜使人们无法对库存进行可视化管理，库存过低或为零时，人们也很难透过玻璃门看到实际库存水平。该团队开始讨论创建一个简单、可视的双箱看板系统，管理存放不向患者收费的非贵重物品。这个系统可能比存储柜效果更好，成本更低。

此外，该团队在学习 5S 法和可视化管理后，意识到墙上没有足够的夹子放置所有必需品，包括吸入管。一些物品被塞到抽屉里，这样很难一眼看出物品是否缺少。经理订购了更多的磁共振安全夹代替抽屉，解决了这一问题，这种改善也能减少抢救危急病患时所需时间。

团队虽然一直坚持在磁共振检查前按照清单询问检查患者，确保患者身上或体内没有金属，但没有一张类似的清单能让工作人员在每次检查前，对照核实所有所需物品是否到位。这显然是一个可改善之处。

最后，这次问题也为管理人员、总监和高层领导提供了一个讨论他们现有企业文化和管理系统的机会。为什么员工不习惯寻求帮助或向上反映与患者护理相关的问题？为什么在出现问题时监督员和管理者无法给予帮助？为什么企业文化会强调立刻解决一级问题，而不重视查找根本原因，改进系统？高层领导怎样来创造一个能持续优化服务质量的环境？

这些改进方案是该部门持续精益改善的一部分，强调了 5S 法、可视化管理、看板补充和标准化操作的重要性，并且显示出这些方法是如何解决过去影响患者护理并给员工造成压力的实际问题的。在事件发生 24 小时后，这名磁共振技师才将这个故事告诉了一名外部咨询人员（而非自己的监督员），她有些担忧失望，原因有两个：在此次检查过程中，患者可能会受到伤害；同时，她也担心如果不对流程进行改善，这种情况很可能会再次发生，造成不幸的结果。正是在这种情况下，精益改善和浪费减少的方法能在体现对患者和员工尊重的同时为他们提供服务。

结论

医院实施可视化管理、5S 或看板等精益工具或方法的出发点不应是照本宣科或顺应精益潮流。使用任何精益工具的目标都是解决工作场所的问题，减少或防止扰乱员工工作和患者护理的浪费。任何方法都不应仅使用一时，而应是可持续管理系统的一部分。这种管理系统会确保这些精益方法的持续实施，推动持续的改善，尊重患者和员工。实施这些方法不仅能够减少浪费，还能消除员工的抱怨，激励他们参与到改善工作场所的活动中来。

精益课堂

- 可视化管理帮助暴露问题并且避免沟通不良和浪费。
- 5S 通过改善组织形式和可视化方法来减少浪费。
- 5S 并非一时之事——它是一个应当长期坚持的，能维护和改进工作场所组织方式的方案。
- 最常用的物资和物品应被放在离使用地最近的地方。
- 把杂物藏在柜门后面的举措不能从根本上解决组织不力的问题。
- 可以通过使用卡片、塑料箱或者电子信号实施看板。
- 看板能节约大量时间。
- 在材料库存方面，我们应该折中库存成本和断供损失。为了避免断供，医院应该保证库存量。
- 系统中的变量增加时，我们需要更多的安全储备来保证日常工作的顺利进行。

思考要点和小组讨论

- 在我们的领域内有哪些信息匮乏的例子？导致了什么样的浪费？我们能否使用可视化管理来消除这种浪费？

- 每天因为组织不力要浪费掉多少时间？那些时间本可以被利用来做什么？

- 我们如何以精益方法来节省时间？

- 在现存的材料管理系统中，我们正面临着什么样的问题？是什么导致人们囤积货物？

- 能否计算用在一个因为库存短缺或中断而受伤或将死病患身上的（财力、人力）支出？

积极解决问题根源

一场本可避免的关于玛丽·麦克林顿的悲剧

发生在弗吉尼亚梅森医学中心的玛丽·麦克林顿死亡事件在病患安全领域众所周知。2004 年麦克林顿本应该注射造影剂，却在注射了一种防腐剂溶液洗必泰后死亡。在她的诊断流程中，托盘里的不锈钢碗里有三种清澈的液体：防腐剂、造影剂和盐水溶液。按照相关放射科医生的需要，一个经验丰富的技术员事先将一个空的注射器标记为"造影剂"。然而，之后他却说他注入注射器的是防腐剂，而不是造影剂。精益思想家意识到了这种情况下潜在的系统性误差，就算是训练有素的人员仔细操作也无法避免。这种导致玛丽·麦克林顿意外死亡的失误随时都有可能发生。

在这个"重大"的日子之前，医院已经把棕色的碘溶液替换为了清澈的防腐剂。对于这个事件，有种说法说医院是"最近"更换的，但是另一种说法却说在麦克林顿死亡之前，透明的防腐剂已经在那里静置两年了。这都是事后诸葛亮，但有人可能会问，像这样的风险是怎样被置若罔顾的。卷入这一事件的技术专家卡尔·多尔西，在事发两个月之前已经知道了这个变化（棕色的碘溶液替换为了清澈的防腐剂），并且向他的上级提出了这种"设置"上的隐患。这种失误并不是不可预知的风险导致的结果。技术专家知道，他的上级也知道，但这种风险依旧存在。

麦克林顿，一名 69 岁的社会工作者和他的家人不幸地遭受了这种本可避免的失误，技术专家要为此承担后果。在这次意外事故之前，多尔西有着 34 年"完美无瑕"的职业生涯，这其中有 17 年是在弗吉尼亚梅森医学中心任职。他"被州处以罚款，接受惩处，被医院解职"，尽管他并不确定到底是他还是医生注满了注射器。多尔西对这一事件反思道："错误难免会发生，我们也是普通人。"

丰田哲学最初被称为"尊重人性"的体系。这意味着我们不仅仅尊重个人，我们同样尊重我们的人性——我们人类的本性。人类并不完美。就算我们再怎样小心翼翼，错误也在所难免。正如世界卫生组织的前首席卫生官员利亚姆·唐纳森阁下所说："人为的失误是不可避免的，我们永远难以消除。但是，我们可以消除体系中那些使失误更容易发生的问题。"

在麦克林顿死后，防腐剂被替换为用棉签使用的凝胶，以消除日后给病患使用时将洗必泰和造影剂混淆的风险。我们只能希望类似的系统风险已经被每一个医院予以重视，而非等着在另一个悲剧发生后不知所措。

改善医疗质量，提高患者安全性

正如我们在第 5 章所看到的，质量是精益的两大支柱之一。医护行业推行精益理念至高无上的目的就是提升医疗服务质量，提高患者安全性。当然，多亏医疗诊断技术不断进步，医院以及医疗护理的发展正在挽救着许多生命，但是现代医院的复杂性却使得医院的流程和价值流难以得到管理。阿图尔·加万德博士说过，"在医学上尽管我们都想个人主义，但是一些问题的复杂性要求我们团结一致才能获得成功。"尽管没有出现更多的过错是对许多医疗工作者不懈努力的一种证明，但医院领导必须努力创造出一种使医疗失误和患者损伤大幅度减少的环境。

有多少患者由于医院那些本可避免的失误，而遭受着伤害、感染，甚至是死亡？各种来源的统计使用不同的估算方法，都企图测定出这些根本无法确切得知的伤亡人数。有些研究则依靠医疗记录，但记录中这些过失的本质可能没有被上报。虽然存在一些自愿上报的机制，但很难说所有医院及相关人员都会如实上报所有的过失。许多错误可能未被发现，因为通常很难说是一个过失导致了死亡还是这个过失仅仅促成了死亡，因而引发了与数据相关的更进一步的问题。

然而，人们普遍无法接受这个问题的相对规模——无论数字是多少，可以肯定的是太多的患者正在遭受伤害，而且大量的失误是可以避免的。这是一个全球性的问题，并不是仅限于某些国家或某些纳税机构的问题。我们已经证明，提高质量的精益方法能够减少可预防的伤害、感染乃至死亡的数量。精益不是一种能够立即消除所有失误的灵丹妙药，但精益工具和思想能帮助医院和医护人员减少可预防的失误。

医疗质量提升的文化障碍

医院要克服一些长期存在的文化障碍，这样提高质量的精益方法才能奏效。我们必须改变"对犯错员工记名、责备、羞辱"这种模式，从而营造一种从错误中学习，利用已有知识预防将来的错误的环境。医院应该在预防失误、预测可能发生的失误，或者处理虚惊事件方面更加积极主动，而非只是在伤亡事件发生之后做出反应。提高医疗质量更多的是依赖于领导、文化和创造性思维，而不是某一种特定技术或工具。

麦克劳德地区医疗中心（McLeod Regional Medical Center，位于南卡罗来纳州佛罗伦萨市）的管理文化从责备员工转变为解决问题和预防问题的发生。在全国，平均每 1 000 剂量出现 2 ～ 8 起药品不良事件。而在麦克劳德地区，不良事件的比例却从 2002 年的每 1 000 剂量出现 4 起降低到 2004 年的每 1 000 剂量不到 1 起。临床效果（Clinical Effectiveness）的副总裁唐娜·艾斯哥特说，"我们非常专注于解决问题。我们不否认问题，而是集中精力、竭尽全力去解决它。我们团队齐心协力，一起工作，从来都不会单枪匹马解决一些事情。"

另外一个文化障碍是公众和医疗社区对医疗过失的错误认知。一项研究显示，患者和医生认为那些公开的对可避免死亡数目的估计值"过高"。这还不算那些在错误数据基础上做出的估算。错误的数据其实让现有的保守估计变低了。医生和公众经常将过错归咎于个别医生，而不是整个体系。这种认知已在《人非圣贤，孰能无过》（*To Err Is Human*）这本书中得到证实，因为公众将医疗过失视为"个人所犯的错误"而不是系统的弊病。

把过错归咎于个人这种倾向使得人们做出的反应大多是惩罚或者解雇这些犯错的人，而不是改善体系。看一看几乎所有关于引发广泛关注的医疗事故的新闻报道，你可能看到个人被罚、解雇或者锒铛入狱。高管经常当众批评他们自己的组织，因为他们没有遵循政策和流程，并表示对于此类失误并没有什么"借口"。与其回顾并痛斥个人，其实我们更应该注重团队合作，共同努力，主动防御。领导者是多么重要，因为他们要确保政策和流程始终如一地被落实。

为什么会出现失误

不良医疗事件的出现并不总是个人疏忽造成的，那么为什么还会出现这些过错呢？传统管理理念急于将过错归咎于个人，而精益方法则主张戴明博士所说的 94% 的失误是"源自体系"。《人非圣贤，孰能无过》这本书总结到："大多数医疗过失不是个人的粗心大意或是某特定群体的行为而导致的，这不是某一个人犯错的问题。情况往往是，有问题的体系、流程，还有导致人们犯错误或未能预防错误发生的条件导致了错误的产生。"

个人责任和义务非常重要，不能被轻视。但不幸的是，在很多组织里，"责任"意味着"责备"。也许有人会说，在一个极为复杂的体系中，为了保证质量，让个人承担责任是有必要的，但这样还远远不够。精益的理念不是鼓励我们为有意犯错并为此冒着巨大风险的个人寻找借口。杰出的病患安全专家，包括罗伯特·沃彻特博士，一致认为我们必须要在"无责罚"与"无责任"之间找到一个恰当的平衡点。

将错误标记的药液注进了注射器貌似是一个系统性的失误。可以这么说，在注满药液之前标记好注射器是一种有风险的行为，也许是某人自己的意图。但是，有时候外科医生会因为手术进程被耽搁而感到心烦，比如要等待注射器被注满，因此有人为避免这种情况的发生，反而会做出他明知道有风险的糟糕选择，虽然没有任何迹象表明正是这样的行为导致了多尔西事件。在一个充满恐惧和压力的环境中做出错误选择的人，很可能正是导致意外发生的系统性原因。

违规与失误，失效与事故

违规就是故意违背常规的行为，从定义上看，违规是可以避免的；但是，并不是所有的违规行为都受不良意图驱动。有的时候为了患者的利益，违规可能是正当的和有必要的。例如，一名麻醉师由于要执行紧急手术，可能没有时间记录下所有的常规信息。一名有毒瘾的麻醉师忽略了手术患者需要的某些药物，像这类造成伤害的故意违规，由个人直接承担责任并使用传统的处罚方式会更加合适（虽然我们可能会问，医院以前是否意识到了这个问题却没有采取行动，这就成了一个系统性的问题）。一项研究得出结论，仅有 27.6% 的不良事件是由疏忽导致的，包括故意违反政策法规。事先标注注射器可以被视为一种违规。

另一方面，甚至有可能"失误"牵涉的每一方均目的良好、行为恰当，却依旧出现了差错。失误可进一步分为技能型失误，即非故意行为发生的情况。这些错误包括记忆差错（精神上的差错，比如忘记流程中的一个步骤）以及手误（身体上的失误，比如拧错设备上的一个旋钮）。无意中将错误的药液注进了注射器被认为是一种手误行为。将失误描述成人为的，这不能成为容忍失误或认为失误不可避免的借口。精益思想家致力于创造一种使这些差错都尽量不再出现的环境。

许多错误通常是由缺少培训或缺乏意识而造成的，这是管理者的责任和体系的问题。记忆差错可以通过使用检查清单、备忘录和标准化操作来预防，而手误可以通过预防差错的方法被制止，这点我们将在第 8 章加以讨论。

下面有一些简单的问题可以帮助领导者决定是由于系统性的失误还是有意的违规导致问题的出现。

- 这个失误是否曾经在其他地方发生在其他人身上？
- 其他护理人员或员工是否也在相同的情形下做过类似的事情？
- 管理部门是否应该预先考虑到会发生这种失误？

如果以上问题的答案是肯定的，我们可能犯了系统性的失误，这种失误是不能仅靠将犯错的人从这个流程中清除出去而得到解决的。如果弗吉尼亚梅森医学中心没有做出将透明的液体防腐剂改为用棉签使用的凝胶这一系统性的改变，那么同样的失误或许有一天会在另一个技师身上重演。

公正的文化氛围

精益思想家开始假定问题的发生是出自流程或者整个体系，而不是归咎于个人（除非有证据表明）。在哲学上，精益和一种叫作"公正的文化"的方法有异曲同工之处。

詹姆斯·里森将"公正的文化"定义为"在一种信任的氛围中,人们被鼓励(甚至被奖励)提供重要的和安全相关的信息,但是他们也要清楚地知道'可为'和'不可为'的界限。"一种公正的文化认可个体不应该为他们控制不了的体系问题而负责。说它是"公正的",不仅因为它保护患者远离伤害,也因为它不会由于那些情有可原的人为失误而断送了一个医护专家的生涯。

大卫·马克斯引用卢西恩·利普的话,"唯一一种最好的阻止失误发生的方法就是'惩罚犯错误的人'。"马克斯定义了四种导致医患安全问题的"罪魁祸首"。

人为失误:"还有比这更好的做法。"

疏忽大意:"没有给予患者该有的照顾。本应该意识到潜在的巨大风险。"

鲁莽轻率:"有意漠视潜在的巨大风险。"

有意违规:"故意违反某个规则或者流程。"

有时候可能会有合理的理由来为人为的违规辩解。比如说,标准化的工作要求在检查或治疗患者时戴上手套,但是在某些紧急情况下戴手套这种稍微的耽搁都有可能错过最佳的治疗时机,尽管不戴手套会为患者和医护人员双方都带来一些风险。

"公正的文化"法则帮助和指导人们来判断某些行为是人为的伤害(这时个体由于"有罪"而应受到惩罚)还是系统性的失误(这时个体不该受到谴责,惩罚反而适得其反)。一次失误在下列情况下被认定是系统性的:

- 流程难以捉摸、难以实施、难以理解、存在错误,也不常用。
- 在培训、选择、经验上都存在缺陷。
- 个人并非故意地违反安全流程。

詹姆斯·里森的著作《组织事故风险管理》,是一个很棒的进一步学习的资源。

医疗质量改善的案例

医护行业也有好消息。许多医院正在使用精益方法改善医疗质量,提高患者安全性。弗吉尼亚梅森医学中心(VMMC)由于他们杰出的进步,而被飞跃集团称为"本年代最佳医院"。在贯彻了精益的理念之后，流程上的进步为 VMMC 带来了更好的结果。比如说，在 20 个月里，VMMC 在重症监护病房（ICU）里的静脉血栓栓塞预防率达到 100%，并且将压力性溃疡的发生率从 20% 降低到了 8%，或者说降低至仅 838 名患者。因此，VMMC 自从 2004 年以来，职业责任保险费减少了 76%，并且诉讼请求事件减少了 75%。

威斯康星州的泰德康是引领将精益方法应用到医护行业的知名医院之一。该医院前首席执行官涂尚德树立了一个宏伟目标，即每年将工作上的缺陷减少 50%。这不是一种谨慎的、循序渐进的目标设定方式。这是一个非常积极进取的目标，将会大大激发人们的干劲。

2005 年，泰德康医院开始计算百万机会缺陷数（DPMO），并估测各个领域的工作流程中百万机会缺陷数为 100 000，包括为心肌梗死提供一致的方案护理。如果协议中的某一步没有被遵循的话，一个缺陷就会带来一个"案例"，这将给患者带来风险。这与六西格玛的质量水平（2.78σ）一致，六西格玛质量的目标是百万机会缺陷数仅为 3.4。2006 年和 2007 年，泰德康估算缺陷率已经分别降至百万机会缺陷数 60 000（3.05σ）和 20 000（3.55σ）。总体来讲，他们已经提前完成了将工作缺陷减少 50% 的年度目标，并继续得以完善，意在做到极致，而不只是比过去更好。

在带有更为具体数据的例子中，泰德康已经做到：

- 实验室样本采集的百万机会缺陷数从 941 下降至 100。
- 束性肺炎达标率从 38% 提高至 95%。
- 早期诱发性流产从 35% 减少为 0，婴儿重症监护室的住院时间从 30 天减少至 16 天。
- 当药剂师配药时，每栏的失误从 1.25 减少为 0。
- 在安全地带之外使用华法林的患者从 40% 减少至 0.3%。

样本采集失误是一种比较直接的失误类型。但是在所给出的第三个例子中，泰德康医院开始反思，早期的准备尽管通常是为了孕妇和自身工作的便捷，但却也是一种缺陷。医学证据指出，尽量不要在 39 周以前就进行分娩。

医院可以采取包括标准化操作在内的各种措施以防止医源性感染。在降低医院感染率方面做得成功的医院，已经分析出了插入回路管和导尿管的最佳操作方法。宾夕法尼亚州匹兹堡市的阿勒格尼医院最先将零感染定为目标，这是一个重要的战略方向。其次，一些临床医生将把回路管放置在恰当位置的方法、插入回路管的方法和工具，以及维护回路管的方法标准化。医院还制定了改进的通信方法，为需要回路管的患者提供帮助。一年之后这些方法显现出的效果是显著的。回路管感染率从 1/22 降到了 1/185。虽然这还没有达到零感染的目标，但他们已经取得了巨大的进步。世界各地也取得了类似的成果。在世界卫生组织一项关于使用记事清单的调查中，密歇根州的医院几乎消除了所有与导尿管有关的血液感染，并且重症监护病房（ICU）的死亡率减少了 10%。

阿勒格尼综合医院还发现医疗质量的提高为医院员工腾出更多的时间来解决问题，来使用已知的控制感染的程序，来花更多的时间为患者提供直接的照顾。一些医院现在明白了减少感染就减少了平均的住院时间，这就从本质上提供了更多的空床铺并且创造了额外的容量，显然要比建造更多病房便宜得多。减少分析中心的血流感染事件，对患者、医护人员、内科医师和医院都是有益的。

这种减少感染的努力不仅仅需要正确的过程，还需要有人来领导。引领着阿勒格尼综合医院不断努力进步的理查德·香农博士，在去到宾夕法尼亚大学卫生系统时，向大家重复了这些辉煌的成果。使用了精益的方法和原则后，这家医院在 2 年内血流感染事故减少了 86%，伤亡减少了 29%，还节省了 510 万美元的资金。

寻找根本原因，预防失误发生

我们需要从医院中发生的失误里寻找学习的机会，以防错误将来再次发生。按照精益，一旦发生了失误，最好的做法是问以下这两个直白的问题：

- 什么导致了失误的发生？
- 为了使失误不再发生，我们能做些什么？

精益方法与传统的对待错误的方式不同，传统方式下我们通常会问"谁的错误？"管理者和行政人员通常会推卸责任，依靠惩罚来表明他们正在对这个问题提出解决方案，并要求员工保持谨慎，以预防错误发生。一味地责备对员工是不公平的，这会使员工有挫败感，心生怨恨，反而去隐藏问题。向护理人员强调要小心谨慎，并不能防止那些出现的失误对其他患者造成伤害。相反，精益管理人员从一开始就认定人们在努力地做好工作（道格拉斯—格雷尔理论），并且问这样的问题："尽管出发点很好，但怎么还出现失误呢？"

为了训练解决问题的能力，丰田公司开展了一个两到三小时的专题讨论会。在会上，前30分钟讲授一些基础原则，剩下的时间则是学习应用这些原则来具体实施。在应用过程中，一个目标就是保证提供的药品种类、药物剂量、提供时间以及药品管理的其他方面都百分之百正确。伯尼尼说，任何时候哪一点出现了差错，都会马上指出并且改正。

权宜之计以及修复问题根源的必要性

在采用精益方法之前，我们发现医院员工在日常工作中经常发明和使用一些权宜之计。权宜之计是对一个紧急问题的临时处理，但它并不能阻止问题的再次出现。例如，一支温度计从检查室遗失，所以一个护士就去另一个检查室拿一支温度计以解燃眉之急，但这就为在那个检查室的下一位患者和护士制造了一个新的问题。虽然这种方式在短期内有所帮助，但最终还是会降低质量和效率，因为它注定使我们浪费更多的时间在更正相同的错误上。这种在权宜之计上的创造力应该被引导到解决根源性问题和持续的质量改善上。

迫于时间的压力，员工经常不能更加深入地分析问题和解决问题。在一所尚未实施精益的医院药房，药剂师花费大量的时间检查医生药物处方和患者病例表，寻找错误或是流程中的缺陷。他们经常会找到大量出现在流程中的可预防的缺陷，包括：

- 与患者病例表上所写不符的药物处方。
- 与患者年龄、体重或者身体状况不符的剂量。
- 与患者过敏记录相冲突的处方。

一个失误被发现时，药剂师仅是对其做出更正。药剂师一般不能给最先犯错的那个人提供反馈信息，无论那个人是医师（他可能是写错处方的人），还是某个部门员工（他可能是对医师的口头要求记录有误或执行不当的那个人）。与其责怪个人（很多人可能犯同样的错误），倒不如说很可能是计算机系统的设计导致了失误的发生。药剂师没有时间给那个执行命令的人打电话，查找他的下落，他也不想给内科医生提供建设性的反馈意见，担心得到一个否定的回复。

如果人们没有意识到失误在不断发生，他们就不会开始学着去解决问题，解决问题的过程显然有助于预防失误继续发生。药剂师报告他们每天发现同样的错误，这不仅使得他们由于浪费了时间而感到沮丧，还让他们觉得在和别人一起解决问题的根源上无能为力。当失误出现时，人们通常认为他人不会在意，或其他员工是"不称职"的。我们不应将过错归于个人身上，而应做出改变，提出具有建设性的解决问题的方法。表 7-1 举例说明了一些失误的例子以及权宜之计、推卸责任和解决问题的思维倾向。

表 7-1　解决方案、推卸责任和解决问题的思维定式的实例

出现的问题	应对方案	推卸责任的思维定式	解决问题的思维定式
药物已丢失或不在药品柜里	护士走到其他药品柜或其他单元找药	"药房不帮助我们"	"为什么经常找不到药品？我们怎么合作解决这个问题"
实验室试管上的标签被贴弯了	技术员在试管上重新正确地贴上标签	"助手从来没有正确地贴过标签"	"助手不知道正确贴标签的做法以及对流程造成的影响吗"
医疗记录没有家用喷雾器诊断代码	账务员搜索记录，找到重新编码诊断的方法	"医生办公室不知道如何正确编码"	"为什么多个办公室犯同一个错误？系统性的原因是什么"
EMR 系统很难操作，患者信息分散在太多的屏幕里	护士将所有患者的关键信息写在一张单面摘要里	"IS 和供应商根本不为我们考虑"	"我们可以和供应商合作完成一张报告单或者用单个的屏幕来满足我们的需求吗"
在错误的药品柜里找到了药品	药剂师将药品放回正确的地点	"其他人不小心将药品放错了地方"	"为什么药品放进了邻近的药箱"

当一次失误被发现后，应当在短期内立即予以解决。在以上实例中，药剂师发现药品放在错误的药箱里，但仍应把药品放回正确的药箱中。这种方式可以称为短期对策，以解燃眉之急。我们应该尽快采取解决问题的措施来找出问题的根源，这样我们才可以防止那种特殊问题将来再次出现。

有些情况下，员工为能解决一些常见问题而感到自豪。英雄式的举措经常受到奖励，这些举措显示出一种"我能做"的态度或超越工作期望的意愿。一个员工可能是有名的问题解决专家，经常被叫去为他人解决问题。这些将经常性地提出解决方案界定为"我的工作"的员工，可能会在管理体系被精益的方法改善后感到黯然失色。

采取这些方式可能会对管理者带来挑战，正如一家医院的首席运营官（COO）意识到，当他谈论最近需要消除那些权变措施时，他的员工感到十分困惑。这位 COO 刚进这家医院时是一位入门不久的护士，但已经一步步地升迁上来，员工们都知道正是因为他争当"最佳消防员"的精神才使得他能爬上 COO

的位置。但是这份声明与他 30 年来所表现出的行为相违背，即便他自己一直致力于改变工作方法，逐渐背离充当"救火"高管的道路。

经理和高管们有时候也会采取一些无效的权宜之计。比如说，一位高管可能抱怨护士和技术员经常用电脑上 Facebook 或者 YouTube，因此浪费了时间。高管们往往直接让信息技术部门将这些网站屏蔽掉，而不是询问职员们为什么要这么做，这样一来又导致了其他的问题。一方面，把网站屏蔽掉可能带来一些意想不到的副作用，比如员工很难获取有用的学习视频；另一方面，管理层的这种权宜之计会造成员工们"下有对策"，比如说他们开始自由地用手机来获取想要的素材。

标语往往无济于事。医院不得不寻找更好的方式来解决这个问题，而不是仅仅悬挂标语来警告或者鼓励人们洗手。一家医院曾用一个泛黄的提示洗手的标语，这个标语是 1984 年获得的版权，周围还带有可爱的猫咪、卡通细菌，或者是能引起父母恐惧的警告语。如果这些标语真的起作用的话，手部的卫生问题早就在几十年前销声匿迹了。我们的问题往往更加复杂，所以我们得需要一个不光靠打印店就了事的方法。组织机构的本意都是良好的，使用标语也是觉得它能起作用（也许是他们别无他法）。反过来，我们可以使用"计划—执行—核查—调整"的想法来看待这些标语：它们真的有用吗？如果没有作用的话，我们能找到更好的方法吗？

问"为什么"而不是"谁的错"

当员工似乎在"游手好闲"时，精益的领导者将会问为什么员工们没有专注于工作之中。如果是因为没有直接需要照顾的患者或是因为没有有价值的事情做，员工可以用空闲的时间做一些细微的改善，或者用别的方式为他人提供帮助。不管解决方式是什么，问"为什么"而不是责怪他人或者立马下结论要更为行之有效。

除此之外，当出现失误时，精益方法鼓励我们不要追问是谁犯的错。这又是戴明对精益文化和管理体系的影响。回想一下世界卫生组织的亚姆·唐纳森爵士

（Sir Liam Donaldson）关于消除体系内问题的必要性的引证："人类不可避免地会犯错误，我们不可能消除错误。但我们能够消除促使错误产生的体系中的问题。"肯塔基州丰田发动机制造部前主席康维斯也说过相同的话："你要尊重人……而不是责备他们。或许是流程的设置不是很好，才使得犯错误变得十分容易。"

许多失误的发生不能简单地归咎于一个人。通常受责备的那个人是失误发生时出现在现场的人，但很多失误是由前阶段或其他步骤导致的。一个护士把错误的药物拿给病患时，我们不能仅仅把眼光放在这位护士上，还应该思考导致失误在体系中出现的价值流以及其他原因。当药剂师确实发现了错误的药剂时，我们必须寻根溯源找到失误发生的根源，而不是简单地惩罚药房技术员。

我们的第一个质疑（是什么导致了那样的事发生）引导我们找到解决问题的系统性根源。根源是导致错误发生的根本条件或体系的一个方面。正如这个词暗示的，大家可以想一下树根，我们不能只盯着问题的表面。如果我们已经解决了的问题再次发生，这表明我们还没有发现或解决问题的根源。这就是精益医院必须采用计划—执行—核查—行动（PDCA）这种精益工具的一个原因。任何时候提出一个问题的相应对策，我们必须衡量（通过观察或是度量）或检验效果，以此判断问题是否得到了真正的解决。

一些行为学专家警告人们问雇员问题时不要以"为什么"开头，因为这经常可能引发抵触情绪。在你的精益之旅初期，如果"责备即羞耻"的文化依旧存在，这一点就尤为正确。对此要尽量敏感，并且认识到要想明白一个问题出现的原因，可以通过这样的言语，比如"是什么让错误的药品来到了患者的床边"，而不是"你为什么送错了药"。另一种方法就是要对事不对人，即问"为什么错误的药品到了这个病区"。

始于现场

一名员工向管理者报告有问题发生时，精益领导者要做的第一步应该是去问题发生的现场进行讨论，解决问题。精益方法告诉我们，在现场，而不是在会议室，能更有效地解决问题。置身于现场，我们能亲眼看到并和直接参与那个流程的人进行谈论。当我们来到现场时，我们立刻就可以问"为什么"，以发现是什么导致了问题的产生。

解决问题的精益方法总结如下：

- 前往现场。
- 与参与此流程或存在问题领域的相关工作人员进行谈话。
- 超越表面问题，使用五个"为什么"方法寻找问题根源。
- 跨部门、跨价值流进行研究。
- 在投资或扩大规模之前改善流程。

泰德康的涂尚德博士在他的书《病情好转》（*On the Mend*）中分享了一则故事来阐述这些原则和思维模式。在去往现场的路上，涂尚德询问一位护士关于如此低的医学失误率的事儿。结果，护士坦率地告诉涂尚德她们不会记录这些失误。在一些组织中，这种"大胆的承认"可能会引发冲突和冒犯。

对此，这位首席执行官并没有恼羞成怒，或告诉护士去遵循流程，他的第一个问题是一句真诚的"为什么"。护士回答，没有足够的时间，并且计算机系统中的呈报方法太过复杂。这个护士向涂尚德展示了她是如何得在这个电脑系统中的不同窗口之间忙碌不断并花费几乎 4 分钟的时间才能呈报一个失误。此外，他们害怕报告失误只能带来惩罚而不是改善。这些系统性的和文化上的问题该为管理不善而负责。

提及这个问题时，护士并没有害怕会受到责备或惩罚，而是感到很轻松，这是精益文化的一个正面体现。另外体现精益文化的是，这位医院首席执行官感谢护士开诚布公地提出了存在的问题。涂尚德立刻联系了信息系统部门，并要求他们改善这套系统，从而使上报药品失误更加容易。这是服务型领导的一个很好的例子。

用简单的方法寻找根本原因

找到问题根源的一个有效但很简单的方法是问 5 个"为什么"，这种方法是由日本丰田公司研发出来的。在这种方法下，我们要问一系列的"为什么"，直到我们找到一个看似正确的根本原因为止。"5"这个数字并没什么特殊的魔力，有时，问了 3 个"为什么"之后就能找到问题的根本原因，有时候也可能得问 10 个"为什么"。关键是要超越可能只问一次"为什么"这种更普遍的解决问题方式，因为这只能让大家看到问题的表面症状，而看不到根本原因。5 个"为什么"的方法对于团队特别有效，人们可以知道彼此的想法，并且得到别的部门的共识。为了这个方法能良好地发挥作用，我们需要一个大家开诚布公、少些抵触、少些担忧的开放的环境。

我们可以用 5 个"为什么"的方法对一个流程中的缺陷进行排查，比如，"为什么那个样本到达实验室时没贴标签？"或者"为什么那个护士不用便携式电脑而是返回了护理站？"这个方法也可以被用来问一些一般性问题，比如"为什么患者在急诊部门膳宿？"当我们有多个起作用的因素时，可以运用其他基础的质量工具，比如"鱼骨"表格，或叫作石川表格，有些类型的问题要求更多的分析性和数据性的精确，这将我们带入"六西格玛"方法的领域。

一张鱼骨表格有助于将一个大而复杂的问题进行分解。比如，加拿大安大略的一家医院，认为对于很多患者来说"在院保护日"太长了。"在院保护日"是病患身体康复三天后在医院继续过夜的时间。当医院问"为什么在院保护日这么长"时，往往是因为存在一个简单的根源性问题。一张鱼骨表格允许一个快速改进团队进行头脑风暴，想出不同的原因，正如图 7-1 所示。

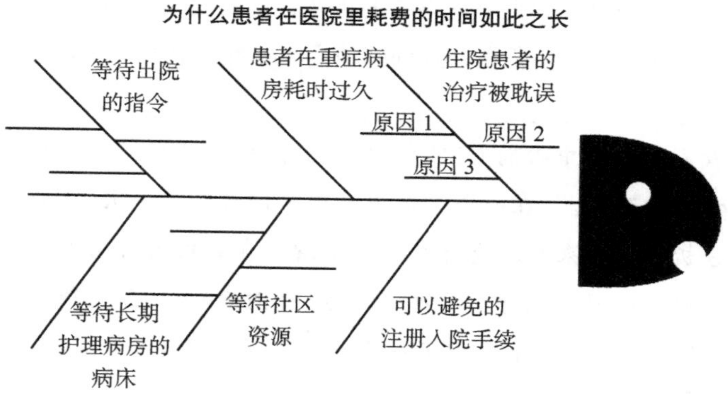

图 7-1　一张鱼骨表格

这些原因当中的一些被认同为问题的罪魁祸首，比如"住院治疗延迟"和"等待长期护理（LTC）病床"。接着又提出了一些"为什么"来进一步探索根源原因或者是能被各种对策理想地解决的原因。各种各样的原因在鱼骨表格上表示成更细小的鱼骨。这个团队认为长期护理（LTC）病床的容量超出了他们可接受的范围（需要改善 LTC 设施的流程或者增加政府预算）。但是他们继续问为什么患者的治疗会延迟时，原因包括"患者没有被充分地动员起来"。这样一来，鱼骨的另一个分支可以像这样继续划分：

1. 患者的治疗为什么耽搁了三天？

a. 治疗计划不明确。

2. 为什么治疗计划不明确？

a. 治疗计划的责任归属不明确（这只是其中的一个原因）。

3. 为什么责任归属不明确？

a. 注册护士和医务部的角色定义不明确。

4. 为什么？

a. 不清楚哪一个医生该承担最大的责任。

5. 为什么？

a. 电子公告栏没有更新。

6. 为什么？

关于"在院保护日"的这个大的问题似乎是无法解决的。但是，该团队非常振奋有能力解决一些导致大问题发生的诸多小问题，比如改善电子公告栏的更新速度。这样做又会提出他们也解答不了的难题，这就使得他们去和单位团队合作，以便在现场更好地理解问题所在并且询问他们（或者其他人）解决问题的方法。

新伦敦家庭医疗中心的 CEO 比尔·施密特说，"我们体会到了'解决基层问题'方法的强大。"在一个事例中，职工们召开了一次 10 分钟的"小型根源问题分析会议"来应对患者数量的下滑。在简短的讨论过后，紧接着就是迅速地利用"计划—执行—学习—行动"（PDSA）循环过程来检验那些想法，而不是像很多组织机构一样开一个 6 个小时的讨论会。

A3 问题解决法

在世界上各医院日渐受到欢迎的问题解决法是"A3"。A3 的名字来源于大致 11×17 英寸的国际用纸的尺码。这个方法在 20 世纪 60 年代起始于日本"质量研讨小组运动"的一部分，但逐渐发展成丰田解决问题、制订计划和数据报告的一个标准格式。比纸的尺码和给定的模板更为重要的是有组织的问题分析（A3 的左侧）和 PDSA（A3 的右侧）以及嵌入文档中的思考和科学方法。

A3 问题解决法应该嵌入精益思维和实例。图 7-2 给出了一个 A3 实例。在事件和背景陈述的写作过程中，A3 的作者一定要注意不要过快进入解决措施阶段。一个 A3 的标题是"让所有患者在上午七点之前进入手术准备室"，就过快地涉及了解决措施，因为这个实例涉及的更多问题不会按时出现，一个更好的事件或标题应该为"按时开始的第一个案例"或者"改善中的手术室"。

问题　患者抱怨饭菜送到康复病房时已经凉了

背景
患者对热饭菜的满意度调查结果表明满意度不足 80%。在到达康复病房之前，饭菜放置在大型手推车里并且通常先得去往其他楼层

当前的状态

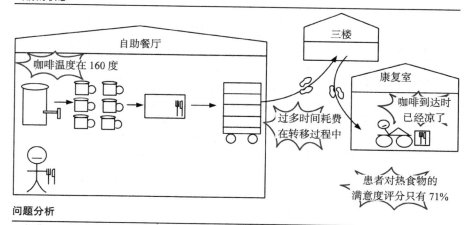

问题分析

1. 咖啡到达患者的床边时已经凉了
　　为什么？ 咖啡并没有在某个特定的温度（180 度）从咖啡壶里倒出来
　　　为什么？ 咖啡壶的恒温器坏了
　　为什么？ 当托盘在组装时，咖啡在杯子里放置了太长的时间
　　　为什么？ 杯子中提前倒了咖啡，并且按照规定和其他待添加的饮料一起装进托盘里
2. 在食物的转移过程中花费了太多时间
　　为什么？ 托盘在被送到康复室之前先得送去三楼
　　　为什么？ 送餐的大型手推车中装有送去多个病房的托盘
　　　　为什么？ 送餐车的设计是为了装载更多的托盘而不是为了更多的患者

a）

图 7-2　A3 问题解决法的一个实例

目标状态　　　　　　　　　标题：康复室中的热食物

到达	蒂姆
经过	简
日期	2007 年 3 月 5 日

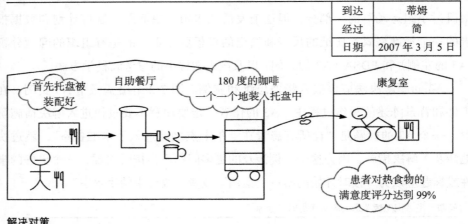

解决对策

1. 修理咖啡壶中的恒温器
2. 在托盘快装配结束时向杯中倒入咖啡，再一个一个地装入托盘中
3. 根据装配顺序将托盘送到患者那儿

实施计划

具体计划	人物	时间	结果
修理咖啡壶的恒温器	简	3 月 12 日	咖啡从咖啡壶倒出来时是 180 度
重新安排托盘的装配顺序，使得咖啡倒进杯子里后立马就能离开厨房	简	3 月 20 日	咖啡在送达患者之前停留在托盘上的时间减少
使用更小的运输手推车，使得它们每次只装载一个病房的托盘	简 / 蒂姆	4 月 1 日	从厨房到康复室的运输时间减少
教育工作人员：从上至下来运送托盘，避免最先装载的托盘停留时间最长	蒂姆	4 月 5 日	送达时托盘还是温热的

成本 / 收益

成本	
修理恒温器	8.5 美元
收益	
患者对他们收到的食物的温度很满意	患者的满意

接下来

2007 年 5 月 30 日—患者对热食物的满意度得分达到 100%

b)

图 7-2 （续）

　　当前的情况并没有依赖于他人的建议或者直觉，而是结合了基于事实的数据，这些数据都是通过亲临现场和细致地观察流程所获得的。在早期所强调的是

"抓住时机"。当前条件可能包括了一个价值流程图或者其他的图示和图形。

在移向 A3 的右手端一侧来谈论可能的对策（"解决方案"一词对于持续的改进而言听起来太过精确）前，我们必须确保我们理解问题的根源和引发因素。为了解决问题，我们必须恰当地定义和理解问题。

精益企业学院的约翰·舒克说，在问题解决法中最常见的三个问题涉及无法正确地抓住时机：

1. 在没有看到究竟发生了什么时就假设你已经知道了问题。

2. 在没有找到事发的原因时就假设你已经知道如何去解决一个问题。

3. 在没有检查它是否像你所预计的那样时就假设你的方法对解决问题起作用。

目标条件（与未来的情形图相似）、对策（我们计划尝试的）和详细的执行计划组成了 PDSA 方法中的"执行"部分。A3 同样提示我们要检查、调整，或者行动。A3 的作者预测哪些定性和定量因素将会被用来评估解决问题过程中的成功。在 PDSA 模式下，我们并不假定我们的对策将起作用。如果我们中肯的评估表明我们的工作没有任何改善，我们会在一种无责罚的模式下转头继续尝试，并从我们所做的尝试和所学的经验中不断反思。

写 A3 并不是有意要作为单独的演练。A3 经常被用来作为团队改善练习的一个部分。正如精益企业学院 CEO 约翰·舒克所说："A3 需要两个方面的作用。"最好的 A3 是一个反复修改的文件，它随着作者和团队更好地理解形势和根源原因、前线工人提供额外的反馈意见、导师提出挑战性的问题并提供建设性的反馈，而不断地改良和调整。

A3 也被一个更大的团队用来从中收集反馈，这为确保问题和根源被理解，以及团队在如何前进方面达成共识而奠定基础。正如呈现给他人的一样，A3 是讨论的成果和书面上的想法进一步改进的基础。一家医院的精益理论倡导者评论道："当我培训 A3 作者时，我总是清楚当他们不得以另一种思路重写一些东西时，当他们同别人分享这个过程时，他们就正在稳步前进。"

高效实用 A3 问题解决法除了从策略上解决问题之外，也引领着人们的发展。涂尚德总经理说：

作为一名精益领导者，在我的发展中 A3 思维方式是批判性的。它使我明白在改善自身工作中，明确地定义问题是最重要的一个方面。在医学领域，对于医生而言比较困难的部分就是诊断。当所有的背景信息（病史）、病患当前的状态（身体检查）和核心数据（实验室分析）都被完成后才可以做出诊断。一旦你理解了问题，治疗就相当明确。这是基本的科学方法思想。它虽然很简单，却改变着你的管理方法。

五个"为什么"方法：以医院手部卫生为例

医院经常在确保护理人员及其他员工做好手部卫生这个问题上陷入挣扎。不同的研究表明，手部卫生的发病率从 30% 到 70% 不等。大家都知道，不干净的双手能传播细菌，引发院内感染（HAIs），伤害患者，延长住院时间，并且增加成本。医院有规定，人们进出病房或接触患者前后，必须洗净双手。管理人员不可能每时每刻都跟随人们来检查他们是否按规范洗手。员工通常很讨厌被监视，害怕被记名。他们更喜欢在改善过程中与他们的领导成为合作伙伴，而不是成为被监控的角色。

解决这个问题应该从问"为什么"开始。问题的重点是要消除人们遵守手部卫生规则的障碍——这不是找借口，而是找到可以合理解决的问题。

一家医院的护士和其他员工组成的团队成功进行了一次应用五个"为什么"方法的实践。在图 7-3 中可以看到他们首次尝试所做出的解答。你可以看到这个问题的答案不是唯一的，而且这个团队还更加深入地探究了某些答案。这种初期的头脑风暴也能够通过鱼骨表格这种工具解决。

很多根源集中在培训、资源和高级领导层这些方面，而不是对某个员工的责备。这个团队发现了几种实际的变化用以进一步鼓励保持手部卫生，比如使医用推车的使用更加方便，人们就可以把手腾出来。更多的培训能教会人们只需使用洗手液，而不是交替使用洗手液、香皂和水。洗手液已经放到了每一间病房，以及很多其他地方，但把洗手液放到便携式电脑上是可以采取的另一种做法。另外，采取更多的措施使医用手推车随处可用，使用 5S 方法正确地放置和管理手推车，做到"物有其位，物置其位"。

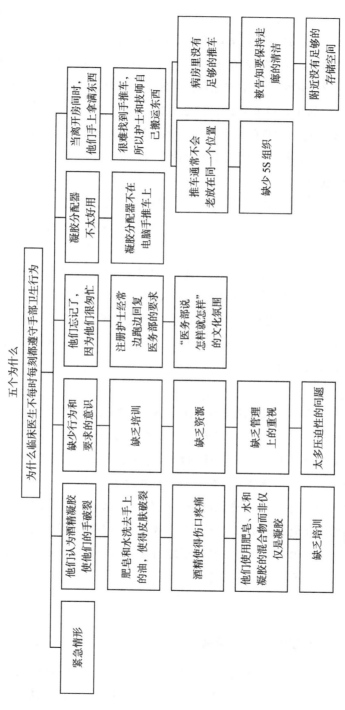

图 7-3 五个 "为什么" 问题解决法的阐述，展示了多个分支和根源原因

时间和工作过度的问题作为洗手的障碍也被提了出来。医院员工和内科医生抱怨，他们太忙了，或在短时间内要照看很多患者。这种情况下，不要把过度工作当作假定的事实，减少时间的浪费能为人们省出时间正确地洗手。如果确实有工作过度的情况，可用生产平准化和标准化操作来确保工作量的均衡分配，这样员工就不会被迫偷工减料来完成他们的工作。

许多实践项目及更困难的文化问题，都可以追溯到最高领导的责任。当我们不再责备他人、不再认为问题的出现是由个人的错误造成时，我们更可能找到更加有效的问题解决方法。

这种五个"为什么"方法是一种万灵药吗？不是，但它有助于我们转变思维模式，即从认为对一个问题无能为力到相信可以采取措施帮助人们遵守手部卫生规范。

如果从稍稍不同的方面看待这个问题，你可能会问，"为什么我们必须要洗手呢？"一种答案可能是，"因为我们接触了患者"。有人建议，一种从根本上解决问题的方法就是避免接触患者，除非特别必要的时候。应对手部卫生问题，一个更完整的解决方案包括，看到有不安全行为时，要对员工进行手部卫生培训，同时领导要承诺妥善应对。

匹兹堡一家退伍军人医院努力解决了妨碍医院员工正确洗手的问题，以及针对"为什么"问题引出的争论。该医院将物品和工具（如听诊器）摆放到每个房间合适的位置。科室开始对所有的病患进行耐甲氧西林金葡菌（MRSA）检测，来正确地隔离载体。用这种新方法，耐甲氧西林金葡菌感染率在短时间内降低了90%。遗憾的是，这种方法只推广到医院的另一个科室。当这个改革方案的主要推动者离开去从事另一个项目时，它也就随之宣告结束了。这说明拥有一个真正的以管理为主导的标准化工作体系是很有必要的，而不是依靠单一的改革推动者。

五个"为什么"的案例：样本丢失

在他们的精益之旅的前几年，一个医院的实验室意识到他们依旧在同先前占主导地位的"羞耻即过失"的文化做斗争，尽管他们在管理方法和部门文化上已取得了局部的改善。

一天，组织学实验室丢失了三个独立的病患样本。这意味着耽误检测和得到结果，并且两个病患要做第二次活组织检查，这增加了患者额外的痛苦并且消耗了额外的时间和资源，从而增加了花费。因为这是一个严重的前哨事件，医院的质量部门做了他们自称的根源分析，最后的结论仅仅就是组织学专家需要重新培训。

实验室的主管意识到这个分析是有漏洞的。一个真正可控诉的根源起因并没有被认识到。他好奇如果一开始的培训就不能避免样本丢失的话，重新培训又能有什么用呢？因此，他开始了自己的分析，并且到工作现场与所有的组织学技术人员交谈，以了解到底发生了什么事。五个为什么分析如下：

为什么样本丢失了？

一名技术专家在那天早上工作量太大了。

为什么？

因为一名技术专家生病了，另一名专家由于堵车迟到了。

为什么技术专家急匆匆的并且在尝试做三个人的工作？

他想在八点（截止期限）之前做好第一个载玻片。

为什么？

他想让病理学专家满意。

为什么？

这是医院的传统文化。

这一观点使得主管从当地的管理体系的角度看问题，而不是从"技术专家"的角度。这个团队同意"八点之前做好第一个载玻片"其实只是一个大致的目标，而不是一个无论如何必须完成的目标。在与那些从生物组织中获取载玻片的病理学家的交谈中我发现，他们没有一个人因为迟到或动作慢而在实验室大呼小叫（已经被专家证实的事实）。主管的一部分回应是为了强调不能为了一味达成某个目标而图省事。

这位主管也意识到当一两个人不在时并没有标准化的工作流程应对人员短缺。如果一人或者两人缺席，工作进程一定会有所缓慢。除此之外，也没有充分的沟通和交流让病理专家知晓载玻片会晚点制作好以及其中的原因（由于人员短缺，工作效率降低）。病理专家也和每个人一样有对于质量和病患安全的顾虑

（并不想弄混病患的样本），他们乐于彼此交流而不是匆匆忙忙和偷工减料。

所以，责备个人的惯例应该转化为优化标准工作流程、深化交流和改善管理体系。实验室主管、管理者、病理专家和团队成员应该仔细思考自身存在的问题，找到积极有效的方法以防止同样的情况和失误再次发生。

丰田解决问题的实践案例

精益解决问题的方法有的可能会很简单（去做吧），也有的会极其严格，比如说 A3。一个问题和分析方法是简单还是复杂，其主线应该遵循 PDSA 法则。

一种更加严格的方法，合并了之前所说的"去到现场""不要立马下结论""分析问题根源"。这种方法有时候被描述成"实际的问题解决法"（PPS）或者"八步问题解决法"。一些人甚至称它为"八步的 A3 问题解决法"，因为这个方法的步骤和一个有效的 A3 方法的思考过程非常相似。PPS 所设计的多步骤方法和全员质量管理（TQM）提倡的结构分析法很相似，因为 TQM 的质量研讨小组经常有 10 个类似的步骤。

PPS 的步骤如表 7-2 所示，并和 PDSA 的循环法相对应。

步骤 1 到步骤 5 重点放在理解问题和当前的形势上。对于步骤 7 和步骤 8，我们将不会一开始就认定每一个解决问题的办法和对策都能成功。如果没有看到预期的结果，如果没有达到自己的目标，或者产生了副作用，我们将会回到前面的步骤，重新尝试。PPS 方法不是一条简单的线性道路。更常见的是，随着我们对问题看得更加透彻，我们反复尝试，不断循环。

表 7-2 "实际的问题解决法"的步骤

步骤序号	步骤	PDSA 流程
1	澄清问题	计划
2	分解问题	
3	设定目标	
4	根源分析	
5	制定对策	
6	实施对策	执行
7	密切关注结果和流程	研究
8	标准化成功的流程	调整

澄清问题

在澄清一个问题之前，我们可能会遇到所谓的"大而模糊的担忧"，比如说"没有人在患者注册登记时为其扫描文书"。为了澄清这个问题，我们将会尝试着用一种更加具体、基于事实的方式来陈述问题。这可能需要在现场观察和讨论，或者收集一些数据。了解情形，回答"发生了什么""何时发生""涉及谁""在哪发生""如何发生"这些问题对于陈述一个问题来说非常重要。一个准确的问题陈述是实际结果和预期结果间的可衡量的差距。

有两种类型的差距："人为的"和"创造的"。一个人为的差距将会在我们的表现没有达到某个目标时出现。比如说，某部门有一个实现患者满意度 90% 的目标，但是当前的表现只能达到 40% 的患者满意度。40% 和 90% 之间的差距可能由多种原因造成，我们可以以改善患者满意度的名义来调查这些原因。一个创造的差距是指虽然当前的目标已经达成，但是领导者决定抬高标准。比如说，一旦这个部门达到了 90% 这个目标，实际和预期的差距将不存在。领导者可能选择将目标提高至 95%，这样一来创造了一种得靠额外的努力才能弥补的差距。

分解问题

分解问题可能包括将范围缩小，使其更加精确、更加让人理解，或者更加容易解决。一个被报告的问题可能实际上只会出现在一家医院的一个部门里。或者我们可能选择去解决一个广泛的问题的子集，正如我们之前看到的"在院保护日"的例子一样。致力于解决那个稍微小点的问题（或者至少改善一点）将会减少患者在院的时间，哪怕只是一点点。一个致力于减少患者满意度中"创造的"差距的团队可能会发现，食物和餐饮是仍存在的患者不满意的最大根源。在 85% 的患者满意度和 95%（设置的一个目标）之间存在着差距。这有助于我们将重点放在我们的努力上。

当数据可以获得时，帕累托图可能是有用的统计工具，来聚焦于解决问题的努力上。比如说，如果"大而模糊的担忧"是"患者对他们的餐饮不满意"，一张帕累托图可以帮助我们理解并且优先考虑患者们不满意的原因，包括食物的味道糟糕、食物的温度不合适，或者食物的种类太单一。"帕累托原则"常常意味着 80% 的抱怨或问题是由 20% 的原因造成的，意味着集中性的改善可能有时候会带来有意义的结果。没有数据的话，团队往往更多地去猜测可能的原因，直到他们可以通过实际检验来证明他们的假设正确与否。

设定目标

在上面扫描文书的例子中，一个团队定义了一个更加正式的问题陈述方式，

"只有 35% 的患者的门诊手术记录扫描到 EMR 系统（电子医疗记录）中，并非需要 100%"。注意，这个问题陈述并没有在责怪他人，没有指出原因，也没有说明解决办法。当团队开始理解为什么文书在 65% 的时间内没有被扫描时，有人走到外科部门和该部门的人交谈。

问题的解决需要适当重复

问题解决团队很快就学到 PPS 方法既非直白的也不是线性的。在分解问题或者设定目标的过程中，团队学到的"前往现场""收集数据""和他人交谈"可能会让他们的进展倒退，并且做出改变。

当和内部人员交谈时，文书扫描团队听到外科部门问道"为什么他们要扫描患者带来的任何打印资料呢？那些是 EMR 才打印出来的资料"后非常吃惊。在听到这个话后，该团队重新开始定义他们的问题，目标不是让 35% 提高到 100%，而是让 35% 降低到 0。如果他们没有这次交谈，他们可能会浪费大量的时间，或者由于解决了一个不是真问题的问题而让情况变得更糟。

对策有助于验证或者反驳根源原因

在步骤 4 到步骤 7 中，团队可能会开始使用之前涉及的工具，包括鱼骨表格和"五个为什么"分析法。很容易想到一个人通过这样的谈论发现了一个根源原因。但是，谈论的根源原因可能只是一个可疑的根源原因。创造和尝试一些对策能让我们验证或反驳那个原因，让我们在实践中回答"我们找到根源原因了吗"。实施对策不仅仅是把事情做了，它有助于更好地理解问题和形势。

在"患者餐饮"的情形中，帕累托和根源分析法可能会暗示患者不满意的主要原因是充电板没有正确地使用进而导致食物温度不合适。再一次问"为什么"可能会揭示培训没有效果或者设备出现了故障。在一个对策尝试之前，所有的都只是一个"理论"。如果一种对策可以改善食物的温度，那么就应该用在实践中。如果修理好出现故障的设备使得食物的温度合适，从而患者的满意度更高，我们就证实了我们对根源问题的理解。如果我们暂时停止这个对策（假定这么做是安全的），问题又出现了，那么我们就能进一步地确定我们的根源分析法是准确而有用的。

使成功的改善措施标准化

在步骤 7 之后，团队可能会意识到他们还没有取得一个可衡量的改善，这意味着他们还没有真正地发现根源问题。他们需要返回去，更好地理解体系或者尝试其他的对策来处理新的可疑的根源性原因。如果一个改变是成功的，步骤 8 就是规范化这个新的方法。正如我们在第 5 章谈到的一样，更新我们的标准化工作文件以及方法能帮我们管理好体系以确保体系的维持和持续的改善，同时伴随着新发现的方法应用在医院的其他部门里。

积极使用"失效模式与影响分析"工具

"失效模式与影响分析"（failure modes and effects analysis，FMEA）方法是一种有用的工具，可以用来识别一个流程中可能出现的失误，并对这些失误按照严重程度加以分类，而不是仅仅在事件发生后做出反应。"失效模式与影响分析"最初是由美国军方在 1949 年研发的，用于预测潜在的差错，并在 20 世纪 70 年代被广泛用于汽车行业。这种方法已经广泛应用在医院输血医学科和药剂科，但也可用来改进任何流程。

一个 FMEA 文件通常要创建一个工作表，依靠团队协作，集思广益，设法找到流程中可能出现的错误。与标准化操作和改善一样，参与此流程工作的人员能最有效地完成失效模式和影响分析，尽管更了解 FMEA 方法论的人能使失效模式和影响分析的过程更容易。FMEA 能够预期诸如导致玛丽·麦克林顿死亡的失误以及在干涉性放射学环境下的其他风险。

为了创建"失效模式与影响分析"方法，我们集思广益，设法想出可能出现在不同领域、不同流程中的不同失误。对于每一种失效模式，团队成员要列出以下 3 个范畴：

- 失误出现的严重程度有多大？
- 失误发生的可能性有多大？
- 发现失误的难度有多大？

每个范畴被赋予一个 1 ～ 10 级的分数（由低到高），将这些数值相乘，就得到了每一种失效模式的风险优先级数（risk priority number，RPN）。为了优先我们的改进（假定我们不能立刻解决所有问题），我们按照风险优先级数将失效模式进行分类。风险优先级数最大的失效模式应最先引起我们的注意。如果一种失效模式发生的可能性很大（10级），不易被发现（10级），还能导致病患死亡（10级），那么风险优先级数便是1 000。

使用"失效模式与影响分析"方法符合精益概念，即我们必须公开、坦率地讨论工作中的所有问题。FMEA只是一种工具。如果FMEA的参与者感到压力，去低估失误发生的可能性和严重性，或者高估他们发现失误的能力，我们的问题避免方法就没那么有效了。为了患者的安全，防治错误的发生，领导必须负起责任，营造出一种开放的环境。再一次强调，没有不能解决的问题。

积极解决险兆（虚惊）近误（Near-Miss）事件

除了使用FMEA来预防错误，医院必须对于险兆事件做出恰当的反应，把每个险兆事件的发生作为驱使流程改善的机会，从而防止同样的险兆或虚惊事件（或者真实的伤害）再次发生。

医院管理过程中一个可预见的差错是没有正确地给患者进行静脉注射。潜在的危险包括注射的剂量有误，或注射的药品有误。一项研究估计，静脉注射的准备过程及注射过程中，69.7%的情况下有差错产生，而且其中的25.5%是"严重的"。在药房里准备输液药物时，虽然多次检查，并且重复检查输液袋是否有误，可错误还是会发生，护士随时可能注射错误的药品。事实上错误不是只出现在药房里，这也证明了100%检查并不是100%有效，即使接下来的流程中也有多重检查。一些问题，如药物不兼容，可能很难通过检查发现，而其他错误是在护理病区造成的，包括错误地设定泵率。

思考如下案例，一个护士规范地对药品进行了检查，在价值流的最后一个环节上发现了失误，这在一个完美的防范错误的过程中是不应该发生的。护士以及医院对这种险兆事件的反应是很关键的。一个非精益组织可能认为护士发现了药房的失误，证明体系起了作用。人们可能会问："问题是什么啊？患者没有受到伤害。"在患者受到伤害之前就发现了错误，这是积极的一面，但这只是一个遏制性的环节，不是一个长期的解决根源问题的方式。这应该被视为一个薄弱环节，它标志着失误可能出现在接下来的流程里。下次护士可能不会及时发现问题，从而导致对患者的伤害。

一个常见的解决方案就是护士立刻更正了错误，比如，拿到了正确的给药剂量。可是真正的问题没有得到解决。如果根本原因没有得到解决，这个失误很可能重复出现。护士可能说道，"我们很幸运。我们希望这样的错误不会再发生。"也可能存在诱惑，使之不报告问题，或隐瞒这个险兆事件。医院员工包括护士，由于工作过多或需要继续护理其他患者，可能没有时间分析解决问题的根本原因。由于相同的系统性原因，失误肯定会在某个流程再次发生。

在麦克林顿案例中，让我们假设一下注射器被注满了错误的试剂，但是另一个房间的人看到这一点并指出来了。这种险兆事件就会极大地成为一个改善流程的机会并且避免了对患者的任何伤害。

在精益文化里，我们需要许多确保根本原因得到解决的条件，这些条件包括：

- 鼓励员工发现问题时，停止工作来解决问题的环境（或者尽可能）。
- 解决问题根本原因的可用时间（从之前流程所节约的时间中空出）。
- 无责怪的环境，员工不会因为提出问题、指出风险就受到惩罚。
- 花费时间帮助员工重新解决问题或为员工尽其职责的管理者应该晋升。
- 跨部门合作，共同解决在前阶段产生但给后阶段部门造成浪费的问题。

海因里希安全金字塔法则

美国铝业公司已经在传统的危险行业里，创建了一个令人可观的追踪记录以提高员工的安全。该公司在总裁保罗·欧尼尔的领导下，寻求成为世界上人们从事工作的最安全的公司，而不是任何员工遭受伤亡。虽然公司里的很多人感到这是不现实的，但欧尼尔还是将零损失工作日设定为唯一可以接受的目标，这个目标是为了要克服自满心理，打破意外难免发生的观念。这个公司将每天的工作损失率由 1987 年的 1.87 降到了 1997 年的 0.42，随后又降到了 2013 年的 0.07（和美国制造业 1.0 的平均水准比较）。美国铝业已经把这些数据更新在了官网上，并且对外说道，"这个成就不仅需要我们领导的努力，也是我们员工的功劳，他们授权承担个人责任来确保他们自身以及同事的安全——尽管那样意味着当他们感到不安全或者不确定时得停下工作。"近些年来，欧尼尔致力于传播这些思维模式以及医护行业的这些成果，包括他在匹兹堡区域卫生倡议协会中和香农博士的工作。

美铝公司提高安全性的关键就是使用了图 7-4 所示的由海因里奇创建的安全三角形，或称安全金字塔。先不管精确的比例，这个三角形告诉我们，我们有大量的机会来应对小型事故，解决潜在的以后可能造成重大伤害或死亡的问题。欧尼尔和美铝公司的管理人员不是只对员工的死亡和重伤做出反应，而是将重点放在险兆事件、小型伤亡和不安全行为上。不安全行为可能包括工作匆忙，接受危险是工作的一部分这种看法，工作时精神不集中，疲劳工作等。

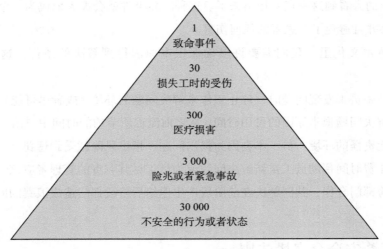

图 7-4　美国铝业的"安全金字塔"

这种观点可以应用到医院里，这对患者保健和员工安全都有好处。例如，据估计，每一起药物过失有 100 起险兆事件。泰德康医疗集团的特丽萨·摩尔之前是美国铝业的一位工厂经理，他回忆道："美铝对险兆或虚惊事件有高度的紧迫感，如果在你的工厂里发生了受伤事件，那么在 24 小时内就会对你执行审查。"摩尔说，泰德康医疗集团现在"处于金字塔的下端"，以避免伤亡将来出现的名义寻找伤亡的根源原因。

相较于用胰岛素代替肝素注满中心线，从而导致患者死亡的每一例事件，还有更多的情况是护士站药品柜里胰岛素瓶和肝素瓶被并排着放在一起。对于每一个静脉注射的过失，许多可能已经出现的情况是，注射液被紧挨着放置在堆放过满的药品柜里，然后导致药品放置位置有误。每次在患者头部的错误部位进行手术，很多情况下都没有遵循"暂停"或者通用的步骤。发现不安全条件时，解决和预防问题根源，有助于避免患者受伤害和悲剧事件发生。

在精益文化中，领导者必须要创造出一种环境，当员工发现不安全条件或看到险兆事件时，鼓励员工或让他们感到有义务说出这些情况。员工不告诉他人却独自"修正"问题，我们必须改变这样解决问题的文化。在这种文化的引导下，我们将解决问题视为我们工作的一部分，而不是将问题视为过程的缺陷。

结论

通过精益方法改善质量，更多的是关于哲学和思想，而不仅仅是像鱼骨表格和 FMEA 等某些特定的工具。领导或组织要改正将过失归咎于个人、隐藏问题、采取权宜之计这些陋习可能要花些时间。领导层可以设定目标，如零感染，强调患者安全事件不应该被视为护理过程中特定的必要部分。但是，除了设定目标，领导者还有责任为员工的日常行为树立提高质量的榜样，这样才能促进有意义和可持续的改进。工具方面的培训能起到作用，但是，建立一种强调安全、质量和解决问题根源的文化是关键。

精益课堂

- 医院要转变"对犯错员工记名、责备、羞辱"的模式，采用更有效的系统性改进方法。
- 大多数失误是由管理体系造成的，而非个人疏忽。
- 审查流程，不要将过失归咎于个人。
- 解决问题，始于现场。
- 不停地问为什么，找到问题根源。
- 使用你会的最简单的问题解决方法，但时刻意识到它是基于 PDSA 方法之上的。
- 精益提供结构化的问题解决方法，但并没有创建一种简单的分析和改善方法。

- 在问题出现前，使用积极主动的方法识别问题。
- 利用险兆或虚惊事件预防将来问题的出现，避免造成伤害。

思考要点和小组讨论

- 从玛丽·麦克林顿案件中学会了什么？卡尔·多尔西失去他的工作公平吗？
- 为什么失误发生时我们往往将失误归咎于个人？
- 如果权宜之计阻碍我们发现问题根源，为什么它还是如此有吸引力？
- 领导者为了患者安全和预防差错，在创造一个公开的环境方面是否负起了责任？
- 如何鼓励员工报告失误、险兆事件和不安全的条件？
- 我们如何能空出时间，正确地解决问题根源？
- 如何将过失转变成学习的机会？
- 我们如何在责备体系和为员工找借口之间得到平衡？
- 是什么阻碍了医院、员工或医生公开问题、过失或险兆事件？
- "零感染"的目标是否起到了激励的作用？为什么呢？你可以做些什么来改变文化，使其觉得"零感染"的目标是可行的？

避免失误和伤害

问题依旧存在

很难确切地知道有多少患者被本可避免的失误所伤害或者因此而死亡。不同的研究使用不同的方法来估测不同国家在这个问题上的规模。1999 年，美国医学科学院（IOM）的一项里程碑式的研究显示美国每年由于医疗失误造成的死亡人数达到 98 000。在 2014 年，哈佛大学公共卫生学院健康政策和管理系的教授兼主任阿希什·杰哈，向美国参议院小组委员会作证，说道："IOM 可能得到了错误的结果。很显然，这低估了遭受本可避免的医疗失误的患者人数。"

在 2013 年，《患者安全期刊》刊登每年估计有 20 万到 40 万的死亡事件是由本可避免的伤亡所造成的，这使得医疗失误成为全美第三大导致死亡的原因。另一则报告则指出大约有 18% 的患者受到伤害，而其中超过 60% 都是可以避免的。2011 年，在《卫生事务》（Health Affairs）杂志的一则研究中，数据显示大约有三分之一的住院情况之下会发生医疗失误和不良事件，并且失误发生的频率可能会比美国医学科学院所（IOM）显示的还高出 10 倍。

医疗伤害不是美国特有的问题，因为在加拿大和其他发达国家中人均死亡率都非常接近美国。不管得出这些数字的具体方法是什么，可以肯定的一点是，有太多的患者受到伤害，并且大多数时候这些伤害是可以通过精益的方法和思维模式避免的。

减少责罚个人

已故的管理学教授彼得·朔尔斯特说，"你的目标是去识别出在流程当中哪里出错了，而不是谁把事情搞砸了。寻找体系的原因，而不是犯错的人。"

近些年，除了在日常生活中发生的、没有告知公众的失误以外，很多知名度较高的失误都已登上了新闻版面。乔西·金，一个18个月大的女孩，在医生已经改变了她的注射指令之后，一名查房护士仍给她注入了额外的吗啡，导致她死于约翰·霍普金斯医院。她本应该快要康复了，但这次失误使她的脱水更为糟糕。乔西惨案使她的母亲索雷尔和诊所的领导彼得·普罗文奥斯特博士不知疲倦地向医护专家、患者传授优化流程、体系，以及相互交流之间的必要性。

演员丹尼斯·奎德的双胞胎宝宝在位于加利福尼亚的雪松西奈山医院的新生儿重症监护室（NICU）接受护理时，由于多名护士错误地给他们注入成人剂量的血液稀释剂肝素而受到伤害。大量不该发生的流程失误造成了这样的结果，护士并未检查这是否是成人用量，因为药剂师之前从不会将成人用量的药品送到新生儿重症监护室。而且，肝素和Hep-Lock的包装过于相似，凌晨两点在一间昏暗的屋子里很难分辨两个淡蓝色色调的包装。令人心痛的是，在印第安纳州印第安纳波利斯医院造成三名婴儿死亡之后，与其环境布局类似的雪松西奈山医院也未能避免这种医疗伤害。

在这个事件过后，雪松西奈山医院的首席医疗官迈克尔·朗贝格博士说，"这是一个本可避免的失误，它没有遵守我们的标准化政策和流程，这种事故也不应该在雪松西奈山医院发生。"类似这样的情况说明领导者还需要多加监管和管理标准化的工作流程（正如第5章讨论的一样）。要积极主动地查明没有遵守标准化工作的失败例子，而不是在伤害发生过后才有所反应。领导者一定要致力于确保员工能够遵守政策和流程，并且改善培训、减少浪费以确保员工能有足够的时间来把工作做好。

戴瑞·伊森案

这是报纸上的另一个典型的重大案件，戴瑞·伊森，由于另一份实验室样本信息被错误标记在她的信息之中，导致她接受了根本就没有必要的双乳房切除手术。由于信息的混淆，不仅使得伊森被误诊为癌症，另一位病患的癌症病情也遭到了延误。新闻报道总结了这段关于责罚个人的文字，处理此项案件的私人病理实验室的首席执行官这样说道："那个对混淆信息负主要责任的技师将永远不会再出现在这里。"

另一份报道揭露了这样的细节，"处理伊森检测的这名技师向他的上司承认，他有的时候同时处理多个样本来减少工作量，并且在标记时不会核对患者的初始信息。"这听上去是一个标准化工作流程没有被遵守的情形。如果真是如此，那么原因何在呢？

有人可能会问，这种偶尔图省事的方法是不是实验室常用的惯例呢？同时处理多个样本大大增加了失误的风险，为什么这种事情还会发生呢？尤其是在一次处理多个患者的载玻片并不能节省什么时间的情况下。精益思想家怀疑在某种情况下技师的工作量太大，或者他们处于极大的压力当中，想更快进入工作状态，但又超过了他们的实际能力。

如果上司之前知道下属偷工减料，那么他们的责任是什么呢？上司本应确保标准化工作（一次处理一个标本）的顺利进行，并且工作环境和工作量都允许人们可以在保证质量的同时完成进度。那个首席执行官说那个技师再也不会在这里工作了，那上司呢？首席执行官的责任又是什么呢？正如爱德华·戴明博士所写的那样，品质源自顶尖的管理。

伊森的案例并非是第一起，因为其他的案例也报道过，甚至强调"批量"和同时处理多项任务是罪魁祸首。正如图 8-1 中，在很多医院我都见过这种"批量"处理样本的事情。这三堆载玻片都被放在工作区中，每一个都被标注不同患者的信息。当实验室的管理者被问到失误发生的可能时（回忆一下第 7 章讲过的失效模式和影响分析，FMEA），管理者答道："没事，我们的工作人员都很仔细。"认真仔细的人员是一个良好的出发点，

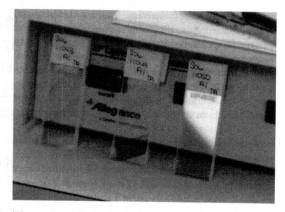

图 8-1　三个载玻片代表三个不同的患者，从而造成了失误的风险

但不幸的是，这并不足以保证完美的品质和患者的安全。要保证完美的品质，我们需要精益方法，例如防错（error proofing），以及精益思维模式，试着去找体系的缺陷而不是责罚个人。

通过预防差错从源头创造品质

通过检查和避免失误来从源头上预防差错（源于日语单词 jidoka，原意为"自动化"）是丰田生产体系的支柱之一。自动化的历史甚至可以追溯到丰田公司生产汽车以前。丰田佐吉发明了一种可以在线断时自动停止的织布机，使用它可以节省时间、提高生产效率、减少面料的浪费。正是这种自动织布机为丰田公司和精益方法采纳者的产品质量控制带来了灵感。

回想奎德的例子，尽管迄今为止我们医院没有出现过因弄混胰岛素和肝素导致患者死亡的案例，但出错的可能性和不安全因素也许依然存在。若能避免类似的失误发生，将有益于患者（保障他们的安全），有益于员工（规避他们卷入系统性失误的风险），更有益于医院自身（避免被提起诉讼，维护医院声誉）。

小心谨慎还不足以避免出错

当管理者责备个别员工犯错时，他们头脑中隐藏着一个不切实际的假设，即只要员工多加小心就能避免出错。人们通常把失误归咎于员工的粗心大意。医院里随处可见的警告、注意、"小心"之类的警示牌正体现了这样的思维方式。如果标志牌或备注足以使人们避免出错的话，我们早已解决了不光是发生在医院，而且存在于周围世界的所有质量和安全问题。

有一种很好的实践方法就是对某一部门进行"现场管理"，寻找那些提醒员工要小心的警示牌。每个警示牌都表明在实践过程中存在问题，并且这个问题在防错体系中没有被妥善地从源头上解决。或许一家医院里所挂警示牌的数量可以作为衡量它是否"精益"的标准——更少的警示牌表明很多问题已经得以解决和预防，从而也就不再需要那些收效甚微的警示牌了。

例如，我们在药房也许会看到这样的警示牌："送药时，请勿遗漏冷藏药品。"这说明类似的差错至少出现过一次。我们需要问自己为什么会遗漏这些冷藏药物。在药品被送出药房之前，难道该部门没有一个标准的核对清单吗？或是冰箱是否处于不便的位置，以致员工在匆忙之时容易遗漏冷藏药品？

　　一家医院的实验室用两台分析仪做了相似的测试。对于一台分析仪，五个样本管被装在一个塑料支架里，该塑料支架随后插入到这台分析仪中。另一台分析仪在装载槽上有一则生产商印在上面的警告语："设置统计样本支架时，确认样本支架的方向。"当被问到样本支架插错以及方向设置错误的频率时，实验室主管说发生得非常频繁，还造成了支架卡住，不能正常加载的情况，这耽误了测试结果进而浪费了时间。前一台用作备份的分析仪，是用来防止失误的，这使得在一个向后的方向加载样本支架不太可能。这是一个比警告语要远远更加有用的方法。

　　护士站里可能到处都是警示牌，比如"避免把注射器过紧地拧入微径管里"。针对这种情况，医院采购了一种新型管，这种管的接头处有"小翅膀"，易于操作，因此护士也就不会借杠杆之力拧得过紧了。若想从源头上解决问题，我们也许应该把更多的注意力集中在管子的设计或是医院的采购决策上，而不是叮嘱护士要多留神。太多的标语本身就向我们显示了安全风险。如果每一个标语都是重要的警告，人们可能就会和周围的人有太多令人疑惑的对话，正如飞行员所说的"警告疲劳"那样的感觉。

　　当然，我们并不是想在有效预防问题发生之前就边走边摘掉那些警示牌。警示牌充其量只不过是一个短期的应急措施（或者一个问题的征兆），最终取而代之的将是一个可以根除问题的解决办法。

为什么百分之百的检查不是百分之百有效

　　医护行业的组织机构倾向于依赖检查和双重检查，这样做的关键在于他们接触患者之前就能发现问题所在。预防失误的发生要比检查失误更好，原因有很多。首先，如果靠大家去检查他们自己的工作或别人的工作，人为失误的危险就会随之被引入到工作流程中。比如劳累了一整天后，实验室技术人员可能会忘记检查。这个问题很好解决，我们可以让技术人员轮流工作以保持头脑清醒。或者，我们还可以准备一个填有每个患者病例的清单，类似于飞行员每次起飞前所使用的清单，正如在第 5 章涉及的一样。要求人们不疲劳是不切实际的，而且违反了精益"对人尊重"的原则。

新闻曾报道，罗得岛医院（Rhode Island Hospital）在 6 年间先后发生了 4 起错误部位的脑外科手术事故。此事证明，增加额外的检查并不能保证人们有效地预防手术差错。在 2007 年 7 月发生了一起医疗事故，此后人们要求医院必须另外增加一名医生在手术前再次检查正确的手术部位（一种形式的检查）。即便如此，8 月又发生了一起错误部位手术事故，于是，又增加了一次检查。自从上次住院医生犯错之后，现在医院要求在实施脑部手术过程中，主治医生必须在场。院方似乎在责备那些住院医生，认为他们在无人监督的情况下无法完成工作。新参与到手术当中的主治医生的部分职责就是检查住院医生的工作。人为失误很可能导致先前发生在第一次额外检查时的失误再次发生，而主治医生的监督工作也许还会受到这类人为失误的影响。如果更好的防错方法和标准化操作得以实施的话，住院医生就可以毫无差错地独立完成本职工作了。精益思想家会问为什么这些失误会发生，同时寻找导致相同的失误屡次发生的系统性问题。

艾瑞克·克洛普，一名俄亥俄州的药剂师，因为一场医疗事故误杀了一名两岁的女孩艾米丽·杰瑞，而于 2009 年被判入狱。克洛普因为没有发现上一级药剂师由于分心和违反标准化工作流程引发的失误而受到责罚。任职于安全用药学会的迈克尔·科恩也声称克洛普就是替罪的羔羊，只有关注引发这种惨案的流程，医护质量和病患安全才能得到切实的提高。艾米丽的父亲，克里斯·杰瑞，在听证会上见到了克洛普并公开原谅了他。克里斯毫无保留地指出个人由于系统性失误而导致的牢狱之灾的不公。卢西恩·利普博士，作为一位全世界知名的患者安全专家说道，"我认为判罪是一件糟糕的事情。在每一个场合下，都有显而易见的原因来说明为什么一个错误会发生，并且这些原因都和人们工作的体系以及应该对此负责的机构有关。"

当多人同时或依次负责检查产品是否存在缺陷时，人们通常存在侥幸心理，总是想即使我没发现失误也有其他人会发现的。或者人们都想看到期望看到的（没有失误），而不是实际上发生在面前的事。在某个医疗卫生系统的财务部门，多达 5 名员工负责检查病历表，以确认各项细节如主任医师的名字等是否准确无误。即使经过多次检查，人们还是会经常在最后一个检查步骤中才发现失误，有

时甚至交出错误的支付提交书。

防错的类型

防错被定义为通过创造设备和管理方法来实现产品的零缺陷，或用廉价、自动化的装置检测流程结果，从而判定管理质量是否可接受。防错不是一项特定的技术，而是一种思维方式和方法，它要求人们创造性地设计仪器设备、规划工作流程、管理工作进程。

让出错成为不可能的事

在理想状态下，防错措施应该可以百分之百地有效预防失误的发生。在日常生活中，不妨想想汽油泵喷嘴的例子。柴油喷嘴比汽油泵喷嘴大，因此不适用于无铅汽油车，也就无法出错。比起仅靠写着"小心，别误用柴油给车加油"的警示牌，以上的防错措施更加有效。然而，这种防错方法并不能预防反向失误的发生，也就是把无铅燃料加入柴油车里（这种失误虽然会给柴油车引擎造成伤害，但远比将柴油加到常规汽车小）。

在医院里，我们也可以找到百分之百防错的例子。医院中也可能发生和汽油泵事例类似的失误，即气体管线连在了墙上错误的接头上。许多调节器和气体管线都有管脚和标定指数，以防止使用者接错线，如把氧气错接成医用气体。医用气体的防错连接器如图 8-2 所示。不同的管脚比单独的颜色编码更有效。每个接头所对应的气体管线均不相同，而且无法绕开该体系以使其适用于其他气体管线。

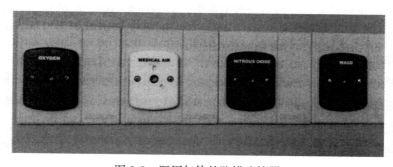

图 8-2　医用气体的防错连接器

另一种可预防的失误就是将错误的试剂注入错误的静脉。在过去 5 年至少被报道了 1 200 次，考虑到实际上往往会少报失误事件，实际情况甚至比这还严重。一些医院已经将原有的导管换成一种不能同供液管相连接的输液导管，而不是向医护人员强调要小心谨慎。类似于气体线路防错法，这也是一种很有效的失误预防法。同样，一个防止错误连接的物理设备比简单地给管线用颜色编码有效得多，正如一些医院已经做到的那样。

2006 年，威斯康星州的护士朱莉·涛由于向一名 16 岁的即将分娩的母亲注射了硬膜外麻醉而不是抗生素被宣判入狱。用药安全学会的简报上说：如果硬膜外麻醉的容器、试管和连接器与静脉注射药物所用的大不相同，这种失误就可能避免。事实上，联合委员会于 2006 年早期就警告过这种线路危险，然而还是以病患死亡、护士入狱而告终。

让出错变得更加困难

要在一个工作流程中，完全避免出错不是一件总能办到的事情，因此我们可以把既定目标设为"让错误很难发生"。例如，我们每天都在使用一种生成文字处理文件（或电子邮件）的软件，可能我们会出现以下失误，无意间点击了"关闭"键。这个操作也许会导致数据的丢失。针对这个问题，大多数软件要求用户确认此步操作，自动弹出对话框并询问："确定要关闭吗？"即使有此确认步骤，用户还是有可能无意间点击"确定"键，但此类失误发生的可能性较小。比"确认操作"更加完善的防错方法则是设计一个可以持续保存文件信息的程序，从而防止或最大限度地减少数据丢失。另一种类型的失误则是忘记在发送邮件之前添加附件。软件上有寻找"附加"或者"添加附件"这类词语的选项，因而很好地为忘记添加附件的用户起到提示的作用。

在医院里，有一种输液泵存在着一个众所周知的问题，即极易发生数据输入性错误——人们甚至给它起了个名字叫"双键弹簧"。键盘经常错误地输入一个重复的数字：如果护士键入数字"36"，它可能就会被误输成"366"，结果导致用药过量。有些医院已经张贴警示标志，要求员工当心此类失误。其实，更好的解决办法是把警示标志换成一种软件，它会在重复的数字出现时或无意中输入的剂量超出某一特定值时，询问操作者"你确定吗"，并要求得到有效答复。但是这种方法的效果还是不如重新设计一款仪器，毕竟它不是能彻底预防失误发生的方法。这样的一个改变无法避免将 9.0 输成 90 的错误，因此还是需要用多种对策来解决复杂的问题。

药品方面的失误是危害患者的常见原因，对此，很多医院已经采取了药品管理防错措施；但是一些专家估计，平均而言，每天在每位患者身上仍然会出现一次药品上的失误。他们使用了自动储存柜作为防错措施，因为自动储存柜可以帮助护士确认是否给患者取出了正确的药品。使用自动储存柜时，护士必须扫描一个条码或是输入密码才能显示出她们正在给哪位患者取药。这个由电脑控制的储存柜只会打开存有正确药品的抽屉（有时是个人储藏箱）。有了自动储存柜，护士就很难取错药，可是失误仍然还是会发生。

- 护士即使打开了正确的抽屉，也会取走个人储藏箱里错误的药品（某些电脑系统会使护士犯这种失误）。
- 药剂师可能会把药品装入错误的储藏箱里。
- 药品包装盒里可能装入了错误的药，药剂师按照包装盒的药名装入了正确的储藏箱里。
- 即使护士从储存柜里取出的是正确药品，也可能送到错误的患者手中。

当我们采取防错措施时，一定要当心，千万不要太得意或过度信赖这个特定的防错手段。只有在每一个步骤都进行更广泛的分析并运用防错方法，才能在整个工作流程当中恰当地预防错误。

通常，如果我们有了预防失误的理念，我们可以用一些简单经济的防错手段改善我们的工作场所。例如在某一实验室中，人们在短时间内实施了两项简易的防错办法。在其中的一个区域中，离心机上用来控制时间和速度的调节柄很容易被路过的人撞到。技术人员没有悬挂写有"小心"的警示牌，而是在调节柄上放了一块醒目的本该扔掉的包装用塑料布，如图 8-3 所示。这种防错方法不用花一分钱，而且比制作警示牌要快多。这种思维方式恰恰可以帮我们解决如何预防错误发生的问题。

在微生物区，员工要把样本送到一个柜台上。样本的正确放置位置在柜台的末端。为了方便，他们总是想把手伸过柜台而不是走到柜台的末端。但柜台上有一个小焚化炉，对这个区域不熟悉的人在把手伸过柜台时很容易烫伤自己。针对这一情况，管理者并没有张贴警示牌，而是让维护人员安装了一个树脂玻璃罩以防人们把手伸过工作台，如图 8-4 所示。这样做尽管需要一笔小小的投资，却比警示牌更加有效地帮助人们避免受伤。

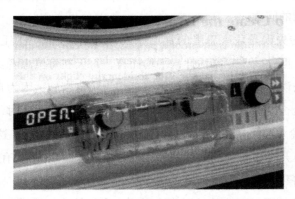

图 8-3 防止两个离心旋钮意外碰撞的简易防错装置

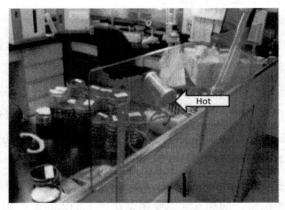

图 8-4 有机玻璃防护罩防止烧伤和标本被放在错误的位置

对于药名类似或者不同剂量易造成病患伤害的高风险药物，药剂师都会亲自做一些警告标识。很多药剂师为了减少失误，正在重新思考按字母顺序将药物放在架子上这一惯例。在一个案例中，圣玛格丽特医院通过患者之间传递使用不同剂量的同种药物，从而将慢性阻塞性肺病（COPD）的再住院率降低了 48%。将不同剂量的药物放置在不同的抽屉中，而非将 0.63 和 1.25 毫克剂量的药物放在一起。

让已发生的失误显而易见

　　另一种防错途径是建立一个工作流程，只要经过系统的自动核对或简单的检查步骤，已发生的失误就能一目了然。早期的丰田织布机并不能阻止针线的断裂，但是它能迅速地探测到问题所在，从而中断机器的工作，阻止劣质织物的产生。

　　在医院中可能存在的一种器械消毒失误是器械故障或者由于器械包装未能适当消毒而引起的错误使用。医疗器械使用的错误预防方法有很多，但是最常见的做法还是使用特殊的布带包裹，通过改变布条的颜色或者绑上黑色的布条来显示已经完全消毒过了。有了这种指示标志就能使已经发生的失误更加显而易见，从而保护患者免受伤害。

　　在医院环境中，存在着这样的危险，即插管本应插入气管而被误插入了食道，空气不能进入患者的肺部，因此给患者带来很大危害。一份研究指出只有5.4% 的插管法会发生这种情况。另一项研究表明，"未被识别的误插入食道"大概占 2%，意味着这种失误没有被迅速地发现。仪器上和急诊部门里都贴着警示标志，但这并不是一种有效的防错策略。如果我们不能设计出一种可以确定插管是否插入气管的仪器，那我们就要在每次插入后做个简单的试验。医护人员可以用提供的塑料灯泡在 5 秒之内看看患者肺里是否会再次充满空气并挤出气泡。如果没有的话，我们马上可以断定插管被误插入了食道。但是这种防错方式并不是百分之百可靠，因为只有人们都坚持标准化操作，核对适当的安放位置，它才会奏效。

　　其他的错误预防手段包括监测器和传感器，它们可以自动察觉失误并向麻醉师发出信号，表明管子插错了，让医护人员在患者受到危害之前解决问题。尽管这可以作为对于这种失误的检测步骤，但监控氧气浸湿水平的有效性还存在着局限。胸部 X 光检测也能作为检查方法，但研究表明这是一种无效的方法。在这种案例中，"广泛使用"的临床检查方法通常都是不准确的，因此医疗证据应推动针对临床医师如何检查插管失误这一工作的标准化。

通过健全系统来承受失误

　　加油站里存在这样的危险，即顾客没有拔下油泵喷嘴就驾车而去了。对此，加油站并没有采取从根本上预防错误或是悬挂警示牌的防错措施，他们预料到了此类失误的发生并设计了足以承受它的系统。假如司机真的驾车离开，油泵上的快速释放阀门会突然弹开并切断汽油流，防止漏油或避免爆炸（尽管你有可能正愚蠢地拖曳着喷嘴和软管在路上行驶）。

在某家医院的实验室里，我们发现了一台测量仪，它的设计未能达到防错标准，因为这台仪器的系统并不完善，无法防止由于患者的化验抽样溢出而造成的错误。对此，实验室人员的解决办法是在测试仪上分别贴上两种警示标志，告诉员工："不要溢出，若溢出，请立即擦除。"警示标志无法预防员工的失误，因为员工基本上都会尽可能不使抽样洒出。其实，这种情况出现的根源在于仪器中的电路板暴露在装载样本的下方。不同的医院都使用同样的设备，并贴上了一份备忘录告知员工在过去的几周里他们已经弄坏了三张电路板，平均每一张花费100美元。设备上方的备忘录作为标准化工作的一部分，强调员工不要溢出样本和处理液。作为一种更好的从根本上预防失误的措施，仪器的设计者理应预料到患者样本的溢出可能发生在仪器使用过程中的某一环节，进而应当采取措施来保护脆弱的电路板。

医院从中吸取了教训，在采购新器械时，要考虑到它的设计和防错设施，甚至要运用失效模式与影响分析（FMEA）的方法进行检验。院方可以迫使制造商和供货商给仪器配备防错设施，使用他们的市场支配力量来回报那些制造出能抵制可预见性错误的精良仪器的供货商。

防错，不是防呆

"防错"这个词有个与其相对应的日语名称——poka yoke，有时也用在精益领域中。说到"防错"这个词，我们会把注意力集中在"错"这个字上，而解决问题的途径是要了解并预防失误。"预防人为差错"（mistake proofing）这个短语有时和"防错"通用，但是人们在使用该短语时似乎会把注意力放在指出并责备犯错人上面。"失误"（error）通常是一个管理体系的结果，而"人为差错"（mistake）是指"由于判断力差或疏忽大意而导致的错误行为"。并非所有的失误都是由判断力差或疏忽大意以及不够用心而导致的。

日常用语中与以上短语相似的术语有"防白痴"（idiot proofing）、"防呆"

（dummy proofing）。其实人们不该使用类似的术语，因为这样的表达方式违反了尊重员工的原则。尤其是在医院里，人们并不是因为愚蠢才会犯错。他们精明能干，而且追求卓越，但在复杂的体系中工作，因而难免会犯错。

还有另外一个日语短语"baka yoke"，可以翻译成"防傻"。在 1963 年，有家工厂就因为使用这个短语而引发了一个小故事。新乡重夫这样写道："因为工人有时会把左手边和右手边的零件弄混，工厂就安装了一台'防傻'装置。正当部门主任宣布这件事的时候，一位兼职员工突然哭了起来，抽泣着说，'难道我真有那么傻吗？'"

也许某些人并不愿意承认，但我们毕竟是人，即使是在医疗环境中，我们也容易犯错，也有马失前蹄的时候。因此，人们需要设计出专门的体系来预防可能出现的失误。

医院中应用防错措施的实例

医院中有很多应用防错措施的实例，并收到了不同程度的效果。其中，很多实例都是通过实行标准化操作来预防失误，这种方法更易于减少失误数量而不是完全防止失误的产生。

防错措施实例一：禁用缩写词

许多医院列出了那些有可能让人误解的禁用缩写词一览表。例如，当人们用希腊字母缩写"micro"时，其他人可能会把手写的"微克"（microgram）和"毫克"（milligram）弄混，从而导致给患者服错剂量。医院并没有采取告知医生和员工要小心使用这些缩写词的防错办法，而是意识到继续使用以前的缩写词存在着很大的风险。更好的缩写形式是把"微克"写成"mcg"，这样的话，即使是手写也很难和"毫克"（mg）混淆了。除此之外，使用字母 U 来代表一个单位很可能被误认为是一个 0，进而导致剂量上的差错。

这种形式的防错对我们来说也是一个挑战，因为我们需要依赖每个人都遵循新的标准化操作。有人说："我们有了恰当的政策，问题就可以解决了。"光这样说是不够的。领导者必须不断检查员工是否一直坚持标准化操作，而且要鼓励员工相互监督。在这个例子中，标准化工作指的就是恰当地使用缩写词。

在精益医院中，当被禁用的缩写词再次出现时，我们不能只是把它改成正确的缩写形式（护士或护理秘书可能会这样做）就草草了事。员工必须要有责任感，此时他的职责是把工作过程中发生的缺陷（有人使用了禁用的缩写词）告诉医生，或者把这件事报告给管理者，使用诸如在弗吉尼亚梅森医学中心（西雅图，华盛顿州）用过的"病患安全警告"流程。不幸的是，美国临界护理学会（American Association of Critical Care Nurses）的调查表明，只有不到 10% 的医生、护士和其他临界护理人员敢于直面他们的同事，20% 的医生曾看到患者因此受到伤害。对患者安全提出质疑的员工可能会受到惩罚或遭到报复，因此医护人员不愿直面彼此。领导必须营造一个好的环境，杜绝以上情况的出现。院方也许还会考虑开展培训，提高建设性的对话与沟通技巧以帮助员工更有效地携手工作。教会医护员工勇于发表个人见解最有效的方法是日益流行的机组管理方法（CRM）的一部分，机组管理方法是将航空学和驾驶室安全案例应用到医护领域的一种训练法。

在机组管理方法中，员工并不是被鼓励或者授权来发表言论的：他们被期待着发表言论。位于宾夕法尼亚州的阿勒格尼总医院是脐带胎盘插入和护理 100% 标准化的一家医院。首席医学专家理查德·香农博士指导护士杜绝非标准化的流程。在这之前，这也并不是这家医院文化的一部分。最终护士确实停止了不正确的流程，香农博士也给予了他们支持。最终的结果是医院文化发生了改变，作为团队一员的护士得到了更多的尊重，并且大大减少了脐带胎盘感染的事故。

领导者必须监督医生，提醒他们使用规范缩写词的重要性，以及其对患者安全的影响（以顾客为本），还要提醒他们出错会给医院带来怎样的危险。同一区域的医院应该达成共识，要求所有医生实行标准化操作、遵守患者安全准则，降低因为医生的过失而使患者转向其他竞争医院的风险。

防错措施实例二：利用电脑系统

处方单、化验单或其他沟通单据的手写失误可以通过电子系统等科技手段降低，如计算机医嘱录入系统（CPOE）或其他电子医疗记录系统（EMR）。据飞跃工作组（Leapfrog Group）估算，如果所有的美国城市医院都使用计算机医嘱录入系统，那么，每年将减少 300 万起严重医疗事故。到 2010 年，仅有 14% 的医院使用了至少 10% 的 CPOE，而这一比例是所谓的有效使用标准的最低要求。

但是，在联邦政府的激励下，2012 年为止已经有 72% 的医院拥有了 CPOE。一项对布里格姆妇女医院（波士顿，马萨诸塞州）的研究表明，采用 CPOE 减少了 55% 的失误率，严重的医疗失误减少了 88%。

即便是在使用了计算机医嘱录入系统的医院中，通常情况下，医生的抵触情绪也较高，尤其是在该系统未能依照医生的工作流程而设计的时候。和护士不愿使用医用电脑移动推车一样，若应用科技手段而使工作效率下降，医生也会拒绝使用。医生与医院的动态变化使得情况愈加复杂，因为医院里大多数医生不是直属雇员。因此，管理部门无法用传统的监控制度强制医生使用该系统。当然，就像我们在第 5 章讨论的那样，精益管理方式并不是依靠职位权力来管理，而是向大家解释如此管理的原因所在，并让大家相信某个管理工具或管理方法会带来效益。当医生或其他人抵制标准化操作或拒绝新方法时，我们首先应该问问原因。

人们经常援引丰田公司前执行官加里·康维斯（Gary Convis）的例子，公司领导告诉他"要抛开权势去领导这个工作团体"。虽然康维斯拥有很高的职权（他手下有数千名员工），他的管理方式却是先给予指导，然后以身作则，体谅他人并帮助他们达成目标，而靠权力强制执行是最后的办法。这种领导方式特别适合移用到医院的环境中，因为这里的高层领导者对医生的正式控制权很小。

为使工作质量与效率之间建立起更紧密的联系，计算机医嘱录入系统和其他的医院信息系统为使用者提供了自动核对处方单的功能，在其他的过程性缺陷中检查交互反应和患者过敏情况。该功能节省了药剂师复查手写处方的时间，因此他们就有更多时间担当医生和患者的临床顾问了。

"警告"听上去是一个很好的解决方法，但是一些研究指出"警告最多也只能起到适当有效的作用"。如果电子医疗记录系统（EMR）和计算机医嘱录入系统（CPOE）出现了太多在临床医生看来不正确或者不重要的警告，这也会带来"警报疲劳"的风险。专家们建议能够做出一些改善，比如消除掉不重要的警报、警报要针对患者的实际情况、只有比较严重的警报才打断工作流程等。

加州大学旧金山分校医学中心（圣弗朗西斯科，加利福尼亚）的鲍勃·瓦克泰博士曾写道，资深的住院医师告知新来的住院医师——只需通过点击来"忽视那些警报"。这个问题导致了一位儿科患者错误地服用了 38 倍于正常剂量的药物。药剂师和护士在整个过程中要么忽略了那些警告，要么过于信任那些表面上在采取防错措施的自动化技术。在 38 倍多的药物上扫描条形码只会保证把错误的剂量给到了不该给的患者。科技可以起到帮助作用，但是它必须是一个全盘系统设计的一部分。

案例：最佳方法与 PDSA

尽管精益强调一种结构化的、可控的、实验性的方法来解决问题和测试新方法（计划—执行—学习—行动，或者叫 PDSA），一些人却质疑这些对于医院寻找和采用被其他医疗体系、诊所协会或者政府机构提倡的"最佳方法"来说是否必要。

一家医院曾经出现过一次事故，一位患者跌倒并不幸地导致了一次致命的受伤。涉及此事的一位护士回顾了过去三年来众多跌倒患者的价值图表。她在这些患者的情况当中寻找共性，并且发明了一种评估表格用以评价患者跌倒的风险，这让护理人员更好地防止了患者的跌倒。当面临选择时，高级领导者告诉职工使用 Hendrich II 跌倒风险评估表，因为这被认为是一种最佳的做法。

结果发生了什么？尽管那个方法一直在被使用，但跌倒的次数事实上却增加了。高级领导者对这个结果非常沮丧，但是员工推卸责任并且提醒领导这是他们选择的评估方式。员工开始被允许尝试他们自己的评估表格，实际上这变得更加规范和标准化。接下来发生了什么呢？跌倒次数显著减少了。该团队继续改进他们的评估表和协议，加入了注册护士助理（CNA）的检查，这使得结果变得更好了。

然后，有一位患者跌倒了。随后医院 CEO 赶来并私下开了一个 10 小时的根源原因分析会议。首席护理官说那次会议"开始了治愈的过程"，因为" CEO 说的每句话给了他们信心，他们做了一切他们能做的"，而且那个协议已经被遵守了。然而，一种看不见的不确定性给了他们为了将来的使用而更新评估表格的机会。

通过防错措施来预防手术失误

虽然错误部位的手术事故不是最常发生的医疗失误，但它会严重危害患者，并成为关注度极高的新闻。据一项研究估算，一家规模较大的医院每 5 ～ 10 年就会发生一起严重的医疗事故。由于造成这些失误的原因通常是沟通不佳、时间过紧和妨碍人们畅所欲言的组织性动态变化，因此可以通过实行标准化的操作和可视化的管理办法进行预防。

在 2003 年 7 月，美国联合委员会（the Joint Commission）发布了《防止手术部位、手术程序、手术患者发生错误的通用方案》（Universal Protocol for Preventing Wrong Site，Wrong Procedure，and Wrong Person Surgery），旨在将标准化的工作方法落实到公认的医院。该方案中的三大组成部分为：

- 规范的术前确认程序。
- 手术部位的标注。
- 术前需立即进行的"暂停"程序。

只有持续不断地遵循这一系列标准，防错的标准化操作方法才会获得成功。然而，美国联合委员会宣称在手术前执行"暂停"程序的医院只有 78% ～ 80%，同 2007 年报告中的 74.2% 有略微的增长。原因是护士以及其他员工不敢和某些外科医生说话，所以目前领导和管理人员的重要任务就是消除他们的恐惧心理，使"暂停"程序顺利进行。

方案准则中提到，实施手术者必须用清晰无误的方式标明手术部位（如"YES"），并保证在皮肤消毒后仍能看清标记。例如，标记"X"（人们通常所用的标记）可以解释为"在这儿切割"或"这是错误部位"，这种歧义标记可能会导致失误的发生。这条规定的执行率较高，达到了 93.4%。领导者需确保外科医生切实有效地实施手术，而不只是遵照方案上的文字规定行事。例如，新闻曾报道，有些外科医生做的标记小得看不见，对手术毫无帮助，外科主任称之为"消极攻击型的标记"。

在任何标准化操作的实例中，管理者都有责任寻找不遵章行事的迹象，如不遵照实施通用方案。我们需要主动出击，先发制人，而不是想当然地认为人们会实行标准化操作并在失误发生后做出反应。检查和审核可以毕恭毕敬地完成，但是确认患者的安全才是当务之急。有时，员工只想着尽可能快地把患者推向手术室，这时领导也可以不断地向员工强调，花些时间保证手术质量也是十分重要的。

停止生产线（安灯）

人们说到丰田公司的管理方法时，经常会提到"安灯拉绳"（Andon cord），即组装线上垂有一根根细细的灯绳，任何工人发现问题，都可以拉绳。灯光闪烁，钟声响起。在很短的时间内，一位团队领导就会出现并协助生产过程。如果有问题的车在被移到下一个工作站之前仍需额外的时间去解决已出现的问题，那么整个生产线将暂时停止运转。在99%以上的案例中，问题能够很快解决，无须暂停生产。这样，问题就从源头上被解决了（日语 jidoka 就是这个意思），而不会拖到生产线的最末端。

在医院，我们可以传授"安灯"理念，即任何工作进程都可以在发现问题时及时叫停（或者应尽可能快地解决问题）。"暂停"程序就是一个例证，但是为了患者的安全着想，泰德康进一步实践了"停止生产线"的想法。

在2004年，泰德康在防错措施实施了9年之后发生了一起错误部位手术事故。紧接着又发生3起，8周之内共发生4次失误。当得知这些失误后，医院的总裁凯瑟琳·科雷亚决定将手术室关闭一段时间直至找出根源问题——停止"生产线"。根据前CEO涂尚德博士说，他们错在第一个失误发生时没有及时制止，因此后来还得花更多的时间找出问题根源。在他们的精益之旅早期，并没有"定义的指标"，而且失误也不易察觉，这也没有引起领导的注意。结果，调查发现手术小组在此之前已经停止进行"暂停"程序。这个例子警示我们，不要让成功（好的结果）变成自满（退步成不良工作进程）。作为暂时的补救办法，医院增设了一名独立的审核员在每次术前暂停时出席，这种随机的审核将长期执行下去。

理解精益理念是一回事，在现存的企业文化中执行精益管理模式又是另一回事。例如，福特公司新建的载货汽车制造厂（密歇根州迪尔伯恩市）效仿丰田公司，也安装了"安灯拉绳"。但是员工不敢拉绳，因为他们认为这样做的话，主管人员会给他负面回应，而不会支持或帮助他。

为什么丰田公司员工每周拉绳2 000次，而福特公司员工在这家工厂里每周只拉绳两次？原因并不是丰田公司出现问题的数量是福特的1 000倍。丰田已经

创建了一种大家普遍接受的企业文化，他们允许甚至鼓励员工上报问题而不是掩盖问题。而"福特工厂的几代车间工人和管理者之间一直存在着互不信任的问题"，因此他们很少使用"安灯拉绳"。

"安灯拉绳"和停止生产线应该是最及时、直接的沟通手段。在一些医院，员工指出问题的途径有很多，包括电子邮件和电话（有时转向语音信箱）。虽然员工有渠道上报对安全方面的顾虑是件好事，但真正的"安灯"系统要求人们立即停下手头的工作去解决问题（或者至少要询问情况），以防患者受到伤害。再次强调一下，管理者有责任构建一种文化氛围，让身处其中的员工敢于畅所欲言，并且不会遭到同事的报复。

一家医院描述了一次由于一位外科医生为一个血红蛋白非常低的患者下单香豆丁的"潜在事故"。一位护士注意到了潜在的不安全状况并问道，"你知道出血时间检验的结果吗？"因此，医生决定"拖延"用药。在精益的文化中，职工需要畅所欲言，尽管他们有可能对潜在风险的判断是不正确的。如果医生没有很好地回应，护士则需要想办法使得事态升级以引起注意。

弗吉尼亚梅森医学中心可谓是实行这种理念的先驱医院，他们称之为"患者安全警报"或者 PSAs。PSAs 被一位专家不断检验，并归纳为：

- 红色（1%），即将出现生命危险的情形，一个"前所未有的事件"或者任何对病患造成伤害的事。
- 橘黄色（8%），相比略不严重的情形。
- 黄色，失误或者潜在的失误（对患者安全来说存在潜在风险）。

除了报告已有错误的机制，弗吉尼亚梅森医学中心的领导团队强调，如果员工存在顾虑，那么他们会"断后"，这大大减少了大家对赔偿的恐惧。直至2004 年，估计有 1/3 的员工报告了一项 PAS，并且医院基本上每个月会审查 800 到 1 000 份报告。负责患者安全的经理杰米·雷文顿说，"出现更多的 PSA 并不意味着我们的安全程度下降，而是我们的团队更加愿意去报告问题——这才是我们的最终目标。"

在弗吉尼亚梅森医学中心，问题、失误和近误事件带来的是体系的优化而不是责罚。

由于他们在患者安全问题方面的努力，弗吉尼亚梅森医学中心的职业责任成本从 2007 年到 2008 年下降了 26%，并于第二年再下降 12%。由于质量和安全的改善，弗吉尼亚梅森医学中心被飞跃组织誉为两个"十年最佳医院"之一。

检查防错措施

在施行防错办法时，我们得留意以下情况：员工很难在这个新体系的管理下工作。举个非医疗领域的例子，有一名员工发现他的邻居为一台电动割草机采取了防错措施。人们在使用这台割草机时，必须一直按住手柄，发动机才能转动，安全起见，放开手柄时发动机和刀片就会停止运转。但邻居为了省劲儿，放弃了这个保护措施，他用电线缠住了手柄，这样无须用手按住就能保持发动机的转动，造成了安全隐患和受伤的风险。

在审视防错方法时，我们应当想想上面的例子，尤其是当这个方法给员工带来额外工作的时候。如果员工每天工作负担过重或者已经做了很多浪费时间的事情时，他们可能会拒绝做额外的工作或是寻找捷径以节省时间。在这种情况下，我们在设想原始防错措施时所用的思维模式可能会被员工采纳，用以避开防错措施，因此我们需要提前预见他们会如何避开。

- 我们如何阻止员工避开防错措施？
- 为什么人们觉得需要避开防错措施？
- 我们如何使员工很难避开防错措施？
- 我们如何让避开防错措施的行为变得一目了然、容易发觉？

领导者需密切注意员工是否恰当地使用了防错方法，是否遵循了正确的标准化操作流程，并要求员工对此负责。同时，我们还要问出原因，例如，"员工为什么想要避开防错措施？"我们必须找出他们这样做的根本原因，到底是因为没有足够的时间去防错（需减少浪费的时间），还是因为防错方法不便于执行。

例如，某些医院要求护士必须扫描患者腕带上的条码，以确定应给该患者提供哪些药物。在护士请病假，人手不够的时候，值班护士工作压力过大，于是想尽办法寻找捷径以节省时间。护士本应在每个病床边逐一扫描腕带标签，但有时她们会制作一个腕带标签的替代品，并一次把所有药品都扫描出来。这种"抄近路"的行为也不失为一种解决方案，可以缓解人手短缺的问题。精益医院应该让护士担负起责任来，同时也应该致力于解决该问题的根源——过重的工作压力和走捷径的需求。实行五个"为什么"分析法可以帮助我们找出人事管理政策和护士请假时所采取的应急措施中的不足之处。

很多病理学解剖实验室现在使用处理过后的病患组织"凝块"上的条形标签。由于技术人员切下"凝块"制作成载玻片让病理学家检查，并扫描上面的条形标签，患者和检查结果的"不匹配"以及在第 7 章戴瑞·伊森出现的那种类型的失误将会减少。但是，和护士一样，如果技术人员不自律，不能做到一次只处理一位病患的样本和载玻片的话，这些防错措施也是可以被绕开的。

结论

对于医院，说"患者的安全是我们至高无上的目标"很容易，但是每天的情况真是如此吗？虽然医院有非常多精明能干的员工，但是由于医疗过失造成患者受到伤害的事件却依旧存在。倘若警告员工要小心谨慎的办法切实有效的话，我们早就根除了医院中存在的医疗质量与患者安全问题。防错是我们应当采纳的一种思维模式，在工作中坚持问自己，为什么会发生失误，怎样做才能防止失误再次发生。精益管理理论的研究者一直本着尊重人性的原则，设想人们都希望安全、高质量地完成工作；我们只需设计出合适的工作体系和操作流程，以使他们的设想成为现实。

精益课堂

- 告诉员工小心谨慎和悬挂警示牌这两种方法都不足以预防失误。
- 百分之百的检查并不是百分之百有效。
- 增加检查步骤并不能保证工作成果的质量。
- 防错措施能从根本上防止失误的发生或使失误的发生概率更小。
- 本着尊重员工的原则，避免讲类似"防呆"这样的词。
- 不要忘记检查防错措施。

思考要点和小组讨论

- 你们医院里的警示牌是为解决医疗质量问题而设置的短期应急措施吗？
- 你能找到可以被更好的标准化工作或防错法取代的标语吗？

- 带着防错理念再去审视医院的医疗装置和器具时，你会做何不同的评价？
- 如果术前的"暂停"没有施行的话，领导该如何做出反应呢？
- 在你所处的领域经常发生的失误和错误是什么？
- 怎样才能使我们的队员有简单的防错理念？
- 我们如何保证员工始终遵照执行类似"禁止使用缩写词"的防错办法？
- 医院如何从其他机构所犯的错误中学习经验？
- 若医生因失误而误伤患者，在什么情形下宣判其入狱才是合理的？
- 你是否能回忆起曾经有段时间，患者安全是你们的最高目标，尽管这项决策不太受欢迎或者在短期内成本太高？你如何在组织中传颂这样的故事？

改 善 流 程

精益质量，精益流程

正如本书前文所述，丰田生产体系的核心支柱就是精益自动化，或者是源头的质量保障和准时制管理。准时制管理是指组织能在恰当的时间和地点按照客户的需求提供合适数量的正确产品或者服务。质量和流程相辅相成，齐头并进。比如精益质量，通过改进出院过程中的缺陷就会减少延误从而为患者提供更好的流程服务，而精益流程也会带来更优的质量和更佳的效果，从而形成良性循环。例如，更快的化验结果意味着更及时的医疗决策和结果。减少紧急情况下的延误也意味着更快的治疗、更少的疼痛和更好的结果。

等待：一个世界性的问题

你可以上网查找你所在州或国家的等待时间并将它们与你自己的组织相比较。员工工作更努力或工作更长的时间并不会减少等待的时间。然而，通过重新优化配置或者改进方法来减少甚至消除延误和间断则会改进流程，减少等待时间。精益正是一种通过改善流程减少等待时间的方法。

全世界范围内，患者在就诊之前总要经历漫长的等待。在加拿大安大略省，政府建立了一个网站来统计不同种手术需要等待的时间。比如说，2015 年 8 月，在多伦多患者做一次白内障手术需要等待长达 177 天（2011 年为 118 天），而做一次核磁共振成像则需要等待 89 天（2011 年为 114 天），远远高于期望的 28 天。英国的国家卫生服务部门致力于将 90% 的就诊患者从开始就医到转诊的间隔时间降低到 126 天（18 周），然而这一目标从 20 世纪 90 年代开始至今一直未实现。不同国家的医疗延误往往是医院能力缺乏或者预算限制造成的，但是精益可以在节约成本的同时提高能力。

近年来，美国的初级护理预约的等待时间有所增加，新患者预约的等待时间从 5 到 66 天不等，因城市而异。许多人把等待时间长归因于医生短缺，但是完善流程、提高生产力也不失为一种好的解决办法。增加医生每天接待患者的数量是增加医生数量的替代方法之一。克利夫兰诊所在初级护理中使用了"基于价值的医疗模型"，该模型中，一个医生和两个医务助理一起工作，每天接待的患者数量增加了 16.4%，与此同时，每个患者的直接成本降低了 7.5%。而在威斯康星州的一家诊所里，患者从第一次接受射波刀癌症治疗到转诊的时间间隔由 26 天降到仅仅 6 天。可见，减少浪费和重新设计工作流程是比让员工工作更努力和工作更长时间更具有成本效益也更持久的方式。

精益成功的案例广泛应用在世界各地的急诊事件上。比如说弗吉尼亚州的玛丽华盛顿医院成功地通过精益将等待时间从 4 小时减少到 3 小时，把"未就诊离开医院"的患者比例从 6% 降低到 2%，同时增加了 25% 的就诊量。安大略省温莎市的慈恩医院将出院患者的平均等待时间从 3.6 小时减少到 2.8 小时，同时将"未就诊离开医院"的患者比例从 7.1% 降低到 4.3%。

一项门诊的调查显示，72% 的牙科患者的抱怨都是由于等待时间过长。萨米·巴赫里牙科医院就是一个牙医运用精益消除患者等待时间，同时增加就诊患者数量的典型例子。一般来说，如果患者在接受了基本的清洁护理之后仍然需要进一步治疗，医院会为患者安排后续的治疗计划。巴赫里牙科医院对这一现象进行了分析研究，对自身的流程进行了修正，即如果患者愿意，医生就会在一次治疗中同时接待多个患者。这样，2005 年医院为一位病情复杂的患者进行全方位的治疗需要 99 天，而到了 2008 年只需要 10 天。

一般而言，效益和成本应该保持均衡。减少延误的常用方法是增加资金投入来提高医院的接患能力，这些资金投入通常包括改造或扩充医疗设施，购买新的设备，雇用额外的员工等。精益则致力于帮助组织在费用相对较低的情况下对流程进行优化。一家大型儿童医院通过减少手续、消除时间浪费、改变麻醉师的工作方式等方法将门诊患者做核磁共振检查的等待时间从 12 周减少到 2.5 周。通过精益，核磁共振成像在工作时间的利用水平从 40% 上升到大约 65%，远超过购置另外一台核磁共振设备带来的效果。

没有路径的目标有可能适得其反

虽然衡量流程和延误是改进过程的重要部分，但不要为了达到特定目标，而给组织施加不必要的压力。事实上，世界各地有很多这样的例子，人们最终并没有真正实现改善系统，而是以扭曲系统告终。

例如，英国的国家卫生服务部门建立了一个目标，98% 的患者需要在 4 小时之内被医院接收、接受治疗或者完成出院。后来因为医院很难达到 98% 的水平，目标减少到 95%。结果还是发生了一系列扭曲事件，这其中包括 40% 的患者在病情被正确评估、得到安置之前已经从急诊室离开。另一个例子是医院让病患在救护车内一直等待，因为只要患者没有被带进医院，就不计入四小时的目标之中。总体来看，2015 年中医院连续 90 周都没有达到 95% 的目标，140 家医院中仅有 30 ～ 40 家达到目标。

着眼于流程

传统的组织往往更多地着眼于成本控制以及个人和单个部门的工作效率。精益则与此不同，它更多关注流程。相比于要求员工更快速地完成任务，精益更注重减少延误和流程中的系统性障碍。通过对流程的改善，我们往往可以提高医院的接患能力（同时也将提升盈利水平），最终降低成本。

如表 9-1 所示，通常认为在医护管理工作中存在 7 个流程。这 7 个流程被归结到所谓的"3P"设计实验的空间和过程中以及生产准备过程中。西雅图儿童医院已经把"3P"实验当作自己"综合项目设计"的一部分，我们将在本章后面进行讨论。

表 9-1　七个医疗流程

流程的种类	例子
患者	急诊患者的移动，高级护理流程（包括基本护理到特殊护理的转换）

（续）

流程的种类	例子
门诊医生和员工	部门内和部门间的移动
药物	从药房到柜台或者病房的流程
供给	消费品的流动、转移以及仓储
设备	气泵、病床、轮椅等的流动、转移以及仓储
信息	门诊医师之间的信息交换
流程设计	生物医学部门或者维修部门的设备流转流程

该医院使用这种方法在华盛顿州贝尔维尤建立了门诊手术中心，不仅建造出一个美丽的取得环保认证的建筑，而且相比于六年前完成的类似设施，这个中心有以下优势：

- 早三个半月完工（20%）。
- 建筑面积减少 34 000 平方英尺（20%）。
- 成本降低 670 万美元（17%）。

真正的创新来自于反思传统的设计和布局，从而使其更好地服务患者及其家属。为了最小化停车场到手术室前台的距离、改善流程，医院创造了新的空间，在那里人们走出电梯以后直接与医护人员接触。医院里的两个术前准备室直接连接到每个手术室（OR），这极大地减少了患者在医院走廊里延误的时间。这样的设计也使得患者在手术前可以由家人一直陪伴。术后，患者可以通过手术室的另一侧直接进入恢复室，这样患者在醒来时也可以第一时间见到他们的家人。减少这些距离改善了价值流各部分间的沟通，提升流程的同时也提高了患者及家属的满意度。

价值流程应像河流般从容流淌

保持顺畅、稳定的价值流程应该是医疗体系最基本的目标。这样做可以及时地传递一些保障性的物品（如化验标本、药品或者手术器械），患者也可以在医院中顺利地转移并接受连续的治疗。在医院中存在很多导致延误的因素——有一些延误是不可避免的，而其他的则是由我们的规定和决策引起的。流程效率的改善并不是把增值的事情快速地做好，而是要减少和消除等待、间断以及时间的延误。

精益术语总是引用诸如"每批一个流动"或者"每批单个流动"这样的词。

在一个理想的流程环境中，物品（或患者）以每批仅有一个的方式流动，这将极大地缩短累积造成的时间延误。想象一部自动扶梯，人们排成一列在扶梯上逐一上下楼，而与此相对照的是一部升降电梯，乘客成批地进入升降电梯而又成批地从中涌出。"每批一个流动"更多的是定向的目标，而不是绝对的。然而，由于短期的体系限制，我们有可能不能实现每批一个的流动。但是，团队可以尽量减少批量大小，然后减少这些限制，而不是让这些障碍成为没有优良流程的借口。

例如，得克萨斯州达拉斯的一家儿童健康医院的解剖病理实验室改进了包括样品接收、切片、加工、切割、制作和染色等各步骤的布局。流程通过较小的批次（不是"每批一个流动"）得到改善，这样医学记录员也可以小批量地接收工作。这意味着他们标准化的日常工作有所改变，但是对于享有这些改变的患者和医生都是有好处的。

精益的宣传部门通常用形象化的方式来讲述丰田的经验，把流程比作河流或者小溪。在一条河流中，水中石头突出水面，减缓了水流的顺畅流动，阻碍了小船的顺畅航行。与此类似，我们将这些石头比作流程改善的过程中需要解决的问题（也就是采用人为方法来加快水流的流动）。

为了做出改善，我们需要首先确认"石头"是什么，同时反问自己为何不能制定一个可行的时间表来解决这些障碍。手术系统中的"石头"可能包括：

- 患者有时可能会迟到。
- 在手术之前并不总能及时拿到化验结果。
- 手术指令未能适时完成。
- 进行手术必需的供给、血、手术工具的缺失。
- 手术持续时间不可预测。

在这些障碍中，有些是可以避免的。对化验室的改造可以节约流转时间，使流程顺畅从而避免了手术或者出院的延误。同时我们可以询问患者迟到的原因，利用患者的经历来审视整个过程。导致延误的一个可能原因就是迷宫般的医院布局，比如医院中缺乏引导首次来访者的清晰标志或者未放置适当的引导呼叫装置。有一家医院一直存在着一个问题，就是患者经常走错大楼。在对患者进行了多年的跟踪调查之后，这个团队发现他们发给患者的手册上的地址容易混淆，导致想去门诊部的患者去了医院主楼，而想去主楼的去了门诊部。

在某些医院，手术患者需要等上数个小时，这是因为他们都被要求一大早就到达医院。这往往是因为医生也不能确定手术将持续多长时间，手术团队这样做是为了确保他们不会等待，使得自身的时间得到充分利用，但是这种方法换来的是患者长时间的等待。而有些医院已经开始为患者提供确切的手术开始时间，相对来说这是一种更以患者为中心的方式。最开始患者需要早到 90 到 120 分钟，通过逐步改善，这个时间已经缩减到 60 到 90 分钟。

工作量不均衡是流程的障碍

对患者或者医药物品来说，许多延误是由工作量不均衡引起的。如第 5 章中的介绍，均衡化生产是丰田的三大支柱之一。对流程进行合理的分配降低了对人力资源和设备资源的需求。一些不均衡是不可避免的，但很大一部分则是我们的规定和决策所致。精益教导我们要辨别不均衡工作量的根源，这样我们可以致力于将工作量均衡化，而不是任由不均衡存在。

自然产生的不均衡

医院存在着许多工作量不均衡的例子。这些不均衡往往是我们不能及时控制的，比如在冬季的某几个月里某种疾病盛行而令患者数量激增。严重的季节性疾病增加了医院的开支，在这个时期，急诊室、病房数量以及后勤部门都要与患者的需求匹配。不然，当需求较高时，患者将要忍受更长时间的延误。虽然我们可以通过雇用季节工来调整员工数量，但是在就诊人数减少时，这种做法便会造成人力资源的浪费。即便是改善预防保健条件和社区安全方案，医院也不能完全控制所有疾病暴发的周期。

精益医院把一年中的淡季看作一个更积极进行市场选择的机会，医院可以按照人员轮换的要求让已接受全面培训的人员在急诊室和手术室之间进行调动，以平衡医院及其资源方面的全部负担。在淡季，医院也可以像丰田一样，致力于对员工进行培训和工作改善。这种培训或者改善是需要成本的，但是它可以被看作是一种对组织长远发展的投资，因而有着积极的意义。

晨间查房引起的工作量不均衡

医生晨间查房的传统做法给像化验室这样的后勤部门带来了工作量不均衡

问题。由于医生希望在查房之前获得患者的日常化验结果，所以化验室需要在早上 7 点之前完成大量的工作。在一个典型的化验室中，34% 的工作量都集中在凌晨 3 ～ 6 点这三个小时内。图 9-1 显示了该临床化验室的每小时工作量。

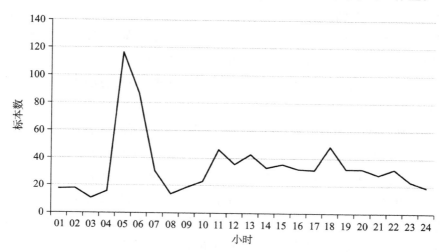

图 9-1　临床化验室：在工作日平均每个小时接收到的标本数

由于我们不能通过让医疗技术人员（或者其他化验室工作人员）进行短期调配来应对繁忙期的需求，那么只能配置更多人员和设备，这样在淡季，人员与设备将会闲置。为应对上述需求，医院的一贯做法就是在早晨派遣大批医师为患者抽血，而在高峰期后继续为这些人力资源的空置买单。

同时，晨间查房也干扰了患者出院。大批的患者出院活动会贯穿整个医院体系之中，而这导致了从社会工作（准备将患者转移至疗养院）到患者运输（同时转移大量患者）以及清洁服务（同时清洁大量的空房间）等后勤部门的工作量不均衡。

在一些没有雇用医生的医院，即使均衡医生查房的工作量对于患者和一些部门有好处，也是不现实的。另一方面，一些医院会要求医生在下午进行查房，比如瑞典斯德哥尔摩的圣戈兰医院就是这样的例子。医生必须学会主动创造这样的变化来均衡工作量，而不是被动地接受，也就是说精益思想家并不是要养成对其他人施加新想法、新过程的习惯，而是想要引发创造。

许多诊所医生的既定做法就是一天内诊断所有的患者，然后在一天结束后把这一批患者的信息录入系统制成图表。这样忙碌的日程往往意味着医生需要熬夜完成图表，这会损害录入图表信息的质量和准确性。而且，晚上回家食用晚餐太晚往往会使得医生产生焦虑与不满的情绪。

罗哈斯博士是阿韦拉妇科肿瘤诊所的医生，他经常不得不待到 7:30 以便录入数据并完成他的图表。罗哈斯博士说："我们承受很大的压力，经常工作到很晚，患者不得不等待很长时间，而我总是在不停地面对文档。"诊所经理杰米·阿伦斯说："医生在后台工作时，需要等待的不再是患者，而是大量未完成的记录。"此外，有时候记录没有按时完成，就意味着计费器必须等待，诊所得到支付的速度也就随之缓慢。

阿伦斯参加了一个 90 分钟的精益入门课程并且就他们面临的问题和内部流程优化等事宜与资深咨询师多琳哈代进行了讨论。咨询师在诊所观察了一整天，关注到很多打断护理的情形，也从局外人的视角询问了一些问题。

咨询师要求罗哈斯博士在上一个患者的图表完成后再接待下一个患者，罗哈斯博士感觉受到了挑战，但是他不得不承认："我对精益持有怀疑态度，但是它确实很有效。"现在，罗哈斯博士每次多花 10 分钟在患者面前记录数据、完成图表。阿伦斯说："如果医生写错了一些事情，患者还可以提醒他修改。"当治疗很复杂的时候，患者听医生说明一下状况并且进行二次护理也是非常有帮助的。罗哈斯博士在接待完最后一个患者后每天可以提前两小时回家。卓越流程的总监凯茜·马斯补充说："你会感觉到更加快速高效，这不是你能用价值或投资回报率衡量的。"

递送路径次优化引起的工作量不均衡

在很多情况下，工作量不均衡都是某一个部门出于降低自身成本的目的做出某些决策导致整个体系成本增加造成的。比如化验室从门诊部或者是医生本人的办公室获取样本，这些样本一天内的递送路径的工作量通常是不均衡的。

为均衡样本流程来测试仪器，马里兰州的凯泽永久医疗集团在他们的区域化验室做出了改变。在实行精益之前，化验室运行主管简·普莱斯·里维斯认为样本的递送缺乏一个正常的程序。"下午 3 点钟，我们会收到一个巨大的冷冻箱，里面装有来自 29 个医学中心的所有样本，"里维斯说，"晚上 7:30，我们会收到另外一个，然后 10:30，再就是到凌晨 1:00。员工需要为完成大批量工作不断努力，每次我们都有非常大的工作压力。"针对早晨晚些时候和下午早些时候资源的浪费和空置，化验室从早晨起就开始安排较小批次样本的递送服务。这样递送费用增加了，但是因为工作能够在下午人员轮换的情况下完成，化验室加班的情况得以减少。在医院中，类似的事情很常见，如果医院能够增加额外的抽血点（这是在医院中成本比较低的工作），就能降低整个化验室的成本乃至整所医院的成本。

同时，这种均衡也使得服务得到了改善。当凯瑟晚上 10:30 收到满满一个冷冻箱的样本时，里面总是能找到早晨或者下午早些时候的样本。"许多时候，医生得等待那些结果高度不正常的报告，"里维斯说，"但也许直到凌晨三四点时我们才能够通知他们。"在采用少量多批的方法后，如今化验室能在下午五六点时就通知医生结果。"医生可以更快地让患者回到医学中心接受其他检查或者更快地接受治疗，"里维斯说，"通过更及时地提供化验结果，我们实实在在地对患者产生着积极的影响。"

在另一家大型参照化验室中，训练有素的精益小组成员按照他们既定的路线跟随递送员到达现场。在很多情况下，递送员路过化验室的入口却没有进去，这给他们带来了多次额外传递样本的麻烦。当被问起为什么这样做时，递送员回答说，他们每个小时都有固定的传递数量，如果临时进入化验室，会扰乱他们整个流程。化验室管理者意识到这种自身制度引起的次优化会损害整个化验室的流程，从而引起不必要的延误。

门诊日程引起的工作量不均衡

在另一个类似的例子中，一家化疗中心在患者就诊的午间高峰忙得不可开交，从图 9-2 可以看出这一点。由于可用于候诊的长椅和护士人数的限制，更多患者到了医院却无法接受诊疗，此时延误就会发生。在以精益理念看待这个问题之前，治疗中心仅仅从自身的问题出发，着手于讨论增加员工或者椅子的必要性。

经过最初的一些培训，治疗中心开始从患者的角度来看待整个流程。在接受治疗之前，患者大多来源于医院另一侧诊室的肿瘤科医生的预约。在肿瘤科诊室亲眼观察后，治疗中心发现肿瘤科医生为使接受化疗的患者能早些集合到一起而建立了日程表。这样让其他的比如寻求咨询或者放射治疗的患者在当天的晚些时候才能接受服务。

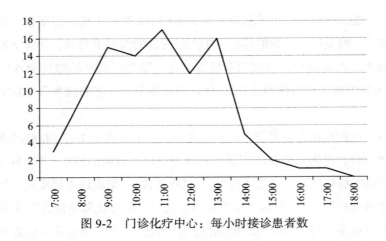

图 9-2　门诊化疗中心：每小时接诊患者数

当治疗中心询问肿瘤科医生为什么制定这样的日程表的时候，得到的回答是他们认为这样能够给患者带来便利。从肿瘤科单个部门的有限视角来看，他们认为帮患者制定日程表可以帮助他尽快完成治疗，然后尽快回家。这样对单个患者来说是可行的，但对所有的患者来说却很难达到。把患者集中在一起人为地造成了中午有很多患者在等待治疗的现象。然而，更具讽刺意味的是，这样做不仅没有给患者带来便利，还带来了更长时间的延误，也增加了工作人员的压力。

为使全天的诊疗量达到均衡，门诊室和治疗中心联合制订了一个统一的计划（照顾那些需要接受超过 5 个小时治疗的患者，使他们及早地接受治疗）。日程的更改未对肿瘤科医生造成影响，但工作量均衡却给治疗中心带来了翻天覆地的变化，在中午时分他们少了一些忙乱。至此，治疗中心能够在增加工作效率的同时，减少患者时间的延误，并消除了增加候诊的空间或员工的必要。

患者出院过程中的工作量不均衡

一个常见的流程障碍通常发生在出院过程中。前一个患者出院后，后一个患者才被准许进入病房，因此，延误出院会妨碍患者在急诊室和麻醉恢复室的流程。在一些极端的例子里，这些延误可能扰乱急诊室工作甚至中止手术的正常进行。

在一家医院中，如果患者享有很高比例的医疗保险或者公共医疗补助，那么产生的这种延误就更直接影响到了医院的利润。因为随着患者停留时间的延长，医院成本上升，但是带来的收入甚微。一家医院分析了现有的出院过程，并估计出如果能减少半天的等待时间，医院就能节省约 600 万美元。

毫无疑问，在一个新的改革推广时，不可避免无用功和浪费。密歇根大学医疗中心能够将出院流程中消耗的时间从 195 分钟降到 89 分钟，降低了 54%。改善流程不是逐个地从医生到职员再到护士将流程进行完整，而是同时完成多项工作。改善出院流程能够使病患得到更迅速的治疗，所以对急诊价值流程有着积极的影响。这也证明了出院流程可能会成为整个流程改善中的瓶颈。

如果患者或者家属对于患者即将出院已经有了一定的预期，中途却因为流程问题或沟通不畅耽搁，那么，出院延误会给他们带来受挫感。即使患者仍然能在当天顺利出院，但是家属可能需要在医院等好几个小时才能带患者回家，患者及家属同样会有不适感。

出院流程非常复杂，会涉及不同的职能、角色和部门。多重传递可能会增加沟通上的不顺畅，从而导致将已定的出院拖延到下一天。有关出院的价值流程路线往往会很复杂，包含一些既定的流程步骤，还有在十几个不同的角色之间发生的沟通过程。在医院里，没有人可以准确地描述出完整的出院流程。每个人只知道自己的工作或者某些情况下他们知道和自己有直接接触的人的工作内容。价值流程图带来了不同角色之间的理解和认识，并强调了一些增加协调及降低浪费的可能性。

医院通常将大量患者安排在下午出院。然而，下午这个时点却无法满足医院床位数量的需求，特别是一些计划入住的和术后需要入住的床位需求。图 9-3 阐释了床位需求（住院）与床位供应（出院）之间不协调的日常情况。

对于护士和住院科室其他人员来说，患者出院是一个极耗费时间的过程，工作量的集中可能会让他们超负荷工作，从而占用了他们为其他患者护理的时间。另外，在当天结束时，患者出院过程同护士的最后调配也可能存在冲突。试想如果护士调配发生在下午 5 点，为了能早点回家，她们可能会尽量避免或者拖延患者出院。

在下午短短几个小时内，若医院有大量的出院任务，就会人为地造成为其他资源带来负担的现象，包括清洁工作、患者运送和化验室需求等。如图 9-4 所示，改善的目标包括使床位供应与需求相匹配以及合理的均衡工作量。

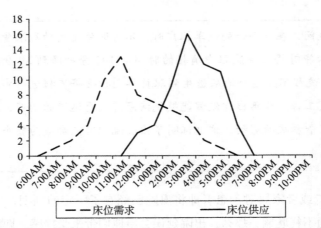

图 9-3　出院和住院的日常图表，显示了床位需求（住院）比出院发生早，在一天中两者都没得到均衡

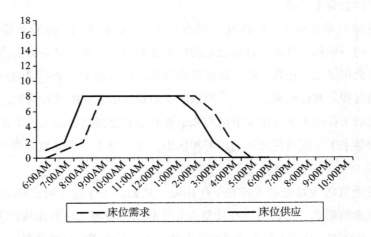

图 9-4　出院和住院的理想形态，此时出院恰在住院之前发生，两者在全天得到了均衡

　　患者的及时出院应该恰好在下一位患者需要床位之前完成（允许包含合理的房间清洁和更换物品的时间）。当然，医院不应该为了满足下一次床位需求而推迟患者出院时间。一次精益的执行过程也将带来一次书面命令的快速执行。研究发现，一家医院中46%的书面执行命令是在上午11点之前发出的，但是仅有5%的患者能在11点之前离开医院，这也促使了这家医院改善整个出院的流程。

现在许多医院都在统计测算在上午某一时间比如 10 点或者 11 点之前出院的患者的比例。这样做主要是由于更多的患者早出院会加快整体患者流动，帮助均衡出院过程中的工作量。一位患者家属讲述了他亲历的出院的故事：晚上，他的妻子和孩子的医疗手续已经全部就绪，但是医院为了达到 10 点之前出院的百分比的目标，不让他的妻子和孩子出院。所以，流程改善中也要注意绩效的考核不应该以扭曲系统为代价。

在工作日内，患者出院过程中的工作量通常不均衡。许多情况下，周末很少有患者需要出院，这可以归结于周末医生不巡诊，社工在周末不工作，或者疗养院在周末不接收新患者。这样，由于等待时间的延长，在周一会有出院高峰。精益医院通过对造成上述状况的根本原因进行深层次的挖掘，致力于寻找增加周末出院的方法。

尽管防止出院延误很重要，但是需要注意的是精益健康体系不应该为了达到这一目标而使患者在医疗诊治与手续未完全的情况下出院。精益医院需要把患者护理的质量放在第一位。除了出于患者角度考虑，过早地让患者出院会使得二次治疗率升高，而在美国的医疗体系下，这样医院面临的经济处罚是很严重的。

使员工与工作量相匹配，解决工作量不均衡

如果工作量不能均衡，那么，另一个好的选择就是确保员工数随需求不断变化。显而易见，员工数量与工作量并不总是成正比。员工数量可能更多地依赖于过去的方针、基准或者硬性的财务目标，而不是工作量。

图 9-5 显示了精益之前一家化验室的员工数和每小时测量数，从图中可以看到抽血人员和技术人员在早晨高峰时段人数增加。

通过分析工作量，该化验室能够安排抽血人员更早到岗并且减少下午的超员状况。新的员工数量水平可查看图 9-6。

通过调整员工工作日程，减少浪费以及提高生产率，化验室抽血人员数减少了 21%，技术人员数减少了 14%。

再看化疗中心的例子，日常护理人员数可以在图 9-7 中看到。在中午工作量增加时，在岗人数却因例行的午间休息减少。工作量与员工数之间的失衡带来了

大量的问题，比如患者等待时间加长或护士担心午间不能休息。执行精益后，均衡的工作量帮助解决了上述问题，不过护士还是需要重新考虑午间休息时间以及每次同时休息的人数以保证对患者的护理不间断。

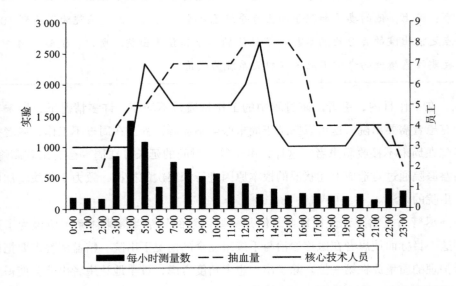

图 9-5　在执行精益之前，临床化验室每小时测量数以及抽血量和核心技术人员数

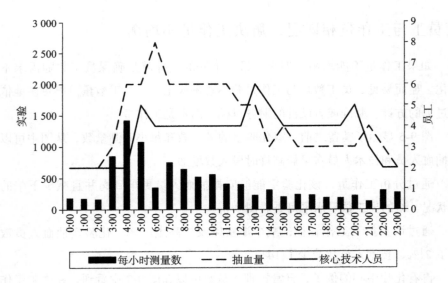

图 9-6　在执行精益之后，临床化验室每小时测量数以及抽血量和核心技术人员数

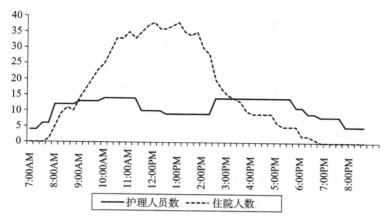

图 9-7　化疗中心患者诊疗或住院人数和同期护理人员数以及实行精益之前一天的概况

急诊室工作人员总是抱怨说他们的工作量是无法预测的，因为他们不知道谁将会在什么时候到达。数据表明，如图 9-8 所示，患者在每周的某天的某几个小时到达医院都是连贯而且有一定规律的。对这份调查数据进行分析可以帮助部门决策何时增加自身的接患能力，要么增加更多房间，要么增加员工数量。原先早 7 点到晚 7 点这样 12 个小时的员工流转制并不能最大程度地满足需求。更多的急诊室采取了交错的时间安排方式，医生和员工在不同的时间开始一天的工作，这样才能满足对员工的不同需求。

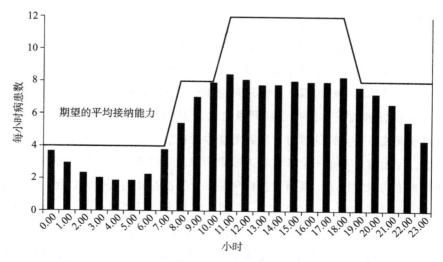

图 9-8　急诊室每小时的期望患者数量和相对应的员工水平

　　这种将员工数量与工作量相匹配的方法有时候可以被人理解，但不幸的是，这也同样意味着医院需要在患者数量下降的时候让员工下班回家，这种行为被称为"扭曲"。尽管这样做可以使得医院在财务上不会一直满负荷，但是让护士提前几个小时回家会让她们感到个人价值的缺失和挫败，从而使她们认为自己得不到足够的尊重。当护士不是自愿早回家时，这种做法会让护士感到不满，正如一份护理报告显示，有一些护士由于这种"扭曲"而离开医院，她们会觉得自己没有价值。当患者数量较少而还有一段时间才能下班的时候，我们可以变换方式，让护士参与到培训和教育中去，或者学习丰田的管理方式，让她们参与到流程改善的进程中。正如第 11 章我们要提到的，一块视而可见的意见板或者是经营方法改善的过程能让护士和其他员工在时间允许的情况下进行小型项目的讨论。

改善患者流程

　　有关患者流程的问题是医院推行精益理念和方法的一个主要着力点。在这个方面，我们将通过例子来阐释一些干扰流程的问题，例子中涉及急诊室和一家癌症门诊治疗中心。另外，医院可以利用精益在其他方面改善患者流程，包括门诊手术、放疗以及医生门诊等。

改善急诊室的患者流程

　　若急诊室变得拥挤，患者和员工之间就会产生一些问题。在这种情况下，员工不得不面对患者的抱怨并会经常感觉力不从心。即使问题的根源更多是在价值流程或者其他的一些因素上，但是舆论却总是一味地指责急诊室。

　　在急诊患者被安排诊疗或者回家之前，他们会经历价值流程的不同阶段，所以可能面临各种各样的等待。患者可能会待在急诊室走廊几个小时甚至几天进行候诊，但走廊并不是一个非常私人或者严肃的等待空间，这就为患者带来了身体和精神上的双重压力。等待安排病房是一个普遍存在的问题，以至于这件小事甚至有了自己的名字——"寄宿"。一项美国急诊的研究调查显示，有 200 名医生曾经目睹"寄宿"导致患者死亡的例子。"寄宿"也会导致治疗质量与治疗连续性方面的问题，尤其是当急诊室人手不足或者急诊室和住院部采取不同医疗记录系统时，这些问题更加严重。

　　精益方法给予了我们新的挑战，要求我们对事物运行的方式进行重新思考，包括在急诊室里发生的事情。当下有些医院采取了一种名为"简易挂号"的方式，这种挂号仅仅记录下最基本、最主要的患者挂号信息，借此减少患者进入医院到接受诊治的时间。同时，该部门利用其他可能延误的时间来对患者进行详尽的挂号登记，这些延误包括等待化验结果等。南萨克拉门托 Kaiser Permanente 医疗中心运用精益创造了一种"快速诊断治疗"（RTT）法，有如下成效：

- 患者平均停留时间从 4.2 小时减少到 3.6 小时。
- 急诊患者从进入医院到接受治疗的时间从 62 分钟减少到 42 分钟。
- 未就诊离院患者比例从 4.5% 减少到 1.5%。

　　与此同时，医院渐渐对传统的挂号排队等候方式提出质疑，意识到这样的等候方式会让患者对很多同在等待的人讲述自己的遭遇，从而引起更大范围的抱怨。与减少急诊病患等候时间的初衷相反，挂号排队等候的方式反而会引起急症病患就诊时间的延误。最新的模式往往需要一名医生，或者是由一名医生、护士以及护理人员组成的团队来对病患等候的过程进行组织管理。

　　在精益的影响下，一些医院也在创造新的模式，比如"分流"部门根据患者的程度和情况将他们分为两个独立的价值流程。通常这种分流是把患者分为"横纵"，横即指患者需要躺着，而纵则指患者可以自由移动或者站立。通过分流，急诊部门能够为受伤最严重、最需要救治的人提供优先服务，从而满足紧急救治的需求。丹佛医疗卫生机构的一位临床护理培训师斯科特·尼姆讲述了他们的快速路径，即通过"迅速改善活动"（RIE）的方案改善流程，提高满意度。尼姆补充道："患者非常满意，他们原本预期要等待 6 个小时，但是在 1 小时以内就结束了等待。他们很高兴能够在前台看到医生。"

　　宾夕法尼亚州赫尔希医疗中心运用精益理论建立了一个所谓的"无等待急诊科室"。医院内的人员配置和医疗模式都发生了改变，现在由医生直接负责分诊。这样改变的结果是，患者的平均等待时间减少了 23%，未就诊离院患者比率从 5.6% 降低到 0.4%，患者进入医院到接受诊治的平均时间降低至 18 分钟，患者满意度从 17% 上升到 75%。

　　当急诊室产生堆积后，医院也会采取分流的做法。在不会给患者带来伤害

的情况下，医院会要求救护车将患者转至其他医院。请注意在上述例子中有两种形式的浪费——等待和运送。分流可能会对患者的心情及治疗产生消极的影响，同时也会给医院带来收入的损失。毕竟被分流的患者很可能在他们最终被送至的医院接受诊疗。或许，大多数人会意识到上述做法并不能从根本上解决急诊室的过分拥堵。至多，它是一个能解决眼下困难的权宜之计。

由于患者数量增加而床位数减少，急诊室面临着惊人的就诊需求量。对许多患者来说，急诊室是他们固定进行基本医疗的首选或者唯一选择，这就导致了更严重的拥挤。1995～2005年，美国的急诊室需求增加了20%，但与此同时，病床数却减少了38%。在2005年到2011年间，急诊患者又增加了18.5%。然而，面对一些严重的系统性挑战，急诊室却并不能通过让员工更快地工作来加以应对。不过，这种情况下，有个好消息就是医院正在用精益方法来改善流程。

在直接观察患者流程时，医院可以借助流程改善来减少等待时间。在艾维拉·麦肯南，一个小组观察急诊室患者，试图寻找辨别价值增加时间（他们接受检查的时间）和等待时间。他们发现，在患者平均停留的140分钟里，2/3的时间都耗费在等待上。部分延误是因为直到就诊前45分钟，患者才会被安排到化验室检查。针对上述情况，该科室重新设计了其分诊程序，保证每名患者都可在其抵达后的20分钟内开始治疗。如果不能保证，医院将会启动自动执行方案（标准化工作的一种形式），包括化验室的自动检查命令，以期减少检查延误和患者等待的时间。正如第1章中提到的，艾维拉·麦肯南通过改善流程，将原来的急诊室病房扩张计划从24间降到了20间，由此节省建设费用125万美元。

如果不触及低效急诊室流程的根本原因，一家医院将有可能事倍功半地在小问题上花费大量资金。许多医院为了解决急诊室过于拥挤的问题想方设法扩大急诊室的面积，花费数百万去增加房间以及里面的隔间，却从未想过减少等待时间。针对这个问题，我们可以问五个"为什么"：

1. 为什么必须让急救车转运病患？我们没有空闲的急诊室房间。

2. 为什么没有空闲的急诊室房间？我们不能尽快为患者办理住院手续。

3. 为什么不能尽快为患者办理住院手续？即将出院的患者虽然人已经离开了病房，但系统上没有显示他们已出院。

4. 为什么系统没有显示他们已经出院？护士没有通知病房管理人员将患

者的出院列入系统中。

　　5.为什么程序依靠护士通知病房管理人员运行？我们一直就是这样运作的。

　　除了关注其昂贵的资金花费外，我们找到了一个根本原因（以及其他根本原因），通过阐明这不是单个部门的问题，而是一个价值流程问题，我们可以解决这一问题。在其他情况下，比如说笔者拜访的安大略湖医院，关于"为什么没有被纳入系统"的回答是预算的限制导致社区中没有足够的长期医护病床。然而，医院却因为"急诊室问题"受到谴责并承受压力。在 2015年，据估计安大略湖医院内有 14% 的住院病患可以出院，但却因为非医院床位比如说长期护理设施的短缺而不能出院。

减少"急诊室至首次球囊扩张"时间

　　胸痛的急诊病患有可能是因为患上了一种名为 ST 段抬高心肌梗死的心脏疾病。对待这种疾病，一种比较基本的流程被称为"急诊室至首次球囊扩张"，该流程指的是从患者到达医院开始到心脏梗塞物在诊疗室里被清除的过程。在许多病例中，改善流程降低延误可以令患者动脉中的梗塞物得到更快速的清理，使患者得到更好的治疗，减少对患者身体的损害。

　　在多年前，泰德康医院就已经运用精益理论将"急诊室至首次球囊扩张"的平均时间从 92 分钟减少为 37 分钟，这带来了可观的优质疗效。就像他们所说的"时间就是生命"，当这一时间超过 90 分钟时，死亡率会激增。2006 年，当泰德康医院的管理层第一次看到这个价值流程时，他们正在冲击美国国家级别的降低30% 等待时间的项目。抛开这个里程碑不谈，在精益理论中有显而易见的提升工作效率的机会。

　　泰德康医院在接下来的几年中做出了许多改变，致力于每三年将等待时间降低一个等级，如图 9-9 所示。临床医生制定了将患者评估分类的流程标准，在每个急诊室的窗子上都悬挂了写明标准工作程序的标识来提醒所有人节约时间、提高工作效率、加快做心电图的速度。心脏病科专家把观察心电图的工作更多地交付于急诊医生来处理，并且确保每位医生都得到过从事专业性工作的训练。这样的改变避免了心脏病科专家午夜在家休息时接到电话而赶来医院带来的延误。

通过这种新流程的改善，新就诊的 2 000 个心脏病患者中，仅仅出现了两个误诊病例。

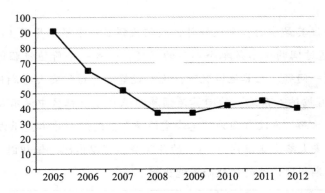

图 9-9 泰德康医疗集团"急诊室至首次球囊扩张"时间的减少趋势

直到现在，泰德康医院仍然在努力减少例外事件以及"急诊室至首次球囊扩张"时间。一旦某位患者的该时间超过了 90 分钟，整个团队就要展开调查，分析根本原因，改变诊疗过程，避免同样的事情在今后的患者身上发生。保持精益的工作思想总是使人追求完美。泰德康医院甚至要求救护车司机也能看懂心电图，通过司机对心电图的解读，患者在到达医院之前就能够得到初步的诊断。

泰德康离岛医院的"急诊室至首次球囊扩张"平均时间已经由 2005 年的212 分钟降低到 2015 年的 91 分钟。泰德康的农村医院，比如新伦敦医疗中心，正在努力实现在 90 分钟以内将进入医院的患者转移到 20 英里之外的阿普尔顿医疗中心的化验室的目标。系统整体的平均"急诊室至首次球囊扩张"时间在2014 年增长到 56 分钟，2015 年为 50 分钟。不过，这些数据包括离岛医院的时间和运输时间。泰德康医院在这一方面做出了很好的示范，不管患者到达哪里，总是能得到尽可能好的治疗。

改善接受门诊癌症治疗的患者流程

让我们再回到癌症中心的例子。在肿瘤科门诊，预约安排和医生的工作日程表引发了许多患者时间的延误。制定患者日程表面临一个根本性的挑战就是不能确切地知道每一次预约需要的时间。医生珍惜他们的时间（他们的时间确实珍贵），因此，每个人都极力避免浪费医生的时间；然而，这样的做法有时候意味着为患者强加了许多等待时间。

在直接观察患者流程后我们发现，许多上午的患者在 30 ～ 60 分钟后才能看到他们预约的肿瘤科医生，即使他是医生接待的第一位患者。在观察期间，一位专家迟到了 40 分钟。一位护士助理补充说，"那位医生通常会迟到 45 分钟。"在工作时，有些预约实际需要的时间比预想的要短，因此医生通常有意保证有三位患者在候诊，从而确保自己不用去等待患者。据说，有一位医生在其定期出诊期间通常会安排长达 2 个小时的患者预约量。而另外一个医生明知这样的任务是无法完成的，仍然故意在一个小时内预约 14 个患者。这位助理说，"9 点钟的患者可能到 10:30 都不会被接诊。"显然，这种行为造成了患者的堆积和等待，却再次确保了不会浪费医生的时间。

在平衡避免医生和患者等待的目标上，精益流程可以做更多。有时患者的一些等待是必需的，但医院应该考虑怎样做才能使得医生持续接待患者并且避免患者产生不良情绪。不过，让医生配合做出日程的调整或许是有困难的，因为他们可能坚持自己的做法，确保自己的时间能被有效地利用。然而，试图改变这些计划的确需要医生的参与，他们应该帮助提出解决方法，带头帮助建立使患者延误最小化的系统。

如果等待肿瘤医生的接诊需要的时间很长，患者可能就会错过他们在化疗中心的治疗。这是因为后者是依据前者做出的计划安排的，然而人们往往很难精确预测这些时间。混乱的化疗日程给主管护士带来了额外的重复劳动。她们不得不为患者进行排序，持续地辨别并重新调整日程表。

流程中存在许多问题，使得即使患者已做好了接受治疗的准备，他们往往仍需要等待。这其中的原因包括医生办公室没有适时地发送治疗指令，通常这种情况占 20% 的比例。为此，员工不得不做更多的重复劳动，对日程进行更多调整，患者也面临更多的延误。当上述问题发生时，负责化疗的医生可以解决眼前的问题——电话或者传真医生办公室要求指示，然后问题就得以解决。某些办公室因经常发生同类错误而为人所知，然而，化疗中心却没有时间也没有权力向医生办公室做出反馈，以求努力解决其根本性原因。这种情况使防微杜渐显得不可能。

即使患者坐上了诊疗椅，也不能保证他们的等待结束了。为开始治疗，很多因素需要一一列出来，遗漏以下任何一个都将会导致治疗的延误：

● 诊疗椅。

- 护士。
- 化验结果。
- 化疗静脉输液袋。

在这中间,一个必要因素经常会被遗忘,那就是护士。患者可能已坐在诊疗椅上,但由于护士忙于护理其他患者,他只能继续等待。虽然治疗中心有固定的患者—护士比,但在太多患者同时开始或者结束治疗的情况下,护士的工作量就会出现一个短期的积压,此时的延误将无法避免。化验结果经常会出现延误,有些时候是由于收到了错误的指令,这带来了更多的重复劳动和延误。指令一旦出现问题,需要等待医生收回命令,化疗静脉输液袋也经常因此被延误。在其他情况下,不到位的组织工作也会使得尽管静脉输液袋已经被送到了治疗中心,却被放错了位置。这时,护士不得不去寻找这个袋子,患者只能等待,而后面患者的治疗则随之延后。

医院意识到,为减少或者最小化患者的延误,必须进行大量的系统化改进。他们首先找出了那些可控的引起流程错误和瑕疵的根本原因,其中包括确保护士日程与患者需求的一致以及主管护士在患者排序和重新调整上有标准化的工作方法。在将问题可控化后,治疗中心打算帮肿瘤科门诊一起避免该部门内存在的一些延误,它们与化疗命令、化验室和药房有关。

改善辅助后勤保障部门的流程

除患者流程外,医院成功地将精益方法用于改善许多辅助或后勤功能科室的流程,包括化验室、药房、术前术后服务部门以及营养服务部门。在这些科室里,工作对象不是患者,而是和决策制定或持续护理有关的项目。

改善门诊化验室的流程

很多医院已经将精益方法用于化验室的许多领域,包括门诊化验室、输血服务(或血库)、微生物学以及解剖病理学等。许多精益方法首先被用于门诊化验室领域,因为那里检测量最大,且对周转的要求通常最快、最急迫。一般来说,门诊化验样本可能在价值流程的多个阶段被延误,例如样本收集、样本接收或者检测时。

减少样本收集时的延误

如果要理解样本长期不能到达化验室的原因，我们需要观察整个化验流程来确认其中存在的浪费和延误。在最初的观察中可以发现，化验室中从样本收集到出检验结果，高达 90% 的周转时间花费在等待上。要缩短周转时间，化验室应该减少那些延误，而不是购置更快的设备或者要求员工加快工作。

在本章前面，我们看到由于医生的晨间查房，化验室早晨通常会有一个工作高峰。在许多时候，即使抽血在凌晨 3 点已开始，化验室直到凌晨 4 点才能开始接到样本。其实，这种延误是由故意的堆积引起的，要么是管理者要求，要么是抽血人员自己做的决定。

在化验室或者患者看来低效率的做法，在抽血人员看来却是十分合理高效的。他们追求生产率的最大化，而这通常是以每小时抽血数量来衡量的。为了能够少走一些路，抽血人员减少了到化验室或者管道系统站的次数。原因就是向化验室自动传递样本的管道系统通常是在护士站里，而护士站有时却很不方便地位于长走廊的另一头。

在精益哲学里，我们需要了解批量化运行的根本原因。仅仅要求抽血人员输送小批量的血液样本到化验室，有可能导致相反的效果，例如匆忙地低质量地完成工作。如果抽血人员面临这方面的压力，他们就可能把手推车中已经抽好的大量的血液试管进行分解，进而一批一批地传送到化验室里去。这种应对策略，制造了小批量的表象，但它不是对系统的根本改善，单个样本周转所用的时间仍然像以前一样漫长。

通过为抽血人员制定工作标准以及建立较大和较小批量的平衡标准，化验室管理者能够做出一个使价值流最大化的决定。根据部门和病房的布局，具体的平衡点将是不同的。让抽血人员一个人进行抽血活动，往往意味着他们在化验两到三个患者的样本后，会出现 10 ～ 15 分钟的工作空闲。不过这样却比更长更不规律的延误要好得多。其实，为最大限度地减少延误，如果医院的布局允许，抽血人员可以在每个患者抽血完毕将血样送到管道系统站。

上述流程中，管理者应注意让抽血人员得到公平对待，而不是建立一个无法达到的标准，并要求他们为此承担责任。标准化工作将帮助管理者和员工了解及时抽血、提交样本并传至化验室的工作需要多长时间完成。由于认识到在增加抽血人员（相对来说便宜些）和时间与降低周转期之间取得平衡是值得的，有些医院甚至已经采取了增加抽血人员的举措。在表 9-2 中，进行了较大与较小批量的平衡对比。

表 9-2 批量规模的平衡

大批量	小批量
抽血人员行走路程短	抽血人员行走路程长
周转时间长	周转时间短
需要较少抽血人员	需要更多抽血人员

减少化验室接收区域的延误

观察化验室样本的流程，我们很可能会发现更多的堆积和延误发生在化验结果分析的前阶段。

通常，样本首先会被送到一个专门的接收区域。而这个区域可能会被进一步分割为登记区域（在这里，助理医师将样本输入计算机系统）和处理区（样本在这里被分离或者为化验做更多的准备）。在许多化验室，处理区是位于主要流程之外的，于是助理医师要将样本拿到一个单独的房间里再回来进行化验。这种做法带来了沟通不畅，以及助理医师和主化验室的医疗技术人员之间合作欠佳等问题。

助理医师与化验室的距离和样本分割同时也带来了另外一个可能的后果——更多的堆积。如果将化验前的工作进一步分割给两个独立的部门，那么这两个部门的工作人员就需要通过交接来完成工作，如图 9-10 所示。由于血样需要被送到 20 英尺外的处理区，负责登记工作的助理会很理所当然地积攒一批血样（一个托盘或储藏箱），然后再送过去。另外，从他自己的工作效率出发，像抽血人员一样积攒 10 个标本再送过去比一个一个地递送要好得多。

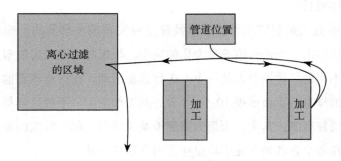

图 9-10 功能性筒仓式布置会导致批量和延误

位于得克萨斯州达拉斯市的儿童医学中心采取了将登记部门与处理部门合并的方式。该中心设计了一种流程实验台，配备了登记和处理以及分离每个样本所需要的全部器械，从而避免了堆积与延误。同时，医院对员工进行了全面培训，各个部门也承担自身明确的责任，如图 9-11 所示。在采取这项措施前，样本从登记区到处理区需要 30 多分钟，而现在则只需要 5 ～ 10 分钟的时间。另外，在员工没有工作得更快的情况下，基本的配置和医院的布局得到了改善。新的布局消除了旧情况下"不得不产生的"移动（运送样本和员工移动）带来的浪费。总之，重新配置实验台可以节约时间并降低成本。尽管这种方式需要花每台几百美元来购置离心机，但对于化验室周转的改进却是很值得的。

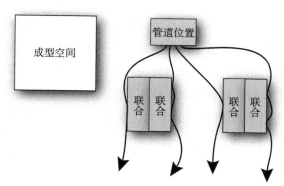

图 9-11 组合型流程能够带来样本无批量延误地流动

改善流程也提高了服务质量和团体协作

改变医院布局和改善流程还提高了服务质量和团体协作。在成批地进行物品递送时，医务人员有可能在每个样本上都出现同样的失误。但如果采取单个运送的形式，失误可以立即被发现，从而避免了问题积累。在精益改进之前，一位化验室负责人解释说，"我们会将 12 个患者的样本放在一起等待贴签。因此只有在上述 12 个样本都贴完标签后，化验才能进行。然而，在你将这些样本送给分析机时，分析机一次却只能同时做 4 个化验。而且，我们同时贴 12 个标签造成失误的概率极大。"

在改成逐个运送后，化验室降低了贴错标签的概率。正如化验室负责人所说，"改变为逐个转移血样之后，我们降低了因贴错标签而带来失误的风险。放在你面前的是一套血样，同时还有相应的一套标签。这样，将血样贴错标签几乎是不可能的。"实行精益之后，根据化验室记录，贴错标签的样本数已经从平均每月 8 起降低为 4 起，这有利于从根本上解决问题。

另外，不合理的医院布局会妨碍沟通、团体协作和问题解决。在一家医院，其化验室的接收区同检查区原先是分隔开的。而新的实验台设计好后，样本的处理和分离将由一位助理负责，然后通过一个共享的工作台直接传给技术人员。这种直接的协作改善了沟通，从而实现迅速反馈和快速处理。

如果一位化验室新手助理未在样本试管上正确地贴上标签，那么，仪器就可能会误读标签，从而导致检测结果的延误。在新布局下，技术人员能够做出快速的指导和反馈。之前，技术人员通常会自行更正标签（一种权宜之计），而不会和造成上述失误的人进行沟通。在实行精益的环境下，通过各种反馈测试，最后会发现助理其实想做好一份工作，只是还没有接受全面适当的训练而已。对人尊重的原则要求我们相信大家都想做好一份工作并在他们犯错误之后及时给予反馈，只有这样他们今后才能够做出合格的工作。

通过为标准化工作提供便利的方式，新布局也使样本流程更加流畅。由于分离机放在实验台的中间，技术人员和助理都可以方便地使用这台机器。当然，助理为技术人员把样本从分离机上取下是最理想状态，但若时间允许，技术人员也可以自己做这项工作。

减少在化验室检测区域的延误

临床化验室总是把空间分隔开，而这妨碍了样本在检测区域的高效传递。这种现象在一定程度上是因为医院有这样的传统：检验学科中，化学与血液学是独立的分支。在医院建立联合化验室后，保持独立次级部门的习惯也被延续了下来，医院通常用墙或者柜子把这些次级部门区隔开来。然而，过于功能化的布局与医疗技术人员全面的技术已经不能相适应，通常医疗技术人员都接受了全面培训，能够保质保量地完成不同类型的检测工作。

在上夜班时，如果工作量和员工都不多，哪怕是验血和验尿的化验室相距甚远，一般的化验室都可能只安排一名技术人员负责这两项内容。考虑到距离，技术人员不可能不断地在两个部门之间来回走动。因此，当技术人员在尿分析区时，验血区的样本往往就会堆积（或者成批），反之亦然。一家化验室通过对员工的观察发现，上夜班时，技术人员在两个部门之间平均要走超过 4 英里的路程。这样每天就浪费了多达一个小时的时间。从为患者护理的角度出发，跨夜检查需要非常快地完成，而这段距离的行走却耽误了时间。另外，员工也会因为负责两个部门感到压力，对于他们来说是不现实或不公平的，特别是医院布局不合理的情况下。

在一些化验室里，与改进后的格局相比，隔断式的布局需要更多的员工。采取精益措施之前，医疗技术人员待在各自的区域等着布置工作。"我们之中有些人仅仅操作一种器械，"一家医院的一位负责人说，"有些人可能就坐在微生物室等待工作，而此时验血室或者尿分析室的单子却已如洪水般涌来。"由于部门间存在着很远的距离，所以我们不能像把大量的器械安置在一起的联合化验室一样提高效率。

一份相同的工作，在联合部门我们仅需要 6 个人，而不是在 4 个次级部门各安排 2 个人。这结论不是来自直觉，而是来自对各个部门的工作内容和工作量的详细分析。因此，化验室可以重新安排额外的员工开展测试工作，利用空闲时间进行更多全面培训，或者投入时间去做更长远的改善。如果一位员工自愿离开，我们可以不填补那个位置，但是，不应让留下的员工超量工作或感到压力，也不应使他们对可能的减员感到恐惧。

改善解剖病理学的流程

在精益理论被介绍到普罗维登斯康复医院分院——圣保罗医院（温哥华）之前，解剖病理学实验室出具一份病理报告的速度要比期待的慢许多。只有不到 7% 的报告是在一天内完成的，而两天内完成的报告也仅占 33%。化验室面临的另一个挑战则是不断增加的工作量以及技术工作人员的短缺和财政困难。通过对现有流程的分析，化验室工作人员意识到他们可以降低周转时间来处理好不断增加的工作量，而不用说服员工加快工作速度或者牺牲工作质量。实验室改变了布局，创造了标准化的工作方法和日程（如第 5 章所述），并且做出了其他系统性改变来减少延误，改善流程。

在改善了流程之后，平均的周转时间从 4 天减少到了 3 天。这意味着医生能够更早地获得信息，尽早对患者病情做出准确关键的判断，特别是对癌症患者这样紧急的病例。通过精益改善之后，有超过 30% 的报告能够在一天内完成，而两天内可以完成接近 60% 的报告。这一平均周转次数的计算中包含了所有的病理报告，甚至是需要进行深度分析的、检测与分析时间都很长的极度复杂的报告。

精益的改善使得患者能够从更快的周转中获益。这种改变也使得那些为主治医生提供书面和口头检验报告的病理学家提高了工作效率。在精益之前，工作是分批进行的，这就导致化验报告在上午 11 点之前还没有送到病理学家手中。因此，工作进展会遇到阻碍，医生也会因为需要在当天完成报告或者可能把工作拖到晚上而感到压力倍增。随着化验室通过减少成批工作量和其他形式的延误而提升了其流程安排，化验报告从早晨就开始送到病理学家手中，分散了他们的工作量，提升了他们的工作满意度。

对布局和化验室整体设计的改进减少了员工时间的浪费和无谓的移动，提高了工作积极性。减少大批量的化验能够最小化失误以及标错样本的风险，并且降低员工的压力（特别是那些担心犯错的员工），也提升了诊疗质量。当病理学家查看完化验报告之后，医疗转录员从病理学家那里收到一份包含单一病例报告的副本，而非包含多个病例的冗长的报告。这使得转录员的工作更加顺畅地进行，能尽快将最终的检验报告送至主治医师手中，减少了时间的浪费。

在这些改进前后，我们分别对员工进行了满意度调查，从中我们发现，精益在意图提升工作效率的同时并没有使任何人牺牲工作质量，也没有降低员工的工作积极性。有一个调查题目是，"你是否认为工作质量是首要的？"在精益前，调查数值平均为 3.5 分（5 分为满分，表示非常强烈地认同），而实施精益之后，这个数值提升到了 4.5 分。员工还对"在你的部门进行工作表示满意"的问题上表示认同，精益前后的分数分别为 3.5 分和 4 分。这些结果在精益的成就中都是很常见的。

以上所有的成就对医院都是非常有用的：通过加快周转率，提升诊疗质量来提高患者诊治效果，提升医生工作满意度，同时提升员工满意度。与此同时，医院通过精益也能直接减少开支。作为流程改善的成果，部门也可以逐步淘汰价值 60 000 美元的没有用处的化验设备。更重要的是，专家能够在员工数量不变的情况下增加 9% 的工作量。

简·克罗斯比是一位化验室的管理者，她提到："圣保罗实验室一直以来因工作质量高而享有美誉。有时候，我们要尽可能考虑处理每一种可能发生的意外情况，使得我们的流程变得非常复杂。通过精益，我们能够在简化流程的同时更好地提升工作质量。与此同时，尽管我们的员工的工作量比原先提高了，但他们的压力却减少了，这对他们是非常有利的。"

改善药房的流程

不同于化验室，药房有一套不同的时间设置和流程要求，而不是结果出得越快越好（除非在责任医师阅读之前结果已经到位）。对一些药物处方来说，处理速度是非常重要的。然而，在更多时候，我们并不能过早地传送药物，这是因为如果药物过早到达病房可能会被退回，从而给护士和药房员工带来更多的工作。

那些确实需要快速处理的药物处方（例如首次的剂量或者丢失的处方）在到达药房之前可能因为各种各样的原因被延误。由于不顺畅的沟通或程序，从医师有"我需要开这个处方"的想法到药房收到处方之间很可能发生延误。由于组织不利或者忙于其他事务，病房人员或者护士可能根本没有看到处方。医师处方登记制度能够帮助降低处方丢失的概率和传递的延误。

在药房内部，处方也可能因各种原因延误。一种延误可能就是因为工作量和药房员工数量不匹配造成的。如果全部工作量没有均衡配置，在某些高峰期延误就很可能发生。在一家药房，实行精益之前，处方堆积在药房等待着被送往病房，于是药房每天都要满负荷运转。同时，药房有大量的为所有部门服务的日常工作需要完成。然而，不幸的是，这种满负荷都是集中在上午，因为这时医生已开出了大量需要尽快完成的新处方（首剂）。这种均衡工作量的缺乏导致处方延误和员工忙乱，正如一位药剂师所述，"由于压力，这里每天都有人为此抱怨。"在执行精益措施后，药房每天的工作量增加了四倍，但是精益通过将工作量分摊均匀，有效解决了早高峰的问题。

药房的回应时间也可能因为不合理的空间布局和流程而延长。由于他们工作需要的工具（如标签打印机、计算机和试管传送站）彼此相距很远，技术人员每天可能要走很多路。而高频率使用的药物也有可能在化验室到处散放，这增加了技术人员的走动并延误了处方的开具。另外，不合理的布局可能会使得员工将工作堆积起来，通过牺牲药物流程的流畅性来减少自己移动的距离。

在药物取到后，布局和流程可能会延误药剂师的核对，从而造成堆积。如果药剂师待在自己的区域，游离于流程之外并与药房技术人员分开，逐一的流程核对就显得不太现实，这就意味着核对工作有可能堆积。假如技术人员将药物留下等待核对，那么在他们回来取药之前，延误就可能会出现，进而会推迟发放结果给患者。

　　另外，其他药物也不是以逐个形式传送的。许多药物并不是为了特定的患者准备的，所以会被储存在急诊室或者住院病房里。这样护士们就可以根据需要方便地从柜子中取出使用，当然这需要药剂师检查完处方并发放药物后才可以。另外，药物也会被储存在病房里作为药房之外药物的批量补给，这样就可以避免全天都在逐个运送常用药品（这要求额外的劳动力、包装材料以及运送时间）。

　　在实行精益之前，这样做的频率通常是一天一次或者每周几次。如许多情形一样，有些事情需要权衡。确实，每两天运送一次药品使得技术人员在医院移动的路程最短。但另一方面，更频繁的补给，虽然增加了路程，却能够提高病房里药物的可获得性并减少药房接到计划外（药物没有现成的）需要处方的情况。在开始实行精益时，对于药房员工来说效果似乎是不直观的，但由于接受病房呼叫次数的降低，更频繁的（每小时或每几个小时）运送降低了总的工作量。

　　对于为单个患者准备的存放在护理站的药品，药房的目标就是要及时地进行运送。如果医生开一种药，要求患者每 8 个小时服用 3 次，同时运送 3 次的剂量并不是最佳选择。虽然运送大批量的药品会减少移动，但是如果患者转院或者出院，这样的方法就会产生多余的药品。一般情况下，如果患者要求转院，药物会被送回药房，然后重新发放给其他病房，而不是随患者一起转院（因为这将带来运送以及移动的浪费）。

　　佐治亚州萨凡纳市的摩莫瑞尔保健医院的药房就是一个采取精益管理的例子。在这里，一个部门的员工首先从分析各自流程开始，直接地观察并测定存在于价值流程中的浪费以及由员工带来的无效移动。在长达 17 周的时间里，该小组做了大量的系统化改进，降低了浪费，提高了反应次数和药物在需要时的可获得性。

　　在药房布局被重新设计后，技术人员行走次数和距离降低了 50% 以上。这带来了一般首次用药处方更快的反应速度。在新的布局中，药剂师被组合到了流程中，技术人员可以将药物以逐个流动的方式交给药剂师进行确认。另外，重新设计不仅影响医院布局，还会影响药剂师的标准化工作。在实行精益之前，三位药剂师都需要独立完成工作。在药物等待核对时，工作责任的重叠经常会带来延误。每位药剂师可能都在想其他人会核对某一种药，或者更经常的情形是，三位药剂师都在忙于电话或者其他咨询业务。标准化工作使每位药剂师能够扮演一种角色（配药、处方核对和电话咨询），如果时间允许，他们也会互相帮助，但不会妨碍他们在各自责任区的流程。

在摩莫瑞尔保健医院项目的最后阶段，药房已经为患者和护士提供了更好的服务。在一项内部调查中，护士同意以下观点（以分数进行测量，"强烈同意"记为 1 分，"强烈不同意"记为 5 分）：

- 与 6 个月之前相比，当对药物有需求时，药物的可获得性更高（分数为 2.04）。
- 我对药房的主要改进很满意，而且想要为医院和患者提供更好的服务（分数为 1.75）。

在摩莫瑞尔和其他的医院，药房流程的改进使得在有需要时在正确时间和正确地点有合适的药物。这在改善患者护理的同时，使员工能更加便利地工作并且降低了医院的成本。在上述改善完成后，精益的关注重点也从流程问题，如药剂的丢失和询问结果的电话，转移到了让药剂师专注于他们真正的角色——为患者提供最优化的药物。

结论

我们在这里所阐述的影响流程的许多根本原因在其他部门也是客观存在的，如不合理的布局、均衡工作量的缺乏以及价值流程设计的不科学性等。如果你在本章未提及的其他部门工作，试试看怎样使一些基本原则适用于你的流程。如果你确实在本章提及的部门工作，不要局限在模仿别人已经做过的，而是不断思考提出更好的方法。要确保运用精益原则解决你的具体问题。想要改善流程，需要亲临工作现场，然后亲自观察流程。辨别产生价值和不产生价值的过程，并找出导致延误的根本性原因。另外，不要被动接受延误或者引起延误的原因，而应该主动地去改善流程。

精益课堂

- 做"搬掉石头"的改善，而不是放更多的水掩盖问题（权宜之计或排队等待）。

- 逐个运送物品是改进的方向，但绝不是教条的要求。
- 流程的改进面向患者，不仅有等待预约过程，还有到院后等待治疗过程，同样的理论可以运用在其他任何材料和信息的流程上。
- 流程的不均衡可能是自然发生不可避免的，也有可能是我们人为导致的。
- 精益教导我们不要把不均衡工作量当作假定事实而去被动接受。
- 在流程受到干扰时，我们要查明导致堆积或其他延误的系统原因并及时处理。
- 改善流程通常会提高服务质量和团队协作，并且降低成本。
- 更快并不总是更好，这取决于顾客的需求。

思考要点

- 如果医生查房的安排合理均衡，医院的流程或者你们部门会有哪些不同呢？
- 你会怎样更好地平衡员工数和工作量？
- 为什么在工作量下降时让护士提前下班，她们会感受到没有价值或者得不到尊重？
- 如果我们在一周 7 天里都可以让患者出院，医院会有什么样的改善？这样可行吗？
- 医院如何在一年内安排可选的手术分布？哪些部门或者功能会有用处？
- 改善了的流程是如何提高为患者服务的质量的？
- 我们通过精益想要改善的最长的预约等待或者治疗等待时间是哪些？
- 怎样平衡患者等待时间和医生等待时间之间的关系？

精 益 设 计

更优化、更迅捷、更低价

近些年来，"精益设计"的相关理念和实践已被医疗机构及其缔造者和开发者们所欣然接纳。我们完全可以打破传统均衡，去构建、改造或者利用新的空间。这些空间和建筑可以使医疗工作更优化（便利病患和员工），更迅捷（在预估日期前完成工作），更低价（价格低于预算或者类似项目）。随着"精益"理念渗透医疗工作的方方面面，我们不再需要马马虎虎图省事或者用某种手段去限制创造价值，而是从吸引员工和改善工作流程中直接获益。

那么，"精益设计"到底可以解决哪些问题呢？其一，传统设计过程没有让一线岗位的员工充分参与进来。在新空间被移交给他们之前，设计工作根本没有考虑他们的想法，或者只是采纳了一些粗略的意见。还有一些方案仅照顾少数人的利益，这难免让剩下的员工接受起来更为困难。

其二，传统的设计过多着眼于空间和布局，经常只考虑如何拓展或美化的问题，而忽略了工作流程——工作空间的设计要服务于工作流程的需要，或者为了最佳工作效果而同时改进两者。

其三，设计和建造经常是一个分批作业的过程，主要工作完成后就被抛给下一个部门，所以整个设计过程中没有很多反复锤炼和精益求精的机会。精益设计过程意味着每个成员都通力合作，共同设计建造更为有效的工作空间，而不是医院委托一个建筑师来为他们设计。

建筑公司 HKS 精益战略的负责人，建筑师博妮塔·贝克曼说，"传统方法更像是一种'创可贴'，努力解决眼前的问题，而不会把目光放长远，去定义未来医院的概念，思考怎样创造理想的工作环境。"空间设计必须考虑到未来的工作方式，反之亦然。一些要求护士们频繁巡视病房的医院可以将护士站的面积精简，将更多精力放在改善技术和工作流程上面，这样可以让工作更有效果。

"我们不再单单指望由专家或建筑师来告诉我们怎样设计医院"，路德医疗中心（科罗拉多）的前首席临床和质量总监大卫·蒙奇博士（Dr.David Munch）说，"我们鼓励一线员工深入参与设计工作，一起制定理想的工作流程。建筑师们从中获取工作流程的具体信息，然后将其转化成设计方案。他们不是项目主导，建筑师只是团队成员而已。"

设计未来前，要理解当下

在很多医院里，员工会要求新工作空间借鉴原有的设计，只是空间更为宽敞一些。还有一些医疗机构会投入时间和金钱安排领导们去考察衡量其他的组织。然而，无论借鉴还是考察都不是万无一失的。一份设计方案能适应特定的工作情况或工作流程，换了新环境却未必行得通。除了四处考察，我们其实可以将更多的资源投入到医院职工上，让员工和医院领导从精益的角度出发，对自己的工作空间和流程有更为清醒的认识。

正如第 4 章所讨论的，在员工进行工作场所观察或做出价值流图析之前，他们很难对自己的需求（以及患者需求）有清晰的构想和真实的理解。当人们真正做出观察又画出意粉图的时候，他们才能恍然大悟，原来现有的格局对自己和患者们造成了这么多不便。一份构思长远的设计方案能更有效地解决许多问题，而不只是要求工作空间足够大（后者会造成新的不便，比如多绕路的问题）。

"如果观察得当，这种行为可以让被观察者倍感光荣。如果要了解整个工作过程的复杂性、浪费和成本，观察是唯一的方式，这样还能了解到在医护人员奔向患者时，那些多余玩意儿都是怎么惹毛他们的。"奈达·格伦登（Naida Grunden）和查尔斯·哈古德（Charles Hagood）说。他们是《精益导向医院设计》（*Lean-Led Hospital Design*）的作者，这本书对此课题有着非常深刻的见解。

Array Architects 公司曾跟一个医疗机构合作重新设计了一个透析科室。设计师约翰·赛尔（Jon Sell）曾这样写过，"在设计出满足客户工作流程的空间方案之前，了解客户单位的运作方式是设计师们需要迈出的第一步，这是很重要的。在许多案例中，这样做的结果对于设计师和客户都会有所启发，他们领悟到的内容将会影响设计方案，很有可能也会影响临床医师们的工作行为。"在护士们照看病患的过程中对她们暗中观察，通过这样的方式我们观察到问题，也发现了机会，其中包括医疗物资存储室分散在科室周围，护士们就要多走冤枉路。画出意粉图能加深对设计的理解，比如：

- 现有科室在三号治疗区附近没有合理的间隔，当护士们需要用带着轮子的电脑时，这里就变成了科室内的阻塞区。
- 一个杂物间与本科室相连，造成了很多不必要的人来人往。
- 这里没有病患营养站，所以临床医师需要到员工休息室拿一些必要的物品。
- 病患的床边找不到很多医用必需品，两个主要的储藏柜位于中心区，可是有时对于医护人员不太方便。
- 每两个病患有一个图表站（与注册护士对病患的比例一致），但是这些工作站不在床侧，所以护士们只能先将病患信息抄在纸上，然后输入到电脑里，这种工作原本是没必要的。

这些观察结果和意粉图影响了设计师们关于工作空间和工作过程的长远构思。护士们可以有更充裕的时间与病患打招呼，然后和他们详细讨论治疗情况，在某种程度上，这是因为"透析管和医用必需品都准备妥当，已放在病患床边的盘子里"。内置规格的床位能减少病患不必要的移动。每个治疗区都有床边的图表电脑，可以减少等待时间，缩小误差风险。

图 10-1 展示了一张雷利医院现有的心脏中心的意粉图，上面标注有护士的行走轨迹，这影响了新空间的设计，改进了工作流程。

通过优化设计，压缩运营成本，改善护理效果

例如西雅图儿童医院，一些医疗团队可以在压缩空间利用成本的同时，提升病患的护理质量，改进员工的工作环境。他们并没有偷工减料，也不会只追求价格低廉，而是在设计空间时确保其面积科学合理——足够使用且避免浪费，不大不小刚刚好。

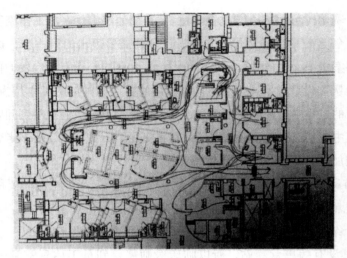

图 10-1　展示了心脏中心的护士步行轨迹的意粉图

　　除此之外，另一个节约成本的方法就是加强医疗机构、设计师和建造公司之间的协作关系。在整个过程中，委托方越早把建筑要求传达给受托方，越能让其更好地理解设计需求，设计方案就能减少改动，降低成本消耗，避免工程延期。一个在贝尔维尤手术中心的项目，与它相似的工程面积通常需要 600 份设计信息请求，但是这个项目只有 30 份，紧密协作与顺畅沟通使得项目提前完工，并且工程造价低于预算。

以员工和病患为中心的设计

　　既然精益设计理念旨在为所有人创造更为优化的医疗空间，那么出资方在每个设计阶段的一切投入都极有价值。在某些方面，医护人员与病患对空间的需求是一致的——医护人员希望减少四处奔走以获取医用品的时间，病患身边也经常需要有医护人员来陪护。在此情况下，我们可以在每个病房或者每个套间增加额外的物资安放点，这就是一个可以满足双方需求的精益设计决策。

　　反思习以为常的行为，也是精益理念的要求之一。一家医院受此启发，把每层所有外围空间都改造为病房或者员工休息室。医院管理层放弃带有窗户的房间，将办公室搬到采光不好的中间区域，把最好的位置让给基层医护人员或病患。在精益文化中，医院高管们自己也意识到，他们反正不会待在办公室很久，所以对房间的窗户要求不高。

在工作量或工作流程不确定的情况下设计

精益工厂的设计通常可以适应很多情况，因为我们很难精准预测不同型号产品未来的需求。灵活的装配组装线可以最大程度满足多种产品同时生产的要求，减小错误预测的风险。精益工厂同时考虑了各种需求增长的情况，如果被人问到像"需求增长 50% 该怎么办"的问题，方案设计师们也有不同的应对之策。

在制定一些关键决策时，比如决定新急诊室的床位数量，我们不能仅考虑工作量假设和工作情形（比如在建的独立急诊中心的影响）。真正需要多少床位，还取决于像化验室和放射科等其他部门的精益改善情况。万一其他部门的床位周转时间没有按计划减少，急诊室的床位也会处于短缺情况。一些建筑布局是以转向科室协作护理和看板补充（kanban）理念为基础设计的，如果新工作流程模型不能顺利实施的话，这些布局方案也会产生问题。

在 2015 年健康服务工作面临着很多不确定性，医疗机构都开始花心思巧妙地设计工作空间，以便能灵活应对不同的工作情况。比如如果入院率显著下降该怎么办？或者正在治疗的患者们病情加重了，医院需要更多的重症监护室，又该怎么办？贝克曼说："没有人能预知未来，但是我们可以为未来做准备。一些医院设计了灵活型房间，这样做可能在调查工作上花费稍多，但是心脏病房能更灵活地被改造成重症监护室。"

利用迭代与实体模型进行设计

精益设计工作还包括利用硬纸板、木材或其他临时材料建造原尺寸的实体模型。这些模型经常会建在租用的仓库中、空壳体空间中或者停车场上。根据时间和物资等各种因素条件不同，从一个病房到整个套件都有可能被建成模型。

虽然设计模型的过程耗费人力、物力，但是在调整设计方案的时候，在模型上模拟改造要比看建筑图纸更为直观有效。尽管建筑师和工程师们通常能在二维设计图上将空间形象化，可是让医院职工们直接看图纸有时还是很吃力的。原尺寸模型可以让医护人员看到实体空间，能够真实触摸，提出评价，还能根据实际需要进行修改。

总体上，委托方越早提出修改意见，造成的花费就越少（结果也容易让人接受）。相对重要的修改应该在实际建造之前提出，如移动墙面或者调整走廊角落，让不能遭受碰撞的病患方便通行。除此之外，还要多发现次要细节，比如在每个病房的浴室安装壁钩来悬挂病患的注射袋等。在西雅图儿童医院贝尔维尤项目的设计和建造中，实体模型意味着"参与者经常缩减空间，改变传统的空间邻接，或者干脆在考察和使用之后完全改变了最初的设计构想"，这会让平面设计更生动。

大巴尔的摩医疗中心在停车场上建造了一个完整的药剂室模型，然后让医护人员们模拟完成不同的工作任务和工作流程。在此过程中，大家都意识到了工作中的冗余环节，这不但可以帮助医护人员改进工作流程，还可以完善空间布局的设计方案。通过这些努力，建筑公司 Hord Coplan Macht 预计这个医疗中心可以节约药剂师 19% 的工作时间、药剂技术员 11% 的工作时间。

雷利儿童医院（印第安纳波利斯）与建筑公司 HKS 开展合作，针对其住院大楼部分楼层和科室进行精益设计。作者从精益的角度为他们提供了协助，指导医院员工如何对当前环境下的工作流程进行分析。整个组织观察会持续几天，这个过程带动了员工们关于空间布局和工作流程的讨论，还引入了一些在当前空间下进行短期改善活动的创意。医院职工和管理层们都很期望改善病患护理质量，他们能够就这个共同目标与建筑师进行商谈，进而提出他们的实际需要和内心想法。烧伤患者的父母提出的护理意见能够帮助大家理解烧伤病患的特殊需求与注意事项，让大家了解为什么这种病患所需空间不同于外科患者，又是怎么不同的。

关于雷利，贝克曼这样写道，"部分设计方案只是在地板壳上实施的，完成日常测试以验证设计方案。我们笑称实体模型是'塑料医院'，它能让使用者看到平面图纸上看不到的东西，这就是模型在新设计完成前的工作方式。每个部门运行 6～8 个方案，从改变设计到代码蓝色测试，以确保设计支持施工前的操作计划。"

当医院要从老式的新生儿 ICU 式病房（一个大房间里住许多病患）向更为现代的私人病房模式转变时，实体模型的价值就凸显出来了。新的空间要求工作流程也做出改变，在模型中模拟工作流程可以帮助医护人员解决很多问题，比如沟通性、可见性，以及跨病房的护士互助工作。贝克曼说，"相比直接利用其他设计，医院可以从自己动手打造理想状态的过程中收获更多。同时，我们可以帮助他们见识到他们从未看见的东西。"

一些医院想直接照搬其他医院的设计方案，这个过程中他们可能会出现小状况，建造实体模型能帮助那些医院防止这些问题。因为护理工作量、病患情况，还有员工工作模式的不同，在一种环境下运行得很好的设计方案，换一种环境可能就失效了。一家医院曾尝试着通过建造实体模型的方式，借鉴西雅图儿童医院贝尔维尤空间设计，但后来发现"那个方案不适合他们的医院文化，因为两家医院对待患者的方式是不同的，于是他们放弃了旧有方案"，提出了全新的设计。试想，如果这是在传统设计过程中，那家医院会直接采用贝尔维尤方案，"推翻重来的耗费可能高达数百万美元，这不是小问题"。这个事例证明，根本不存在什么适合所有工作环境的"最优方法"。空间布局要适合医院本身的特定情况，这比照搬其他方案更为重要。

东田纳西州儿童医院的精益设计

东田纳西州儿童医院在设计其新的医院大楼时使用了精益设计理念，这个大楼预计在 2016 年 9 月投入使用，届时病患的治疗体验会得到改善，医护人员工作效率也将提高。

现有的外科门诊工作流程是这样的，患者需要先把车停在一两个街区远的地方，走到挂号处，然后再到化验室（在同一层楼）。他们还要多走两层楼到一个半私人房间准备手术，再去一个在开放区中的等待室里，最后去做手术。麻醉后监护病房（PACU）在同一层，但是患者们在回家之前还要先回四楼做第二阶段的恢复。

在未来的设计中，停车场建在大楼地下，并为病患家属预留停车位。患者将可以提前挂号，这样余下的治疗过程都能在一层楼内完成，术前与术后病房就在手术室隔壁。麻醉后监护病房将被设计成多功能房间，这意味着病患在同一个病房做术前准备和术后恢复。除了危重患者仍然需要开放的 PACU 区之外，大多数病患可以拥有自己的私人空间。之所以保留开放治疗区，是因为考虑到了一些麻醉学者和 PACU 护士们的需要，为了手术护理万无一失，他们需要集中照料那些危重病人。

这家医院的建筑公司 Shepley Bulfinch 提出了此次精益设计，包括吸纳使用人群的意见，还有建造实体模型的方案。"设计师们在试验、测量、接纳反馈意见还有改进模型的过程中，对我们是开放的。"医院精益项目负责人伊萨克·米切尔（Issac Mitchell）说。在两周一次与设计师沟通的会议中，米切尔与医院不同部门的同事们提出了一系列改进意见。下周他将与设计师见面，商谈怎样将这些改进意见在建筑方案中落实。在整个过程中，建筑的真正使用者从一开始就参与设计，包括建筑外观、粗略布局以及每层楼的设计方案都考虑了他们的意见。之所以能这样，是因为医院的一线医护人员已经通过意粉图对所有的工作流程有了更深入的了解，人们每天去哪里，该怎样满足自己的需求，这些事情他们了如指掌。此外，建筑设计师们也随医院管理层和一线员工一起，对医院进行直接观察，以便更好地了解他们的经营需求和医院文化。

最初的原尺寸实体模型建造在一个 800 平方英尺的小型空间里，空间面积狭小，限制了这些模型只能是单独的房间。但是这样也有好处，就是可以让大家看到更详尽精细的设计方案，还能从家长那里获得反馈（他们要求在椅子周围设计电源插座以便为手机充电）。

那么，医院从实体模型建造中能收获什么呢？他们了解到"因为房间端墙中的柱子占据了空间，所以在 40 个病房中有 11 个原本不适合安装全尺寸病床"。米切尔说，如果他们没有在早期修改设计方案，"那将是一个昂贵的差错，会让人无比懊恼"。除此之外，医院还将门的设计改为三折门，因为双滑门没有预留足够的空间，不能保证包括急救设备在内的一切设施可以顺利通过。一些简单的电子表格建模也显示，如果医院能精简手术准备病房和手术室的数量，那么经营起来能轻松很多，因为"患者流动性加强，不会一直占着床位"。

基于这些初步经验，医院正在发展一个更为正式的生产准备流程（3P），包括在租用的仓库空间中仿造一个全尺寸单元，如图 10-2 所示。这个仿造单元不仅能让大家看到外观设计，还能展示其内部将如何经营。这样做打消了员工的顾虑，愿意相信医院的设计方案焕然一新，而不是像从前那样，在建成之后说一句"这是你们的地方，搞定它吧"。

医护人员们已经在设想的情况中实际工作过，了解一切都是怎样安排的，所以他们做好了万全的准备。医院与一家本地制造商有亲密的合作关系，Denso 的雇员也曾参观过实体模型，他们从旁观人视角出发提出了反馈意见。

一些组织是在设计尝试中首次接触到精益理念的。像西雅图儿童医院一样，东田纳西儿童医院也是以先前的精益经验为基础进行建造。米切尔说，"精益设计是精益日常管理的自然延伸，这种文化让人们更喜欢表达自己的意见，而不是一味点头同意别人提出的计划。"

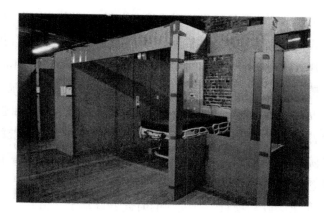

图 10-2　一个全尺寸实体模型，从护士站视角看向病房

　　精益思维也在驱使医院转变对待病患的方式，合理安排出诊时间，妥善分流患者就诊，不再要求所有患者提早到达医院白白等候。另外，他们也在改进治疗过程，确保在手术之前获得所有正确的信息，而不是在手术的早上发现什么问题。

　　精益设计与日常精益管理（我们会在第 11 章详细讨论）都将重点放在病患身上，调动所有人不断改进工作流程和设计过程本身。持续改进的过程不会停止，即便将来新医院大楼投入使用，这些努力也还会继续。

阿克伦城儿童医院的综合精益项目交付

　　阿克伦城儿童医院的历史可以追溯到 19 世纪晚期。截至 2014 年年底，这家医院已经拥有床位 421 张，医院职工超过 5 000 人。在 2011 年之前，阿克伦城儿童医院需要拓展医院空间，以扩大医疗实践、手术室、急救服务，还有新生儿重症监护床位的占地区域，此外他们还计划新建一个独立的门诊手术中心。由于他们之前没有在医院经营管理上采用过精益理念和六西格玛技术，医院缺乏这方面的丰富经验和成功先例，"这个工程本来是要沿着传统建造项目的路线走下去的"。

　　幸运的是，阿克伦城儿童医院建造公司的博尔特发现了"综合精益项目交付"（ILPD）的方式可以解决这个问题。综合项目交付，即 IPD，是"一种将员工、系统、商业结构和实践活动在一个过程中综合起来的方法，协同利用所有参与者的才能与洞察力,使项目结果达到最优,为所有者增加价值,减少浪费,通过所有阶段的设计、制造和建设达到效率最大化。"因为有合同合作关系,而且在医疗机构、建筑师、总承包人和其他相关人之间共同承担风险和收益,IPD 可能听起来很像精益理念。但是博尔特称他们是利用精益的方法在减少项目建设过程中的浪费,从而严格将精益理念综合到 IPD 中,他所说的项目包括阿克伦城儿童医院、萨特医疗,还有其他卫生医疗组织。阿克伦城儿童医院的方法受到了西雅图儿童医院和贝尔维尤外科中心的启发,结合了精益经营、精益设计和精益建造的相关理念。

阿克伦城儿童医院从项目"首发"的时候就调动了"患者、家属和员工"。与传统建造项目相比,许多人(300)一起绘制价值流图和意粉图,评估"仓库中全尺寸卡纸板实体模型"。灵活性是一个重要的概念,医院新建了单独的新生儿 ICU 病房,这些病房还可以改造成小儿科 ICU 病房或者常规的住院病房。在迭代精益生产方式中,阿克伦城儿童医院的领导坚称任何设计或概念的产生"都不会少于七次迭代过程"。初期阶段的设计方案"乍看之下是完美的,但是还能改进"。

通过这些方法,配合许多创造性工作、团队合作和辛苦努力,阿克伦城儿童医院完成了这项工程。

- 比预计日程提前两个月。
- 比工程预算低 4 700 万美元(少花费 20%)。
- 比原始估计的面积缩小 21%,节省 2 000 万美元。

他们的首席运营官格雷斯·瓦库奇克(Grace Wakulchik)说,"综合精益设计方法帮阿克伦城儿童医院节约了成本与空间,为此后医院在科技和资源方面的投资带来机会。"

总结

精益医院的重点在于减少空间浪费,提高资源流动性,为病患和医护人员提供更好的医院环境,除此之外,还要尽力将成本压缩至最低。如果用传统的方法设计和修建(或修复)医疗空间,往往会有许多浪费、误工的情况产生,或者也可能出现不必要的开支。更糟糕的是,这些陈旧的方法根本不能引起空间的未来使用者和管理者的兴趣。通过对工作空间和工作流程加以改进，使其各个部门运作起来相互协调、相互协助，精益设计可以帮助医疗组织完成一个更为优化的空间方案，不仅能够准时完工，还能节约预算。医疗机构通常不太能挤出足够的预算和精力去完成一个大型工程，所以完善组织机构运营，使其随时间不断改进，通过这样的方式压缩成本就显得尤为关键。不借鉴同行的设计方案，我们依靠精益理念思维，参考医院员工的想法与创造力，也能建造出真正符合医院和患者特定需求的医疗空间。

精益课堂

- 所谓"经验之谈"不一定完全正确，我们可以质疑以前的空间设计理念。
- 在面向未来的时候，理解当下也十分重要。
- 尽早让医院员工参与进来，设计开始之后再改动会很麻烦。
- 利用实体模型模拟工作环境的方法进行迭代设计，前期可能会多花些工夫，但是后期的设计和建造过程会更有效，更节约时间。
- 精益设计能让医疗空间和工作过程更能满足员工、患者、医生、患者家属和所有投资方的要求。
- 精益设计最大程度完善建筑质量，最大限度满足使用需求，使建筑工程达到了"更优质、更迅捷、更低价"的标准。

思考要点和小组讨论

- 在未来几年有哪些新的医疗空间需要修建，或者需要大规模重新改造？对于精益设计的作用，我们有哪些构想？
- 如果有科室或领导正在规划新空间，我们能怎样利用精益方法做出改造，以确保可以尽我们所能，最大程度利用起现有空间？
- 我们可以采用哪些措施腾出时间，让员工们参与到现阶段设计分析、模型评价等一系列类似的活动中呢？
- 为什么让家长和患者家属也参与到过程中非常重要？
- 我们怎么样判断建筑公司是真的遵循了精益理念，还是仅将其作为口号而已？

员工的激励与领导

改变管理模式

精益不仅仅是一种工具，还是一种独特的管理方式，指导我们如何作为经理人进行管理及领导员工。康维斯曾写道："管理的最重要作用是动员并激励众多员工为同一目标共同努力。管理存在的意义即为对目标进行定义并做出解释，通过共享途径达成目标，动员人们和你共同进退，帮助他们排除困难。"对于你的组织中的所有领导者来说，今天的情形确实如此吗？

领导者和主管所面临的挑战不仅仅是精益方案的最初阶段。一旦该阶段完成，我们仍须有相应人员及流程来进行后续管理。这就是为什么我们说精益是一个永无止境的旅程——我们一边要防范陈旧的管理方式卷土重来，一边要在现有的基础上做出新的改进，更准确地说，创造一个工作环境，使所有人都在思考如何不断改进。在一个敬业和有吸引力的工作氛围中，每个人都能够参与到改进中来，这才是取得长期成功的最佳方式。

传统管理模式的观念是着眼于一系列标准化的操作流程和思维，"我们将许多思想融入该处理流程，而这些思想必须是完美的。"否则，就被视为失败或无能。而另一方面，拥有精益思维的人则认为即使目前已经完成得十分出色，该流程仍有继续提升的空间。常言说："东西没坏，就别去修它。"这句话并不适用于精益理论。拥有精益思维的领导者可以接受这些流程并不完美，只要该团队正通过不断的努力向完美迈进，不完美就可以被接受。拥有精益思维的人会说："它虽然没有问题，但是还不够完美，所以让我们把它变得更好吧！"持续改进可以应用到任何人、任何事，也包括我们的处事方法。

"出色的流程管理是我们的战略方针。我们每个人都有着出色的表现，管理着出色的流程。我们观察到竞争对手也是由出色的人才组成的团队，但是他们管理着差劲的流程。"医院是一个典型的由出色人才组成的组织（这些人才乐于助人又勤奋刻苦）。想象一下，如果我们管理的是出色的流程，那我们会更进一步，这两个因素并不是互不相关的。

在精益理论提出之前，主管可能并没有注意到有何差错之处。出于好意，员工可能会为了不暴露问题而在工作中绕道而行。这样人们虽然看起来会非常忙碌，但是其实却是在做无用功。通过学习识别无用功，跳出自己的圈子宏观考虑问题，鼓励人们发表意见，我们最终就会发现在这些流程中究竟哪些细节出了问题。如果员工不敢发表意见，管理人员就有责任创造一个让大家有安全感的工作环境。

仅仅告诉员工，让他们在自身工作中必须去发现并减少做这些无用功，这样做是远远不够的。我们必须改变管理方式。许多主管和管理者不懂得在管理中变通。正如员工害怕被突然解雇一样，主管通常害怕失去权力或无法左右员工的敬业度。有一些管理者只能被替换，但绝大多数都可以给予精益培训和指导。大卫·曼恩说："精益之所以难以应用，不在于其复杂，而在于其与我们所学之大相径庭。"

泰德康医疗集团花费数年时间探索精益之路，这家医院此前一直让员工和领导们在"快速改进项目"和其他注重工作细节的项目上劳神耗力。有一天，有一个"勇敢的人"（这是前任首席执行官、医学博士约翰·涂尚德对其的描述）出现了，这个人问高级主管："当你们用相同的方式进行管理时，我们应该怎样做出改变呢？"这个问题标志着员工愿意表达意见（或者这样做，他们是感到安全的）。

在担忧惊惧的氛围中，一个人一定得非常勇敢才能去质问领导。然而在精益文化中，领导和员工可以相互质问、相互怀疑，事实也的确如此，不过他们是以改进的名义这么做的。泰德康旗下最大的两家医院的前院长，金姆·巴尔纳曾这样写过一位经理所观察到的，"终极的傲慢就是在不改变我们管理方式的前提下，去改变底下人工作的方式。"这个问题及其有关意见让泰德康的领导层感到醍醐灌顶，从而创造了管理系统和全新的文化。

传统上，机构通常会被严格等级化，管理严密，许多医院也正是如此。一位医院的院长曾说过："我们对此很困扰，因为仍有许多拥有支配权和控制权的中层领导，他们极端庇护自己的部门及其存在的问题。"一个处于精益环境下的管理者不会拥有绝对的决定权，也不会独自解决所有问题。精益主管会避免对自己的下属做出指示。许多管理者不知如何以其他形式进行运营。

涂尚德谦虚地谈到他曾经努力提升过自身的管理风格，从而为其他组织成员树立了榜样。从表 11-1 可以看出他所采用的精益领导风格和传统的"白大褂"领导风格之间的比较。"白大褂"管理方式，不仅仅指的是医生，它表示正规的职位负责制管理方式。"白大褂"管理方式的特点是会扼杀开放式交流和质量改进。"首席执行官和其他领导们通常不会因为谦逊而受到奖励，"涂尚德补充说，"但是也没有人知道所有问题的答案，谦虚原则要求我们意识到这个问题……在相互谦和的工作氛围之中，自由程度会很高。我们不用再假装自己知道所有事情。"

表 11-1　领导风格对比

"白大褂领导风格"	"改进领导风格"
都知道	患者
负责	知识渊博
专制	促进者
责无旁贷	老师
不耐烦	学生
责备	帮助者
控制	沟通者

一家美国的医院实行精益已经很久了，可是它的首席执行官还是经常做一些自上而下的决定。在患者调查中显示，后半夜的噪声成为抱怨的最大原因。毫无疑问，住院部主管对员工在走廊里放置毯子表示非常惊讶。不幸的是，这些新放置的毯子使得护士难以推着装载着电脑设备的手推车穿过走廊，这也就导致了她们在护士站中消耗了更多的时间。于是一项执行委任（使用技术来离开护士站）被用来解决另一项执行委任（在走廊中放置地毯）所带来的冲突。主管让人在冲突全面爆发之前把毯子放到别的楼层去，而没有采用 PDCA 循环方式。

噪声抱怨数据讽刺性地显示，在毯子被放置之前一个月抱怨量就开始下降了。为什么呢？原来是护士们开始主动做出一些小改动，比如她们会关上房门并降低电视音量。护士开始学习精益原则，而她们的领导也赞同她们的努力，那些高层领导者却并没有自己努力思考精益原则。

主管应扮演何种角色

在精益文化中，我们不能把自己的员工当成简单的运营成本，而是要把他们看作一起完成目标和任务的伙伴才行。一些组织以削减成本的名义革除了管理层。然而，没有实践精益原则的医院已经是落后的了，经过裁员，每个管理人员都有 80 份直接报告，这就使接洽工作变得更为困难。在精益的角度下，甚至最优秀的管理人员都不能增添价值，他们必须（也应该）在改善经营、系统和成果方面扮演起重要的角色。

为了便于向精益文化靠拢，泰德康意识到"他们需要一个不同的领导组织，让领导来驱动变革"，特蕾莎·摩尔这样说道。泰德康确实需要把经理层添补回来，在监事层和董事层之间，让每个层级都有明晰的角色定义。这样一来，监事们就有更多的时间在工作现场，经理们也可以将更多心思用在战略改善上，比如资本花费需要等。

那么，在精益文化中，有效率的管理者应该扮演何种角色呢？管理者有责任确定方向并领导员工，确保员工理解消费者的需求及组织的优先次序，并将各环节整合在一起。舒克（Shook）在描述丰田管理者的作用时，提到了两个目标：

1. 让每个人主动解决问题，并改进他们自身的工作。

2. 确定每个人的工作都能直接为消费者（患者）提供利益并促进公司（医院）的繁荣发展。

如何提高人们的主动性呢？发号施令或上级命令下级的方式均难以达到效果。领导们经常使用财务刺激或奖励的方式，但是最佳的精益文化依赖于本质动机，允许员工发展。当我们想让员工改进自己的工作时，经理和高层领导在给予帮助的层面上要发挥重要作用，不是只考虑局部最优化，也不能在一个广阔的医疗组织机构中局限住自己的目光。局部目标要通过"战略发展"过程与大组织的目标看齐，就像下文所述一样。

医学博士加利·卡普兰（Gary Kaplan），弗吉尼亚梅森医疗中心的首席执行官，一直坚信本质驱动的作用力，同时认为领导应该创造合理的环境而不是强迫参与。他这样写道，"经营方法改善策略不能强加于人，领导应该用循循善诱、教导鼓励的态度利用它，但那只有在员工都投入进来的情况下，这种方法才能发挥效用，因为他们已经发现自己的工作会变得轻松满意得多。当员工们发现它可以减轻负担、减少返工和时间浪费，并使效率大大提高时，他们自然而然就会支持这种经营方法改善策略。这可以使他们解放出来，到更为重要的岗位上去，为我们的患者护理工作服务，重燃那种激励他们踏上职业旅程的热情。"

藤尾长（Fujio Cho），丰田公司的前任主席，总结出了精益领导的三个关键点：

- 实地查看（"高层领导必须了解一线生产车间"）。
- 勤问原因（"每日都要问'为什么'"）。
- 表现尊重（"尊重你的员工"）。

大卫·沃贝尔在丰田工作期间从张富士夫的经验中学到了四点：

- 分配给他人工作时要像分配给自己一样。
- 让员工思考，让员工尝试。
- 帮助员工开阔眼界。
- 强制反馈。

管理者，特别是医院各部门的管理者并不直接接触患者，他们需要确保其员工能够以消费者，即患者为中心，为他们提供有增值的服务。这样的事情可以通过部门任务说明、目标和措施，以及其他能够提醒员工他们重要任务的行为完成。一家医院就贴出标志来提醒员工，让他们注意自己在病患护理中的间接角色。比如，营养服务部门用一张微笑着的员工照片来强调，面对已经对食物失去兴趣的肿瘤病患，要花时间跟他们聊天，让他们习惯性吃饭。他们不仅仅配送食物，他们也为病患的安乐、康复、满意做着贡献。

从长期来看，即使初期会花费较长时间，或员工在 PDCA 循环（计划、执行、核查、行动）流程中会磕磕绊绊，但让员工迎接挑战解决问题还是更为有效的方式。然而，主管通常不愿授权员工独自去解决问题，给出答案。许多主管都希望通过自己战胜困难并解决问题来彰显其自身价值；毕竟，这是他们作为上司的意义所在。随着其在组织机构图中位置的上调，即晋升，这种对"放弃权力"的抵抗更为明显。高级领导都会有经年累月养成的坏毛病，像"白褂子"行为，即使能改也是很难的。

泰德康的特蕾莎·摩尔指导医院领导层们要明白他们的角色是"帮助员工看到全局，将个体组织起来，让员工们自己仔细想清楚，而不是告诉他们什么事情是不能做的"，然后在改进完成之后问他们"你从中学到了什么"。泰德康的一位经理说，"经理的工作是做出改善，这种观点并不是在所有地方都成立。"

一家医院的首席运营官（COO）对他最近的言论"亡羊补牢是不好的"感到非常懊悔，这使他陷入了争端之中，这种言论与他在组织内 30 年职业生涯的表现是不符的。他很清楚，所有人都应该将重点放在改善系统和预防错误上，但是他说，人们觉得之所以他能够做到首席运营官这个职位，是因为他在亡羊补牢方面表现得最好，能够一针见血地指出应该去做哪些工作。

精益管理者既不会独裁，也不会极端地完全放手不管。正如舒克提到的，精益管理者不是 20 世纪 80 年代那种完全授权于人的"现代的、启迪性的领导者"。精益管理者从不说"我只注重结果，不在乎过程"。精益领导对过程和结果一样重视，他们知道正确的过程会带来正确的结果。但是精益文化下的管理者不会直接命令工作该怎样做，就像我们在第 5 章讨论的一样。领导者应该从中找到平衡，知道何时应该委派、授权，去磨炼员工，何时他们应该插手做一个事无巨细的领导。尽管我们依赖一线员工，但一些系统性问题还是要上交给高层领导以便让事情落实到位。

管理者能够确定目的并给予界定，但是目标也不是可以清晰界定的，在第 9 章我们讨论过，目标设置通常会有功能障碍。精益管理者不会给员工施压，让他们没有目的地关心更多事情或者更努力地尝试某些工作。精益管理者会说，"跟我来，咱们一起解决"，然后和员工一起完善工作过程和系统。在一个精益机构中，目标、目的及策略会由上至下贯彻。而由于一线（或有增值）的员工最接近整个程序，意见和解决方法会自下而上产生。精益结构应经常在上下级之间形成反馈循环，即信息双向流动。上级管理者确定方向和范围，并要求员工相信其绝对正确性。当一些意见反映上来时，管理者会对这些意见提出疑问和质疑，并在解决问题的过程中加以验证，如图 11-1 所示。

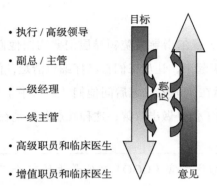

- 执行 / 高级领导
- 副总 / 主管
- 一级经理
- 一线主管
- 高级职员和临床医生
- 增值职员和临床医生

图 11-1　精益机构中目标及意见流向图

在贝勒斯科特和怀特医疗集团里，从一线团队到行政人员，每个管理层级都有日常会议。在这种"层级会议"的工作体制下，一些有关于紧急风险威胁的重要信息自下反映上来仅需要几个小时，而有些是领导层需要传达一线员工和中层管理人员的重大消息，同样隔天就可以传播到位了。他们这种战略调度过程展示了精益原则下的信息双向流动，是一个极好的例子。

让员工参与到改变中来

常常会发生这样的状况，医院的领导强迫医生或员工做出改变，然后又抱怨员工们"有抗拒心理"。让大家愿意做出改变的最佳策略就是让岗位上的员工参与进来，意识到他们是某一领域的专家，并且让他们感到自己受到了尊重。

在艾维拉医院（Avera Health）正要启用一套全新的医嘱录入系统时，凯西·马斯（Kathy Maass）提醒领导者"在做出重大变革时，我们要去询问一线员工的意见，而不是几个人在会议室简单商量一下就做出决定"。艾维拉的高管始终坚持这样的观点，那就是在做出关于更新系统和工作流程的决议时，一定要让员工们参与进来。马斯说，"这个决定对我们来说非常成功。"在医嘱录入系统"改变了医院近乎全部工作流程"时，他们在"一开始就获得了成功"，因为他们让员工早早就参与到改变中去了。

在医嘱录入系统完全投入使用之前，艾维拉医院让医生、护士、药剂师和健康单元协调员们设计并测试了 25 个不同的病患场景。在更为全面的培训开始之前，这样做能提前让他们解决那些情况下的一些问题。这种方法几乎不需要工作区，但是可以符合 90% 的情况。

战略部署

有越来越多的卫生保健组织开始采用一种名为"战略部署"的方法，也称为"政策部署"，在日语里叫作"策略管理"（hoshin kanri），这些卫生组织包括弗吉尼亚梅森医学中心（华盛顿州西雅图市）、泰德康医院（威斯康星州阿普尔顿市）、贝勒斯科特和怀特医疗集团（得克萨斯州）以及圣博尼费斯医院（曼尼托巴省温尼伯市）。战略部署采取了逐级传达和逐级反馈的模式，致力于打造一个直线型的组织架构等级。组织的高层管理者帮助确立 4 ～ 5 个"战略方针"指导着基层主管和他们的员工。尽管具体措施可能频繁改动，但是一个组织的战略方针是要长期维持不变的。

比如说，泰德康医院所制定的 4 个战略方针是从这个问题中提出的——"最重要的问题和机会是什么？"其主要包括下面 4 点：

- 安全和质量（可避免的死亡和医疗事故）。
- 人力资源（工伤、员工参与度和员工健康程度）。
- 患者满意度（人数增长、周转时间和时间把控）。
- 财务管理（运营利润和工作效率）。

高层管理团队要有高端的思考水平，同时要帮助组织中各级建立其层级架构，保证组织各个层级都能按照战略方针行事。比如说，在内科和外科诊室里，往往会把摔伤患者看作安全和质量的病例，但是在门诊室中，却被用来衡量员工的拉伤或者扭伤。具备成熟的战略部署能力的一线管理者已经可以解释他们层级的管理方针有多重要，以及他们如何为整个组织的目标做出贡献。他们还能指出具体改善法或者 PDSA 措施，能帮助他们改进衡量标准。泰德康医院对举措做出了分类，一种是被监控的"表盘指针"，另一种是他们正努力改进的"驱动器"。

看齐并不一定相同。一家医院的分娩接生部门回想起曾经的情况，那时候刚刚推行的自下而上衡量患者安全的标准是每个部门的死亡人数。分娩接生部门主管说，"达到零死亡率并不难，我们的产妇都很年轻，一般不会有问题。"这个部门后来替换了衡量标准，新标准更接近他们的产妇情况和护理环境。

抛开结果不谈，战略部署保证改进的意见和方案要在基层员工中推行，而不是从上而下地委任。尽管少数决策还是要获得高管的确定和首肯，可是员工和经理也能帮助决定做什么（方式），从而得出组织期待的目标（结果）。这种"传球"式的流程保证了上传下达的目标是以员工的反馈为基础的，同时，员工需要执行的改进方案也是由他们的领导反馈而来的。这种协作方式使得战略部署与传统的"目标管理"相区分，因为"目标管理"只是自上而下的。正如泰德康医院发现的，"打破分级管理循环"是非常重要的。

战略部署同时促使组织建立改进的重要性程度意识，而不是在同一个时间做所有的事情。医院要让高管团队确定首要事项，因为所有事情总共有超过 400 件！当他们开始战略部署时，会进行一些长期的（有时还很激烈的）讨论来确定最为重要的 20 件事情，它们"只能成功不能失败"，并交给领导层来把控。泰德康医院的高层管理者有一间"视听室"，里面的墙上布满了最新的改进事项以及正在进行的战略部署，但是他们还有一项"罢免"不是年度重要事项的进程，把那些意见保留在墙上，这样他们就能在未来考虑这些问题，同时确保不会忘记这些需要改进的事项。战略部署能让执行团队把注意力集中在那 20 件事上，确保它们落实到位，而不会分散精力或者被其他事情分走资源，最后一事无成。

涂尚德如是说，"鉴于传统的方法只是一批一批的项目相组合，战略部署促使连续性的改进与世界相符合。"之前，泰德康医院的年度计划仅仅是"一大批浪费我们四五个小时的事情"。"到计划完结的时候，它早就过时了。"涂尚德说。泰德康医院现在正计划一个遵循着 PDSA 模式的持续可回顾的循环。

管理中普遍存在的问题

大多数医院普遍存在管理上的问题。比如，医院通常会找一个最优秀、最成功或最出色的护士作为主管来值夜班。而这个人往往没有接受过正式培训，在行使主管职能时必然就会感到无所适从。这就迫使其只能在误打误撞中摸索，而不能通过培训来学习全院通用的管理模式。这种不正规的方式导致一些员工的困扰，他们只能永远地离开管理岗位（这是造成人才浪费的另一个例子）。

一些人会通过在本职工作中的贡献获得晋升，但是却缺乏作为主管应具备的经验和技能。例如，我们会提升一个人为主管，但是他不愿与其员工进行有效、必要的沟通。主管在面对员工时毫无建设性或责任感可言，总是故意视而不见。或者，他们总是忙于开会或在自己办公室里审查报告及文书，根本没机会浪费时间。我们不能想当然地以为所有的管理人员都具备基本的管理技能，比如说知道如何能在任务中有效指导员工。相比之下，精益原则及其基本的企业内部训练模式能提供一些真正有效的方法，能指导管理人员如何有效训练员工，我们在第 5 章提过这个问题。新的工作方法与新精益思维模式相互结合，这可以吸引更多优秀人才，帮助他们更加成功。

这并不是说所有医院的主管、管理者和院长都工作效率低下。医院的主管有许多优点，这些优点可以使他们成为更好的管理者。不同于其他产业，医院的主管和其他领导均能够在原先部门得到晋升。但与此同时会引发一系列问题，比如如何有效地管理以前还是同等职位的同事。而一个系统性优势是，这些管理者更能够理解日常那些有增值的工作。然而，当这些主管太久没有接触日常工作时，这个优势会随着时间的推移及用具技术的革新而逐渐消失。

就像我们尽量不会去因流程中出现问题而责备某个员工一样，精益思维者也会避免因过去的行为而去责备某个管理者。实施精益管理方法需要我们承认陈旧体系中的问题（或不足）。我们不应责备为何到了如此地步，而应关注于如何改进我们的管理体系，以患者为中心，为员工、医院谋福利。医院可以改变他们挑选主管和领导层的标准，为领导人员规定更多具体的标准化工作，使他们在职业生涯中将培训和指导工作做得更好。

作为管理体系和指导原则的精益

在 20 世纪 90 年代末，丰田的领导人希望记录下更多关于其管理体系的细节。内部资料称之为"丰田模式"，依照内部资料，丰田出版了同名书，提出了 4 条主要原则和 14 条附加原则，如表 11-2 所示。

表 11-2　丰田模式的原则

1. 长期指导原则
（1）即使以短期财政目标为代价，也应以长期指导原则为基础制定管理决策
2. 好的流程达到好的结果
（2）使流程持续流动起来，让问题暴露出来
（3）运用制约机制避免产能过剩
（4）平准化工作量（heijunka）
（5）建立一种停下来解决问题的意识，在第一时间把质量做好

（续）

（6）标准化作业是持续改进和授权于员工的基础
（7）用可视化控制使问题暴露出来
（8）只应用可靠的、经过全面测试的技术来服务于员工和流程
3. 通过增加员工使机构增值
（9）增加能够完全理解工作，遵循指导原则，并愿意将经验传授给他人的领导者
（10）发现优秀的人和团队，这些人和团队能够遵循你们公司的指导原则
（11）尊重那些和你有长期广泛关系的伙伴和供应商，给他们以挑战，帮助他们进步
4. 持续解决一些根本问题可以推动机构的学习
（12）自己去亲眼看以确保对整个情况的了解（genchi genbutsu）
（13）听取意见，考虑全局，不急于做决定，但贯彻决定要迅速（nemawashi）
（14）通过客观的反省（hansei）和持续改进（kaizen）逐渐成为学习型机构

　　在表 11-2 中，一些原则不幸被有些组织所忽略，这些组织还声称自己"正在落实精益理念"。举个例子，有几家组织能看看第一条原则，然后说自己"正在执行长期决策制定"呢？

日常精益管理体系

　　成功的医院和部门为了促进自身的提升会引入某一管理体系并推动持续改进。该管理体系包括以下几种模式：

- 流程审查或修正。
- 绩效评估。
- 日常团队站立会议。
- 持续改进及建议管理。

　　在开始运营时，多家医院已经成功引入了这种管理方法，或在从机械驱动方式向精益方式艰难转变过程中已开始运用这种方法了。密歇根大学健康系统将这种方法称为"日常工作中的精益理念"，这其中包括了他们所谓的"关键可见衡量标准，日常团队会议，通过'每日精益意见'过程解决日常问题，领导层现场巡视"等方法。这个过程的目的之一就是将其重新定向到一个具有系统性、前瞻性的过程上去。领导层的角色是通过安排时间、培训员工，使得每个人都有"两个工作"———边做着手上的事情，一边还要改进做事的方式。泰德康将他们的企业绩效管理方法定义为如下几个相互联系的部分：

1. 每日状态表。

2. 日常会议。

3. 月度积分卡。

4. 月度业绩评价会议。

5. A3 思考与对策。

6. 领导标准工作。

7. 可视化管理。

8. 通过训练与标准工作达成的可持续改进。

回到我们在第 1 章提出的问题（"我们要解决什么问题"），泰德康把问题定义成"团队没有机会看到、考虑并能追求上千改进机会"，同时"部门领导管理风格各异，没有结构化的管理报告系统"。如果你有机会访问泰德康或者读到有关他们的著作，当你想要从中借鉴一二之前，先想一想在你自己的管理体系里所遇到的具体问题。首先你要知道，这是全盘管理系统问题，从别人那里借鉴一两条经验效果不大。

流程审核或修正

在第 5 章中，我们曾讨论过，需要通过流程审核来确保工作的标准化，也需要通过对流程的观察来发现持续改进存在的可能性。在一些医院中，"审核"一词含有否定的意思，所以人们可能用"修正"或"日常检查"取而代之。主管和管理者并不会像警察那样通过对流程的审核来抓员工的过失之处。修正，作为一种"走动管理"，其目的是要揭露问题、关注管理，而不是找茬挑错。审核和修正也经常被认为是"领导层标准化工作"的部分内容，许多医院将其纳入精益措施中。

一些组织利用"纸芝居"板方法，这是可视化管理的一种形式，可以促使管理人员在特定几天审核特定流程工作。本着"审查被期待之事"的精神，这个板子上会展示出哪些标准化工作过程是需要每天检查的，纸芝居卡片一般会详细说明需要寻找哪些工作中的细节。每张卡片都会被陈列在板子上，如果工作流程还没有被检查过，那么卡片顶部就是白色的；如果已被检查过且后续有标准化工作，那么卡片顶部是绿色的；如果被检查过而没有标准化工作，则是红色的。板子上还有日志和表格，用以长时间跟踪标准化工作的持续性。

标准化作业的标准化审核

精益医院会引入分层审核和标准化作业检查。一线的监管员、主管，或团队的领导者是主要的审查者。进行审核的标准化作业包括审核表，这张审核表会在整个部门传阅。审核表明确了应被提问的标准化问题，且能够为某一特定领域的需要而专门定制。泰德康医院的领导为副总监、主管和经理在一线工作提供了标准化建议，称为"领导者标准化工作"。

审核表包括以下几个相关方面：

- 是否发现并报告安全隐患或问题？
- 是否按计划对设备进行了维护？
- 是否有患者抱怨或担心？
- 是否遵循了标准化作业？
- 是否同步当前测评进度并公示？
- 是否遵循 5S 法则？

审核表完成后，要贴在墙上予以公示。这有助于交流所发现的问题，责成领导者保持自己的标准化作业。如果每次交班或每一天我们都要做一个审核，领导就必须坚持标准化，以给员工做出表率。这样考核能使人们知道标准化作业并不只为一线员工而制定。

审核并不仅仅是查看意见箱。审核是问题解决过程的第一步。用它每天来识别相同的问题，不断地把同样的问题写在审核表上并不能起到很好的作用。识别到的问题应该立刻整改，或者如果可能的话，这些审核表应该在团队会议的时候交由员工进行讨论。如果问题不能得到及时解决，按计划进行的行动将被记录在审核表中以备讨论或公示。

在一些医院和部门文化中，人们不敢把问题以书面形式表现。人们总是害怕承认问题的存在。记得丰田公司有一句名言，"没有问题本身就是一个问题。"领导者必须确保主管不去掩饰问题的存在，因为他们总是希望自己的审核表看起来完美无缺。同样，领导必须抱有建设性的态度积极应对问题，着眼于解决问题、排除困难，使情况得到改善。

审核的层次

在某些领域，一位高级技术人员或护士长会对部门的每次轮班进行审核。

随后一线审核员的管理者会对此次审核加以审核并促使自己的机构进步，见表
11-3。最终，标准化作业由医院的执行院长和其他高层领导负责。每每发生患者安全事故时，管理者都会说，他们的员工没有遵照方针政策或程序办事，这是经常会出现的情况，但这已经不能再为高层管理者推卸责任提供借口了。在英国国民医疗服务体系中，医院执行院长需巡视每个病房，进行现场巡视，每个月都要亲自视察基层工作情况并提供协助，工作完成后要在板子上签好自己的名字以记录每次巡视，并且也表明了执行院长正在检查底层领导是否也完成了他们的审核。

表 11-3 不同领导层进行审核的频率

领导层次	职务审核频率	审核表的频率
一线主管	一天	无
经理	一周	一天
主管	一月	一周
副院长	一季度	一月
高管	一季度	一月

二级领导者的日常工作是审核下级的审核表，填写自己的审核表。当然，这远不及一线领导者做得频繁。一个部门管理者负责对其下属主管进行日常检查，查看主管是否完成了审核。把一个领域所有的审核表都贴在一个单独的公告栏上，管理者就能在巡视整个部门时迅速地进行日常检查。

无论有没有一线主管，管理者都应每周对各领域进行一次现场审核。如果和一线主管一起进行审核，管理者既有机会提出问题，又能借此机会和员工见面。在审核现场能就存在的问题及其可能的改进方式进行讨论。

如果我们组织中的高级主管不进行现场考察，我们就要问问"为什么"了。建筑中的实体布局和医院场地经常会把高级主管的办公室设计在远离病房的地方。我们不能因此批评主管们或者给他们贴上"抗拒现场检查"的标签，不过在一起工作确实能让管理变得更为便利。可以设置卫星办公，这样即使主管们不在办公室也能使用。在新伦敦家庭医疗中心，执行院长比尔·施密特故意提前停车，这样他就可以穿过急诊部和住院病房走到自己的办公室。他说，"领导是可见的。"

到现场去巡查并不是一个让领导者做出换汤不换药行为的机会。批评个人，因为他们没能遵循流程而冲他们咆哮，当核心理论没能实施时对员工顾左右而言他，在没有完成目标时严惩某人，这些行为在精益文化中都是没有立足之地的。

当我们在机构中得到晋升，这些审核仍将存在。它们促使领导者走出办公室，到现场去办公。上级领导能够执行审核非常有意义。首先，这能为领导者精准地展现出不同部门每天发生的事情。其次，这能为员工创造与领导者见面的机会，他们可以提出问题或者建议；许多一线员工很难在自己的工作场所看到副总裁或部门高管。最后，它让员工强烈地感受到高层主管正在就标准化作业和精益方法提出问题。一个高层管理者没有必要发出指令，因为只要提出问题，就能够让大家感受到究竟什么才是重要的。

刚接触精益方法的领导者通常会拒绝督导员工的标准化作业。他们会辩称他们拥有出色的员工，或者员工们应该得到充分的信任。另外，管理者会因为没有时间（时间是挤出来的）或不喜欢冲突而拒绝。管理者应该通过培训掌握与员工有效沟通的技巧，同时也应得到其领导的辅导。

绩效评估

有效地进行绩效评估有助于持续改进。员工通常不知道，自己的部门在量化数据中运转如何。这可能是因为绩效评估（或测评）并没有被跟踪，或者这些测评没有被各管理者公开。一些管理者想保护员工免受绩效评估压力的困扰。在精益环境中，尊重员工就意味着坦诚相待，让大家知道自己的部门是如何运转的，同时我们要并肩协作去缩小现有绩效和理想水平的差距。

在精益管理之前，已有的测评普遍存在功能障碍。首先，业界普遍使用月平均值对测评进行追踪，这会妨碍改良措施的实施。其次，测评多关注于财会评估方面，比如工作单元或劳动力成本，而与员工情况脱节。最后，信息通常在本部门外的地方广而告之，人们可能看不到。

精益文化要求所要达到的目标不会过于苛刻，人们通常不会需要付出过于高昂的成本。在 2014 年，一则重大丑闻爆出美军退伍士兵待诊时间过长的问题。至少 40 名士兵在菲尼克斯退伍士兵医疗中心待诊时死亡。他们之中许多人的名字都被记录在一份"秘密等待表"中，差不多有 1 500 名退伍

老兵等待数月才能约见到医生，而医院管理者"正在极力隐藏"着这样一个事实。曾经对于预约等待时间的规定是 30 天，但是在 2011 年的时候管理部门就将标准降至 14 天了。

一位主管退伍士兵事务的副部长承认，14 天的目标还是"不现实"的。在这样的工作压力之下，职能障碍的发生和"碰运气看医生"的事情就不足为怪了。此类事情不仅发生在菲尼克斯，据称在美国 25 个城市都有类似的案例。患者的预约请求被写在一张秘密的纸条清单上，一旦什么时候预约有空位了，他们的预约请求才会被录入计算机。或者，调度办公室的人会控制患者约在已知可以看病的时间，而不是根据患者需要，随约随排。医院这样做，可以让"期待的时间"和"安排的时间"恰好重合，完全符合要求。在其他情况下，主管施加的压力会让调度员篡改"期待的时间"。退伍士兵事务处在 2010 年就看穿了这些把戏，但是重要的是，等待时间并没有因此消除，这不免让人感到遗憾。

不管是领导威胁要施加惩罚措施（因为没有完成目标），还是提供奖励（因为完成了目标），类似这样的机能障碍都会发生。正如作者布莱恩·乔伊纳（Brian Joiner）所写，当员工承受着压力去完成任务时，会发生三类状况：①改善系统，②扭曲数据，③扭曲系统。精益领导者可以确保只有第一种情况出现，而不是后两种。

适时评估促进改进

适时评估比寥寥几次的平均评估更能使我们得到有用的信息。当你抵达目的地时，如果汽车的时速表只显示平均时速，那还有什么意义呢？我们需要的是不断地即时反馈，以确保在任何时间我们都没有超速行驶。

同样，如果将流程的绩效评估看作每月一次的平均评估，那就很难促进该流程的改进。这是因为，首先，平均评估无法使人看清在这一个月的某些日子中究竟发生了什么。在月中（当测评分批制成图表并予以张贴时），检验部门的员工会问："为什么上个月的周转时间如此之少？"而这时，具体原因可能早已经记不清了，这样人们除了更加努力争取和期待更好的结果之外无计可施。平均值也许早已被效率低下的几天拖累。如果月平均测评稍微差一点，从统计学意义上来说并不意味着正在进行的这个流程不如以往。

最好能够每天进行绩效评估,如每次交班进行一次,或更加频繁。这种即时反馈是推动问题解决、杜绝问题出现的根本。当我们能够适时向我们的团队明确提出问题时,比如"为什么昨天我们的周转时间比平时要糟糕",我们可能就更容易得到确切的答案。在可视化管理之下,护士长可以直接问询"为什么上个小时没有例行巡视",这比单纯看报告上显示的上个月每小时巡视率达到87.2%强多了。当然,在两种情况下,我们都应该看看问题是"特殊原因"(真的是由于我们都认可的特殊事件),还是"一般原因"(仅是常规系统偶尔导致的不良表现)。

在不问责的工作环境中,测评是发现如何改进的重要工具。不幸的是,绩效评估在应用于某种环境和模式时会显现出其不尊重员工的一面。如果管理者只打算运用测评来给员工施压使他们更努力工作,而不是将其作为进步的途径,这是极为不公的,且很可能会给精益加上"刻薄"的名声。

甚至当绩效已经得到改善或者超过预期的情况下,泰德康的领导还是会问"为什么?"或者"你设想一下,这个情况发生的原因有哪些?"手术价值流负责人比尔·博伊德(Bill Boyd)说,领导层不会只关注结果,他们也会看过程……设立目标存在的意义不仅是得到进步,还要明白怎么才能进步。在泰德康,如果一个团队实现了目标,出于不断追求完美的精神,领导会说,"太好了,你还能让它更好点吗?"新伦敦家庭医疗中心的比尔·施密特说,"即使标准已经标记为绿色(表现优于标准),我们还是会寻求改善。"

在另一家之前就开始精益实践的医院里,医院领导十分满意他们的手术住院率在年底之前超过了预定目标10%。在那年开年之前,作为他们年度战略部署循环的一部分,他们选择了三个主要项目(即A3s),计划这三个项目要实现提高。不幸的是,这几个项目都没开始。我们说"不幸"是因为这显示出医院没有完全了解其系统,不知道为什么住院率会提高(他们没有执行计划是个问题)。如果不知道绩效为何得到提高,要是它随后下降的话,可能也得不到合理解释。

一张关注所有利益相关者的均衡计分表

精益测评并不仅仅注重核算的方法。比如,在引入精益之前,一个检验部门的管理人员关注的是在审计驱使下每份样本工时与产出之间生产率指标的测评。这只是每月对一个部门的基本计量方法。在精益流程中，每日检验部门均会对周转时间进行计量，并检查生产率指标。虽然其首要目标是缩短周转时间，但是劳动效率和生产力同样提高了 10%。

另外，为了查看平均值，许多部门开始关注服务水平中的波动。比如，医院会关注"患者首次球囊扩张时间"平均值来检查痛症病患，也会查看其变动和异常值以了解为什么每个患者没有得到最及时的救护。但是大多数潜在消费者印象最深的并不是平均值，而只是最好或最坏。当你的要求有 90% 已经完成时，计量的时间更能够准确地反映消费者的感受。

在精益环境中，我们不仅仅关心成本。准则是 SQDCM——安全（safety）、质量（quality）、传递（delivery）、成本（cost）和士气（morale）。在制造业中，"传递"通常指的是产品的准时传递；在医疗行业，这个概念与患者通道、其他形式的周转率或者准时措施有关。这种均衡的方法指出成本不是进步的原动力。如果安全、质量、传递（如检验部门周转时间绩效所见）得到提升，那么成本自然下降。表 11-4 描述了一些典型的测评表，这些测评表由引入精益管理的部门采用。

表 11-4　精益项目中引入的测评表示例

测评项目	药房	化验室	患者护理
安全	有害药品事件数目	可见的不安全或险兆事件数目	病患死亡人数
质量	重复处方的数目 单位中药品脱销的数目 护理满意度调查	临界值的比例 丢失或不见的样本 贴错标签的样本	真正了解出院指导的病患比例
传递	对第一单药物订单的完成时间	关键性试验的平均周转时间 早上 7 点前记录在病例表中的早晨抽血化验的比例	早上 10 点之前出院的病患数量
成本	药房存货量水平	每次化验的成本 每周加班的时间	住院时长 每位患者的花费
士气	员工满意度调查	每个月提出意见的数量	疾病取消或者自发周转率

另一个能够同时应用的管理原则是解释每次测评的重要性。比如，一个检验部门，他们会评估"早上 7 点前得到结果的化验比例"，测评表能够说明"对于医生来说，这是用来评估检验部门效率如何的关键所在。如果在早上巡床时，

化验结果未被记录在患者的病历表中，医生会非常不满，同时这也会延误患者的治疗决定或出院"。即使员工经验丰富，他们还是无法理解某些评估对患者或潜在消费者的真正影响。

　　一个医院的检验部门希望引入所有精益方法来进行测评，除非每次测评都面向不同类型的周转时间。几周后，一位员工问这种管理方式是否表示质量并不重要。人们会担心有些争强好胜的同事，因为希望自己得到优秀的测评结果，而选择在质量上走捷径。检验部门的管理者会强调安全和质量的优先地位。员工不会（且一直没有）因为周转时间达不到预期目标而受到责备或感到不适。另外，尽管如此，检验部门仍在寻求能够量化的质量评估并同时开始追踪。

测评应可见、公开并具有统计学意义

　　测评表和图表应正置于部门内部，从而使人们在工作时就能注意到。因为员工也许不会每天花时间仔细阅读图表和测评表，视觉化管理应该在此时发挥作用，这样每个人都能用很短的时间考量部门的运转情况。

　　在许多引入精益之前的环境中，部门的成果被以包含很多数字的表格形式张贴出来。这种表格对两个数据点进行明显的比较，比如对近两个月或近两年的绩效进行对比。当需要展示多重数据点时，这种单一的比较会造成误导，而使用视觉化方式展示却好得多。如果本月急诊室测评表中"未就诊就离开"一项指标由 3% 下降至 2%，那么，仍然存在一些问题需要我们进行解答：

- 除了某一具体数据的高低之外，这个过程真正告诉我们什么？
- 下个月数据会相同吗？是否意味着我们拥有可以预测的流程？每个月之间的数据会有多少波动？
- 我们是真的有所改进吗？或者仅仅是数据的波动？

　　有些部门已有的计分卡上满是密密麻麻充满数字的表格。一个围手术期服务部门如果尚未引进精益，它就会有 50 种不同的测评表，每项测评都要测评过往的 12 个月，结果全部挤在一页纸中。当有用的数据更多时，就无法承载了。表中如此多的数字，究竟能告知人们多少与流程相关的内容呢？精益测评（那些员工能够直接看到的）通常是少数但关键的记录，让人们了解整个部门的发展状

况。许多组织让每个部门都追踪一个关键指标，符合四到五个目标，我们会为做财务报告或应上级管理部门的要求而追踪更多的测评，但没有必要将所有追踪结果都张贴出来。

精益测评运用趋势图及不同色彩而变得更为直观。趋势图通过使用图谱使我们看清测评是否仅为上下波动（见图 11-2）或以统计学上显著的方式变化（见图 11-3）。比起直接与目标（我们的周转时间比 30 分钟的目标要更短）进行单一的比较，或与过去（我们的周转时间比昨天少 3 分钟）进行比较，能够将变化趋势直观化体现是一种进步。

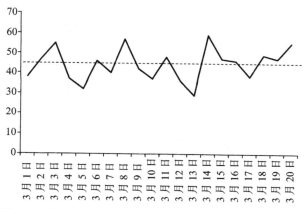

图 11-2　趋势图示例，数据点在平均值（虚线）上下波动

有了这些趋势图，一些检验部门能够运用正规的统计流程控制（SPC）或控制图方法学，能够避免管理者及其团队对测评表中的每个波动反应过度。SPC 能够帮助我们了解什么时候那些上升和下降属于正常波动，什么时候需要我们做出反应进行重大改革。运用 SPC，我们能得到流程的数据，如每天的周转时间以作研究之用，进行统计学分析决定该流程是否仍在"控制之下"。如果结论是肯定的，那么就意味着我们能够准确预知该流程明天将如何表现。当我们做了意义非凡的流程变动，像图 11-3 那样的趋势图能让我们确定是否在统计学意义上产生变化，进而确认流程的变化。

统计流程控制（SPC）图还能帮助我们避免认为我们的改进基于 Excel 表格的线性趋势。如果一开始有一个较低的数据，而最后以一个较高的数据结尾，这就会创造一个递增的线性趋势，这种趋势看起来说明我们在流程中一直在改进，并且这种改进是稳定地基于数据支持的，如图 11-4 所示。

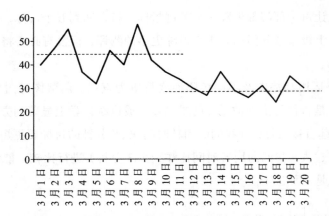

图 11-3　趋势图示例，数据显示从高平均值向新低平均值（虚线）的统计学变化

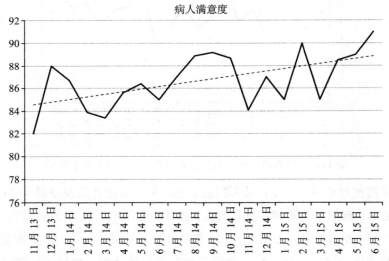

图 11-4　统计稳定、在控制范围内的数据示例，但是由于线性趋势线的缘故，向偏差的
　　　　方向改进

　　一些部门已懂得用色彩来表明，与既定目标或消费者的要求相比，测评结果是好、稍差，还是极差（分别用绿色、黄色、红色表示）。我们必须确保这些目标不是任意的，如果员工一直处于黄色或者红色区域，我们不应该对其表示指责，因为这些反映了流程的能力，而不是人的。这些测评表张贴在醒目的地方，如图 11-5 所示。在这个例子中，检验部门张贴了 3 套日常测评表，每次交班均有一张。

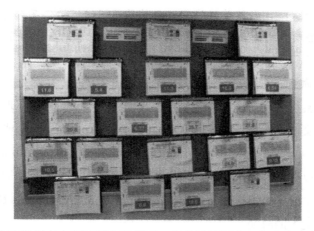

图 11-5　一个检验部门在内部展板上张贴了 3 套日常测评表，每次交班均有一张。所有
　　　　　人都能看到展板，集体会议就在展板前召开

当员工路过测评表或从其工作间能够看到测评表时，他们就能通过颜色了解流程的进展情况。如果看到大量的绿色，就表明我们满足了消费者和患者的需要。当然，这并不能成为停止寻找机会进行持续改进的借口。

日常团队站立会议

另一种激励员工的方法就是每日更新并召开交流会。这种会议架构必须严格应用标准化工作方法，所以每一天的每一次换班均有同样的会议流程。会议应以站立模式进行，地点经常选在测评结果、流程审查或建议公示的地方。这样不但能够缩短会议时间，同时能让团队密切联系其工作环境并着重关注其自身努力及改进所取得的成果。根据部门类型，有的部门会议可以涵盖所有部员（如果工作可以暂停一段时间的话），而有的部门只能让在会议时间有空闲的部员来参会。部门可能会经常调整会议开始时间以确保最大程度的参会率。

在泰德康，团队会议通常是围绕着"追踪中心"板开展的。特蕾莎·摩尔说团队已经试用过这个模式，可没有正式的标准。她解释说，"更为重要的是，培训过程超过了公告栏本身。"作者曾经见过许多组织花费大量时间设计板子，然后在每个部门都应用相同的东西，或者直接借鉴他们在泰德康的所见。但是，通常那些板子都不经常使用，或者干脆不用。关键不在于有

一个好看的会议板，当然最好能有一个稍显不同的板子，甚至有些凌乱都没关系，只要能被利用起来，对改进团队及其绩效有所助益就好了。

会议中应做到主题明确，时间维持在 5 ~ 10 分钟，并避免所有使会议超时的倾向。限于会议时长，讨论每一项议题或解决困难的问题均不现实。我们的目的是进行快速交流，优先解决最为迫切的问题。当有人提出问题或建议时，就能将它们贴到白色公告栏上（或纳入我们稍后会提及的建议管理体系）。如果当天时间允许，可以进行细节讨论。如果一个会议中有 6 ~ 7 个人参加，或许我们只需要 2 ~ 3 个主要人员来探究特殊根源，所以全体人员参加的会议需要尽量控制时间以免浪费他人的时间。

团队会议日程示例如下。

1. 每日安全提醒 / 检查安全事项。

2. 需及时处理的问题（设备出问题或员工请病假）。

3. 查看昨天测评表中的问题。

4. 员工新的建议或想法，对之前想法的跟进。

5. 分享积极反馈。

因为组织会根据需要采取最适合自身的方案，所以会议议程有所不同。新伦敦医疗中心最开始的时候把庆祝环节放到会议结束的时候，但是经过改进，他们认为在会议开始的时候就庆祝会好一点。

哈佛先锋医疗协会（HVMA）是采用日常团队站立会议组织中的一个。例如，组织中位于波士顿的肯莫尔诊所（Kenmore Clinic）每天都要在整形门诊中开一个 10 分钟的站立短会，参会的有医师、医师助理、护士和医务助理。他们畅所欲言，讨论最近出现的问题，没有等级之分。他们在开站立短会时把改进所需要的问题和意见记录在一块白板上进行跟踪，门诊医师和各级员工分别负责不同事项的改进。为了建立起部门之间的协作，日常站立会议要包括一位在地下室工作的放射科门诊代表。这种对患者流程和其他可能发生事项进行的促进式的开放和坦诚的探讨贯穿了整个价值流。基于上述讨论，这种标准化的站立会议流程在波士顿地区的很多诊所传播开来。

越来越多的医院或者医疗系统组织都要召开日常安全会议。在玛丽·格里利医疗中心，执行院长布莱恩·迪特尔（Brian Dieter）总去参加医院的日常短会，他还经常给予协助。泰德康会召开 13 ～ 20 分钟的日常安全短会，与会者包括各个部门的领导者。阿普尔顿医疗中心和泰德康·克拉克医疗中心的首席运营官、医学博士、MBOE，马克·哈里特（Mark Hallett）说，"这样做的目的之一是一定要确保组织的每个部门都获其所需，以保证运营安全。"安全包括患者以及员工两个层面，因为医院要统计没有发生工伤事件的天数。

某位管理者宣称其医院不必再进行例行团队会议了，这种问题是要避免的。员工们可能会因团队会议而无意间就不配合管理者，这是由于员工花费的时间影响了他们的生产工作。而管理者也会因为这个原因不愿提拔一线员工。

持续改进及建议管理

TPS 在传统意义上为丰田生产系统（Toyota Production System）的缩写。最近几年，丰田高管已经开始将其改称为"思维生产系统"（Thinking Production System），用以强调在持续改进中员工的创新性和思维的重要性。丰田需要员工投身其中并有所见解，而不是"将他们的头脑放在门外面"。

在医疗系统中，员工们时常担忧精益改进会不知不觉将他们变成"机器人"，这是因为他们误解了标准化工作的定义。从我的经验来看，医院在贯彻精益实践之前，医护人员有时会抱怨他们的意见没有渠道传达。而执行精益理念的医院则不同，他们会充分调动员工和医生的创造性与积极性，改进工作流程和病患护理，同时创造一个更加令人满意的工作环境。精益思考者会意识到员工们想要改进什么，以及他们的领导者该带领大家做些什么。

越来越多的医疗系统正在应用经营改善策略。方济会圣弗朗西斯医院（印第安纳波利斯）自 2007 年起实施并存档了大约 25 000 条员工倡导的建议，每年的员工参与率都达到 40%。方济会医院不需要在财务改善方面证明这些改善措施的重要性，但是通过项目成本硬性节省，医院财务效益确实增加了 600 万美元。此外，这些举措还带来其他方面的改观。比如，他们的新生儿加护病房（NICU）及家庭满意程度评分增加到 99%。医院经理将这些全部归功于他们所执行的经营改善策略。

执行院长鲍勃·布罗迪（Bob Brody）说，"我很愿意支持经营改善策略。作为院领导，我的角色是带领员工一起创造医院的美好未来。我很早就知道，实现这个美好未来需要持续开发改善措施，提高职工能力和参与程度，不断精进业务，为病患及其家属提供更好的服务。"

还有很多其他医疗组织的日常持续改善措施也十分出色。截至 2012 年，泰德康的员工每年都在实施超过 20 000 个改善措施。HealthEast（明尼苏达州，圣保罗）在 2014 年执行了超过 28 000 条建议。

丰田十分重视员工参与的重要性，他们认为"每个丰田团队的成员都被赋予了改进其工作环境的权利。这就包括了一切有关环境和生产力的高质量和安全性。团队成员的改进和建议成为丰田成功路上的奠基石。

我们已经简明扼要地介绍了持续改进作为精益策略有多么关键。我们可以在标准化作业的基础上进行持续改进。持续改进是一个日常流程，在持续向前的基础上，会伴随有许多小的改进。持续改进并不是一个只有管理者、行政主管或者一个高高在上的委员会才能提出意见的官僚主义过程。它也不是一系列正式但是只维持几天就完了的改进工作。它应该是一个能将员工融入迅速改进的体系之中，并给予其自主权改进自己的流程，而不是仅仅向自己的领导抱怨。管理者应该鼓励员工尽量多地向自己的同事或主管面对面直接提出建议。

不论一个改进意见从何而来，都值得我们试一试。并不是每个意见都那么切合实际，所以必须在限定范围（一个部门或房间，而不是整个医院）、限定期限内试行。在试行期间或之后，所有参与者均须参与评估，以确定这种改变是否真的能够促进系统的改进。如果结论肯定，这种改变就可以作为一个新的流程而被接受。如果结论否定，团队可以重新回到原先的运行方法或继续寻找另一个新方法。

新伦敦医疗中心曾经发生过一个典型的小型持续改进案例。领导层希望提高患者们在医院清洁方面的满意度评分，所以他们向后勤员工询问意见。一个员工反映，他们经常在患者出去接受治疗的时候进去病房打扫，所以病患们往往不知道病房已经被清洁过了。一个员工设计了一种卡片，将其留给病患以通知他们清洁工作已经完成。在试验过这个想法之后，管理者应用持

续改进策略，设计出一种双语卡用以替代之前的卡片。执行院长比尔·施密特说，"是后勤工人提出了这个措施，真是太让我振奋了。"他们最终落实了这个改进意见。

既然科学的方法和精益改变过程允许假设（"该变化将改进系统"）被推翻，那么，领导者必须创造一种氛围，这种氛围鼓励进行多次试验。与其面对一个问题陷入无止境的思考，总想在第一时间寻求出一个完美的解决方法，还不如在有限条件下进行尝试，看它能否奏效。前提是员工一定不能因为提出一个没有得到预期效果的建议而感到羞愧。这一点需要人们从中学习。PDSA 循环建议团队应该尝试不同的理念，并对问题现状进行重新思考，从而完成改进体系的其他方面。另外，允许多次试验的环境不能为了进行新的尝试而成为去试行那些不成熟意见的借口。

这种方式一旦被普遍接纳，就会产生一些问题，这些问题是关于我们如何真正引入持续改进的：

- 我们如何管理建议？
- 我们如何评估意见？
- 我们如何保持持续改进，使它们不会无法控制或陷入混乱？
- 我们如何在避免过于官僚的同时，从每个人身上有所收获并让其对此知情？
- 我们如何才能腾出时间给员工和管理者，让大家研究持续改进策略？
- 如果人们改变了不应当变的事情，怎么办？

像这样的问题应该放在团队和组织中来讨论。我们不能期待持续改进一路平坦，遵循一个高水平的 PDSA 循环才是更具有现实意义的：计划改进方法，实际做出改进，研究哪些做了以及哪些还没做，最后进行调整。再提一句，请参照《医疗持续管理》（*Healthcare Kaizen*）这本书，那上面有很多医疗组织采取持续改进措施，改进经营方法的案例。

丰田套路

麦克·鲁斯（Mike Rother）的著作《丰田套路》（*Toyota Kata*）被许多医疗机构采纳为教材，用以指导和实践一种更为科学的改进方式。"套路"（Kata）一词来源于日语，其原本有"行为方式"和"形式"的意思，还能指代武术中重复使用的精心设计过的招数。在《丰田套路》中，作者提及了两种行为方式，一种叫作"改进套路"，另一种叫作"培训套路"。这两种方法都有一系列的日常程序和形式，并在工作中得以从容实践。其目标是通过反复和真实操作，建立起强大的科学思维习惯，而不是单单依赖理论培训。鲁斯认为，我们的脑力是无限的，只要我们能将其完全合理地利用起来。

改进套路方式促使和教导员工：

1. 了解首要挑战。

2. 利用现有条件。

3. 建立下一个目标条件。

4. 向目标条件行动。

图 11-6 为我们展示了改进套路模型，解释了一个设立高目标（挑战），接着为了缩小目标与现实的差距而做出行动的过程。当我们做出改进，新的绩效水平就变成了我们的现有条件。每个尝试的结果未必是向前迈出一步，还可能是通过尝试我们有所收获，这对发展我们的科学思考技能也很重要。

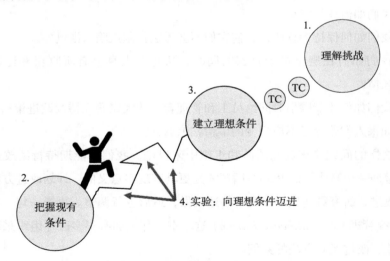

图 11-6　改进套路思想过程和方法的图示

当管理者们学习了改进套路，要以教导员的角色要求员工时，培训套路方法为他们提供了日常例行程序。

1. 何为目标条件？

2. 现在的实际条件如何？

——反省做出的最后一步：你那时期望什么？实际发生了什么？你学到了什么？

3. 你认为有什么阻碍着你实现目标条件，你正在处理这其中哪项阻碍？

4. 你的下一步尝试是什么？你有什么期待？

5. 我们多久才能了解迈出那步的经验所得？

当这两种套路同时在组织中应用时，它可以形成日常管理系统的核心，依赖这个核心，一些更为先进的实践，比如战略部署，也可以建立起来了。理想情况是，所有阶层的管理者都可以扮演起教导员的角色，同时他们也是学习者，被高于自己的管理者所指导。

套路方法关注于重大挑战和目标条件，这让人想起了第 1 章所提到的，欧诺的"从需求开始"和舒克的问题"我们正在努力解决什么问题"。精益理念注重过程和程序，但是组织相关结果也不容忽视。精益领导者不会只问结果，他们会和员工一起工作，教给他们更高效的过程和程序，在常规活动中引导达成最终结果。

基石医疗（美国）卓越运营高级总监，迈克尔·隆巴德（Michael Lombard）在解释他所见过的丰田套路的成功案例时说，"俄克拉何马州的基石医院在 2014 年年末正在努力解决一个重大病患护理问题，像许多医院一样，他们没有强大的管理系统作为支持去处理如此费力的事。为了战胜这个挑战，医院高管团队决定使用套路方法，当时我去指导了他们三个月的时间。在 2015 年之前，套路方法已经变成医院精益管理系统的核心，而患者护理问题也得到解决。这样带来了一个直接结果，医院的净盈利能力增至 3 倍。更为重要的是，如此集中反复利用套路方法，使得医院的高管培养出新习惯，他们可以直指下一个重要挑战所在。"

克雷格·柯艾累（Craig Koele）是两家基石专科医院的执行院长，他说，"改进套路的应用是有限的。它可以辨别出一些我们可以评估的很小的增值行动，一个接着一个，快速连续，这样就帮助我们避开影响医护工作的未知因素。"

意见箱问题

机构通常会将意见箱作为使员工参与的基本方法。虽然出于好意，但这些箱子可能阻碍意见的流入，使员工失望，甚至招致员工的非议。

这些建议可能会堆满意见箱，但是很长时间之后才可能被认真阅读。在某一医院的检验部门，管理者早已忘记开箱子的钥匙放在何处了，更不用提上一次打开箱子的时间了。这个部门开玩笑地问过，是不是医院害怕他们的意见会被竞争对手偷走。在撬开箱子的挂锁之后，管理者根本不会担心建议会丢失，而决定不再对箱子上锁了。

传统的建议机制通常会每月（或更久）召开一次建议查看会议，管理者或特定的团队会阅读每条建议并对其价值进行评估。而这一过程不会与问题的提出者有丝毫联系。如果团队正在查阅一条匿名建议，就没有任何给予反馈或就该建议进行深层次探讨的可能性。

对意见箱认真对待的一个好处就是，一些建议根本不切实际。例如，"我们应该再多雇用 5 个人参加夜班轮换。"虽然有意见箱及建议查看会议，但我们所能做的就是说不，特别是对于那些匿名建议。当某名员工说出自己的意见时，我们应首先对他表示感谢，然后向其解释为什么这种解决办法不切实际，比如预算或者技术限制，继而讨论就应转向寻找可行性解决方案上来。丰田建议的高通过率表明他们在脚踏实地地去寻找切实可行的方法；尽管很多时候需要付出很大努力，但这都是对机构有利的，要不断与员工进行交流而不是只会说不，这同样表示了对员工的尊重。

主管在持续改进中的角色

主管和管理者应当对敢于提出不满或问题的员工心存感激。将问题暴露出来并面对问题，而不是掩盖问题或绕道而行，意味着我们已经迈出了积极的一步。当某种抗议声引起注意时，如"我们在上午 8 ～ 10 点间实在太忙了"，主管应该鼓励员工提出解决方法或建议。一个简单但非常有效的问题是："我们应该做什么来改善它呢？"这个问题应公开、坦诚地提出，而不是以一种责难的口吻暗示对方对于这种情况根本无计可施。

了解员工所想往往会带来惊喜，即使是在一般的非精益环境下。主管认为这对那些自始至终缄口不言的人来说是种威胁。主管和管理者不去参与到问题的解决过程中也许并不现实，但是这并不意味着他们必须要对所有问题给出答案。那些参与实际工作的一线员工更可能提出高效且实际的解决方法。麻州大学纪念医疗中心的院长艾瑞克·迪克森（Eric Dickson），同时兼任执行院长。他说在他们的"建议系统"环境之下，"管理者会有种错觉，认为只有管理者自己才能提出好建议。要让他们相信一线员工能提出更好的点子，做到这点太难了。"迄今为止，这家医院已经采纳了超过 2 200 条建议，所以迪克森告诉一些领导者，"你必须要接受这个事实。我们会应用这个方法，它将一直伴随医院发展。"

在很多情况下，员工并没有权利独自解决问题。比如，检验部门有人员表示不满或提出问题，说急诊室护士不能将血样的标签贴好，这就属于不在员工控制范围内的问题。在这种情况下，领导者就必须站出来代表并支持员工采取行动。领导者必须扮演双重角色，一方面鼓励员工并予以授权，鼓励他们独自发现解决问题的方法；另一方面，需要在必要时介入并给予帮助，特别是出现跨部门间的价值流问题时。

最能阻止员工踊跃发表意见的方式就是否定他们。对于一个意见或建议，有多少次我们的第一反应是：

"真是个愚蠢的主意。"

"这不管用。"

"这个我们做不了。"

"我们之前尝试过了。"

每每有建议或意见提出来时，主管必须不厌其烦，以积极的态度应对。即使这个意见看起来是愚蠢的，主管也应提出问题予以回应，让员工慢慢细述这个问题，千万不要说不。因为正常情况下，员工没有义务提出建议，主管一定要把这些建议当作恩赐的礼物。退一步想，人们都希望得到好的工作，自己的洞察力得到赏识。当出现一个看起来并不适宜的建议时，主管应该尽量理解为什么员工认为它是有价值的，并以此为契机进一步发展。

今井正明在他的书中写道，在学习持续改进（kaizen）文化的道路上，一个组织要经历三个阶段。在第一个阶段，主管必须做出最大的努力来让下属了解想法的基础。当人们对持续改进感兴趣时，第二个阶段要求我们来指导员工如何提出更好的建议，比如说，如何重视事情发生的根本原因，而不是着重于解决方案。只有到了第三阶段，员工提起兴趣也受到教导后，管理者才可以"从建议中获得经济利益"。

找出一个更好的方法来对持续改进进行管理

对建议进行标准化作业管理能够帮助我们在官僚主义作风和完全失控的变

化间维持平衡。许多部门已经引入了一种方法，即员工能够当面向主管或同事提出自己的意见，最理想的情况是在日常站立会议上提出。

一个版本的标准化持续改进表或建议卡就像图11-7所示。与仅仅列出待办事项相比，这种表格意在让员工来确认问题，并思考对患者或检验部门在测评方面产生何种影响。这种意见卡旨在遵循A3方法中使用的PDSA循环，如第7章所述。

卡片正面	卡片背面
问题：_____	贯彻步骤：_____
_____	_____
建议：_____	_____
_____	_____
_____	_____
问题产生的日期：_____ 发现人：_____	_____
期待的效果：_____	结果被核实了吗？　　　　　是/否
	新的方法标准化了吗？　　　是/否
需要哪个部门的投入：_____	完成日期：

图11-7　某医院编制使用的持续改进表格示例

一家医院的检验部门在刚刚开始精益项目的初始阶段，前8周内就收到了151条来自员工的建议，其中绝大多数都得到了迅速的执行。经过时间的推移，这间化验室要求每人每年都要提交一份书面的正式建议书。相比而言，全世界最好的汽车零部件供应商奥托立夫集团，在2009年把原先每人每年提交平均0.5条可执行建议提升到每人每年63条。

提出一个建议后，就应该尽快行动。对这些行动质疑是有益的，所以我们需要抵制住诱惑，不能在没有核查事情是否真的能够得到改善（跳过PDCA的检查步骤）或没有就该改变与他人进行有效沟通（跳过行动步骤）的情况下就鲁莽地步入问题修复阶段。如果行动过快，我们就会失去从他人身上获得建议的机会或无法查看我们是否修复了应该解决的问题（跳过计划这个步骤）。对那些次要的、本部门的或单独的变化来说，我们可能"就这么做"了，但是在其他情况下，我们最好不要仅仅"使用PDCA"。

持续改进表格意在使员工（连同其主管在内）填写问题描述。通常，当我们提出建议时，我们会直接给出回答（如"我们需要一个新的离心机"）。当强调问题描述时，我们必须关注并界定究竟是什么出了问题。与直接给出回答不同，我们并不是仅仅局限于评价解决方法。主管也许会过问离心机到底哪里出了问题。可能除了置办新机器之外还有其他选择（丰田"先创新后投资"的理念）。员工与主管之间应该进行讨论，目的在于发现可以执行的措施，即使这不是最初的那个想法。这能够通过面对面交流得到有效实现。

持续改进表格同样意在使员工填写建议，提出解决方法，但在得出结果后才算对其做出解释。我们要列出来的不仅仅是想法，还有我们殷切的期望，希望其能改进安全、质量、时间或成本。这些也许仅仅是对效益的粗略评估甚至仅仅是量化上的理解，但这就会使员工开始考虑结果，而不只是提出自己希望得到实现的建议。

具有精益思维的人不会匆匆得出一个解决方法，而会问员工他们是否想出了备选方案？丰田早期的一位美国员工约翰·舒克讲过一个故事：丰田的管理者从不对一个意见仅仅表示同意。他们通常会思考为什么员工认为这个是最好的解决方案，这是为了进一步挖掘出更好的解决方法，绝非对该名员工的怀疑。管理者会问如下问题：

- 为什么这是最好的解决方法？
- 你考虑了哪些其他情况？
- 我们是否从根本上解决了问题？

得克萨斯州达拉斯儿童医院研究所的主任吉姆·亚当斯引入了建议机制，这种机制能够鼓励员工在团队站立会议中说出自己的意见，这种会议通常在每次交班伊始召开。在会议中，人们会查看前一天周转时间的测评表。一些数据是对患者及医生服务质量的评估。通过对几周数据的查阅，亚当斯发现一个明显的趋势，即"这些建议突然转变了我们的思想，我们更多地去关注如何提高对患者的照料和护理质量，而不再是关心内部员工的需要和要求。这是个令人吃惊的转变，精益帮助我们提高了对消费者和患者的关注度。"

持续改进表格和方法同样意在使员工从同事或领导那里得到启发。一些意见仅通过同事（如同一工作平台上的团体）的灌输就能够很快得到运用。其他意见有可能对临床结果或患者服务产生影响，所以需要与管理者或病理学家进行商

议。一个团队应该正式将可行性建议按照种类列表并张贴，这些建议通过同事之间的反馈就能完成，也包括需要管理者做改变的地方或医疗疏漏。

包括丰田在内的一些机构曾做过试验，对提出建议的员工给予物质奖励或激励。如果建议能被采纳并予以应用（不仅仅只是提出意见），丰田就会给员工不同数额的奖金。有人会争论说，我们应该依赖于人们固有的改进动机，因为持续改进的目标在于让每个人能够工作得更轻松一点，这才是推动持续改进的原动力。在医学上，我们有着非常强烈的固有动机去改善，从而更好地服务于患者。一些组织通过提供象征性的物质奖励或刺激，成功地让员工们参与到持续改进的过程中来。对"奖励与认同感"的认可可以很有力度，因为各个层级的领导者都会由衷感念员工的贡献。

领导者应该尽量避免将物质奖励变成理所当然。按照机构的惯例，员工不应因提出意见或节约了成本就得到物质奖励或分红。对是否应该为建议支付给员工报酬，我们并没有确切的答案。每种方法都会存在优缺点，所以只有基于企业现有文化做出适合自己的判断才是最好的答案。即使用尽心思考虑员工奖励，这也是一件麻烦的事情。在安大略的一家医院里，医院领导会在一个住院病房挑选一个"月度建议"。有人因此提议说，"别挑月度建议了，没有被选上的人会很气馁的。"

持续改进学大师——今井正明将传统意义上的建议与日本人所理解的建议做了个比较（我们应该从精益的角度来看），"日本对建议的理解主要是针对鼓舞士气方面，这对员工的积极性是非常有益的。而在西方，人们更重视财务上的因素。"不是每个细小的改进都能获得相应的投资收益（ROI），而投资收益也不是我们进行持续改进的唯一重要原因。

建议的可视化追踪

在一个精益环境中，建议会张贴在公告栏上以便所有人均能看到。一些组织会利用网站、网络 App 等技术实现可视化。当一些想法仍处于酝酿阶段时，员工和领导者可以从公告栏上得知哪些想法正在付诸实施，如图 11-8 所示。通过采用这种可视化方法，那些留意某项建议或想为其添砖加瓦的员工就能如愿以偿了。管理流程的可视化能够杜绝只有极少数被选中的员工或主管能够提出建议这种情况。这同样可以避免通过好恶来进行管理，这种情况在不透明的系统中较为常见。

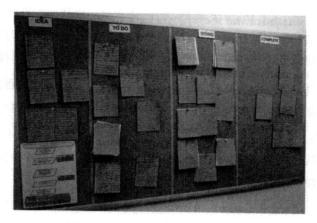

图 11-8　儿童医院化验室的意见栏

另外，可视化追踪公告栏能够使整个团队看到正在引入并予以实施的建议。伴随着建议的试行及接受（或拒绝），一个过程的可视化追踪可以通过卡片从左向右移动来体现。一共有 4 列，通常包含以下几项：

- 意见。
- 将要实行。
- 正在实行。
- 实行完毕。

当员工路过公告栏的时候，他们经常驻足阅读意见表，然后加上自己的意见或者将建议（或变动）带回自己的工作部门。一个团队能看到是否有意见提交后没有获得执行。医院管理层在自己所在环节中，同样会遇到这样的问题，此时，他们应向部门管理者学习，主动采取行动或鼓励员工采取行动，以表示对员工提出建议的尊重。

为改变安排的试行阶段过后，建议的提出者和其团队就能够评估出实验的结果（转入 PDCA 的核查阶段）。如果试行阶段取得了非常好的结果，那么，我们就能够使它正规化，成为一种新的标准化作业方法。或者，原来的想法并不尽如人意，这时团队可以在失败的基础上，更好地理解系统，从而后退一步去尝试新的方法。

持续改进沟通方式的转变

组织经常致力于改变与员工的沟通方式,特别是像医院这样提供全天候服务的工作场所。一个精益机构应该建立标准化作业,包括如何更新标准化作业文件、如何与员工就改变进行沟通。不通知任何人就张贴告示、使用可变更的工作记录,或更新标准化作业记录都是非正规的做法,这样起不到任何作用。人们会忽略告示,也不会去读变更后的工作记录。尽管在记录中,员工通常是最先改变的,但主管通常不会正式去追查究竟是谁阅读并初始化了这些改变。

不论是通过正式的持续改进追踪流程进行改进或仅仅是"就去做吧"的小变动,部门和其员工都能够花时间去记录他们究竟完成了什么或尝试过什么,这使他们获益匪浅。

持续改进表格用以记录进行了何种沟通,同时是否更新了相关的标准化作业。能够确切用于标准化作业改进的沟通渠道非常多,这与医院自身的文化密不可分,但日常团队会议是一个非常好的沟通方式,它能够使人们了解究竟发生了哪些改变。正式的标准化作业记录应及时更新,将已有改变突出标记。如果改变需要任何培训资源,管理者应该尽力保证。

另一种方法在医院中同样有出色的表现,叫作庆祝墙(某些地方也叫持续改进荣誉墙)。部门内的任何改进,不论大小,员工或主管都用一页纸进行总结,然后将其公示给所有员工。将成绩张贴出来(甚至包括一些意图是好的,却没有通过 PDCA 循环而失败的尝试)是对员工努力的认可,能够帮助人们在各工作领域中分享这些想法,并对持续改进行为做一个永久性记录,如图 11-9 所示。

我们的目标是简化流程,这样几分钟之内就能将某项改进记录在案——简单、快捷,不会浪费时间,且面面俱到。填完的表格被贴在墙上,可以贴在召开团队会议的地方,或在另一个可视率非常高的公用空间里。

更多关于持续改进的细节,请参考我的著作:《医疗持续改进:让员工投入到长期持续的改进中》(*Healthcare Kaizen: Engaging Front-Line Staff in Sustainable Continuous Improvement*)和《给医疗持续改进的执行指导:持续学习和改进组织里的领导才能》(*The Executive Guide to Healthcare Kaizen: Leadership for a Continuously Learning and Improving Organization*),这两本书都是我与乔·施瓦茨(Joe Swartz)合作撰写的。

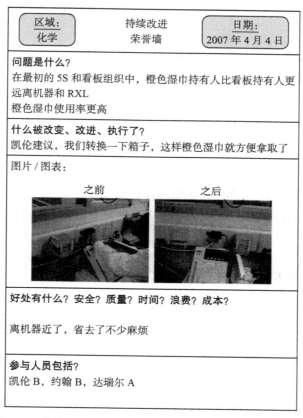

区域： 化学	持续改进 荣誉墙	日期： 2007 年 4 月 4 日

问题是什么?
在最初的 5S 和看板组织中，橙色湿巾持有人比看板持有人更远离机器和 RXL
橙色湿巾使用率更高

什么被改变、改进、执行了?
凯伦建议，我们转换一下箱子，这样橙色湿巾就方便拿取了

图片 / 图表：

之前　　　　　之后

好处有什么? 安全? 质量? 时间? 浪费? 成本?

离机器近了，省去了不少麻烦

参与人员包括?
凯伦 B，约翰 B，达瑞尔 A

图 11-9　持续改进荣誉墙表格示例，由医院实验室员工填写

结论

医疗领域有很多传统的管理习惯和方法，其中有很多容易让员工和执行者产生挫败感。精益不只关注如何让员工重新设计工作，领导者也要重新设计他们的管理系统。团队会议和管理现场巡视帮助他们增加团队建设，同时减少反对的声音。绩效测评帮助团队了解他们是否满足了顾客和组织的需求，此外还引导和关注持续改进方面的努力。通过不同的管理方式，我们可以建立一个道德循环体系，员工更加自愿提升对患者的服务质量，并改进自身工作环境。当积极性被调动起来时，员工就希望进行更多改进。员工的激励和持续改进是提高质量、促进安全、节约成本，及提高员工道德修养的关键所在。

精益课堂

- 精益不仅要求员工改变，管理者同样需要改变自身方法。
- 管理者必须鼓舞其员工积极主动改善系统，让其符合整体情况。
- 标准化作业适用于管理者，教我们如何进行管理；对标准化作业加以审核也是标准化作业的一种形式。
- 员工应该了解流程的运转情况，但我们不应该给他们施压，为了获得更好的成果而让他们更加辛苦地工作。
- 日常可视化测评比每月平均值测评更加有效。
- 建议应该加以管理，以避免混乱，但不能变得官僚主义作风化。

思考要点和小组讨论

- 为什么我们的主管和管理者害怕授权于员工？
- 我们的机构是否线性结构非常严密，或处于"命令控制风"的管理之下？这种情况会引起什么问题？
- 现在我们的机构中一个新的一线主管或管理者应如何进行培训？
- 我们为何需要对审核表进行审核？
- 我们员工不愿对改进提出更多建议的原因何在？为什么员工没有做出行动？领导层可以做些什么以鼓励持续发展文化？
- 我们现在所处的企业环境是一个有助的教导式领导方式，还是一个纠错的惩罚式的风格？

从精益开始

我们如何开始

对于精益概念的认识和理解尚处在初始阶段。仅有知识而不付诸实践，精益是无法为患者和其他主要利益相关者带来收益的，因此是时候让我们看看如何在医院中开展精益管理。

我们可以通过学习别人成功的典范而向目标前进，并非盲目地套用丰田和其他精益医院的方式。对于任何一个组织而言，无论是工厂还是医院，都不存在简单的纲领性的方法来采纳和践行精益方案及改变组织文化。每个医疗系统或个体医院都有不同的起跑线，都有各自独特的起源文化，以及独有的组织目标和需求。

理查德·扎博（Richard Zarbo）是医学及牙科学博士、亨利福特卫生系统（密歇根州）的病理学及化验药学的副董事长。他从 2005 年开始就致力于对其化验室实施精益化管理。扎博表示："精益没有速成指南。"因此，组织和领导者要创建一个适合于自己的方法。扎博还强调指出精益化管理的推行不能按照传统的"上传下达"的领导方式实施，他承认最初尝试过，但失败了。"你用什么方式，就会得到什么结果，但是精益在不同情况下的运用方式是不同的，因为精益是有生命的，它是以人为本的。"扎博如是说。

与思考和计划同等重要的是，我们还需要行动、经历和学习。是什么阻碍你今天就开始精益？精益，从小做起，学而时习之。先找出需要解决的问题，而不是先去想用什么工具。找出是哪些因素起了作用（并理解其原因）。坚持不断地去做有意义的事情并把这些观点分享给组织的其他成员（甚至是组织外的），但不要期待他们会原封不动地盲目照搬。如果有什么事情没有发挥其作用，要考察其原因并从中吸取教训。采取精益理论时间最久的医院可能会说："我们还有很多东西需要学习呢！"医院不能等所有事情都安排好了再采取行动，我们是时候该开始采取行动了。

LEI 精益转型模型

2004 年，约翰·舒克（John Shook）和精益企业研究院（Lean Enterprise Institute, LEI）发布了"精益转型"模型，这对于那些开始尝试精益管理的组织和领导者是很有帮助的。

舒克建议要先问以下五个关键性问题：

1. 改革的目的是什么——我们提供的真北 (True North) 价值是什么，或者简单地说，我们试图解决什么问题？

2. 如何改进实际工作？

3. 如何构建能力？

4. 需要什么样的领导行为和管理系统来支持这种新的工作方式？

5. 是什么基本思维、心态或假设构成了现有文化？我们是在驱动这种转变吗？

用房屋做类比（不同于第 5 章中的模型），这栋房子的屋顶是在特定情况下的重要目标和组织的"价值驱动目的"。该模型建立在舒克在第 1 章中提出的问题之上："我们试图解决什么问题？"房子的支柱是过程改进和发展系统中每个人的能力，包括领导和管理。舒克描述的管理系统是"由领导行为驱动的"。房子的地基包括基本的思维、基础假设、心态和"作为整个系统的基础并推动转型"的文化。

我们从何开始

一次性将精益方法运用到各个方面是不切实际的。一些人想通过训练或影响一家医院的 5 000 名员工或全省的 50 000 名员工来完成精益。采取带有辅导和指导的广泛性行动所需的资源和关注度通常太高，而我们专注的范围会过于宽泛。相比之下，更佳的办法是从一个单独的领域或价值流开始精益。但是，从哪儿开始呢？

为了确定实施精益方法的优先事项，应当想想医院的战略驱动力或者一直存在但还未解决的问题。一所医院如果反对人们"拉"资源和支持，而是在一个领域推广精益方法或者专注于实施工具而不解决问题，它将不大可能获得成功。为了推进精益，院领导会问到的问题可能包括：

- 需解决的患者安全问题或风险是什么？
- 患者最急切的抱怨是什么？
- 医生或其他员工反映的主要问题是什么？
- 哪些部门受困于人员短缺之苦？
- 谁在提议大量进行资本购置或建设新的项目？

在对这本书进行的非科学调查中，79 个受访者说明了他们启动精益的动机，如表 12-1 所示，每个受访者都给出了多重答复。以患者为重点的目标，包括安全度和满意度，名列表单前列。

表 12-1　医院启动精益的动机

动机	所占比例（%）	动机	所占比例（%）
患者满意度	76	职工留任	35
员工满意度 / 投入度	66	患者安全（应对事故）	35
患者安全度（主动性）	65	急诊室占用	33
文化变革	61	增长需要	29
总体成本压力	56	劳动力成本	25
质量和返工成本	51	收入增长需求	25
患者疏散延迟	51	付款减免	25
急诊部门等候时间	46	劳动力短缺	20
手术室使用	41		

高层领导团队基于对医院需求的理解，通过正式命令来指定医院发展方向。如果护士的员工满意度非常低，而职工流动率飙升，那么便没必要也没时间去争论从哪儿开始了。这种情况下，应当在某一住院部开展一个项目，从而减少浪费，消除让护士不满的障碍和问题，实现更优质的患者护理服务，减少职工流动率。经验和教训可以传播到其他单位和其他医院，但要注意根据需要修改或调整方法。

帕里什医疗中心（佛罗里达州泰特斯维尔市）在其"精益六标准差"改进工作中强调以下均衡的高水平绩效评估。

服务：患者满意度。

人力：员工满意度与员工积极性。

质量：质量目标与主动改进质量程度。

成长：任何目标市场的主动成长程度。

财务：医院的财务状况。

另一种确定优先事项的方法是为部门领导和管理者开办一个有关精益方法概论的高层培训研讨会。在大家对精益方法有所共识之后，寻找一位志愿者。谁更倾向于把精益作为一种解决方案？尤其对于首次应用，最好不要将精益方法强加于一位不准备承认存在问题或者不相信精益方法能帮上忙的领导。不过不要妄想在给所有员工上了一小时的精益方法概论课或者只是一个 5S 的研讨会之后便可以组织实施精益，然后期待在没有指导或支持的情况下取得精益的改进成效。对于范围如此之广的培训而言，存在一个合适的时机，不过是在实施精益的晚些时候，在若干部门或者价值流取得成功之后。精益方法的成功需要意愿、行动和纪律——这些都是培训无法提供的。人们必须在实践中学习，并且需要有经验的导师进行辅导。有些人会称这个导师"sensei"，这是一个日语单词，意思是老师或有经验的人。

从危机中开始

埃里克·迪克森（Eric Dickson）医生在马萨诸塞州伍斯特市的马萨诸塞纪念健康公司（UMass Memorial Health）担任首席执行官时，该系统在 2013 年年初严重的金融危机期间处于"边缘"状态———5% 的经营利润率，每月亏损 1 000 万美元，并且被降级为"垃圾债券"。该系统与"有组织的劳动"间存在一种可怕的关系。重点医院里的护士罢工。服务和质量一项的得分是"平均，但医疗保健的平均质量得分相当低"。迪克森说。他想知道这场危机是否真的是开始使用精益的好时机。

用迪克森自己的话来说：

我们从来没有说要在这里建立一个精益计划。我们从可讨论的地方开始，比如价值观、原则、做事方法。对我们来说，我们将组织中的真北定义为提供照料和获得照顾的最佳场所。

有意识地，针对医护人员，我们首先提出"最佳护理场所"这个概念。不是说它更重要，而是因为它是有次序的。如果它对我们的医务人员都不是一个非常棒的地方，那么又怎么会成为患者心中的天堂？

然后，我们将管理层的角色定义为"照顾患者的人，这是我们的工作"。我们做了一些具有象征性的事情来证明这一点。我们拿出了所有保留的停车位，那些人每天上班时会路过的停车位，将它们移到停车场的最后面。

我们想过完全去掉这些预留的停车位，但对我们来说更重要的是把它们放在停车场的最后面，让人们知道它们在那里。这个故事开始在组织内流传。我们希望用这种方式来代表管理层的角色和态度。

我们根据优先次序清理了眼前的事务，停止了人们在做的一切，建立了 10 个 A3、必须做的事、一年中不能失败的项目和必须完成的事情。我们将 A3 思维原则引入到项目中，这样我们就不会有这些似曾相识的会议，不会一次又一次地听到同样的问题却没有任何明确的进展。

最重要的是，我们通过高效运转的系统建立了一个让每人每天都融入其中的基础，并将其作为精益计划的基础。前线团队与经理聚在一起，围绕护理体验和护理经验检查各项指标，整合前线员工的意见和想法。

我们设置一个称之为真北的评价指标体系，测评精益实施想法的数量，并将其与每个经理人的福利挂钩。

到 2015 年，经过两年半的努力，该系统每年可以实现 20 000 多个员工的想法，提高了医疗质量和患者安全指标，并且带来了"1.1 亿美元的运营绩效提升"。迪克森补充道，"目前的财务状况良好。我认为我培养了董事会注重质量，而不是只关注于财务的理念。"

评估并选择从何处开始

当不处于危机之中时，另一个确定和安排精益方法实施事项的途径是，在那些愿意成为精益方法候选者的人群中，对各个部门进行简短评估。评估是一项专注性的工作，持续时间可能从 2 天到 2 周不等，这取决于被评估部门或价值流的复杂程度。价值流绘制、流程观察以及和员工的讨论都可以用来确定一个流程中的浪费、延迟、返工和其他无附加值活动。收集一定数量的数据，可以帮助确定哪些改进是可以实现的，其中包括：

- 患者安全。
- 周转时间或者患者流的改善。
- 提高质量（减少返工时间或削减由于出错和额外医疗服务产生的成本）。
- 节省劳动力成本（通过人员自然削减或减少加班时间）。
- 节约库存（通过削减或合并库存和供给）。
- 收入增长机遇（清除积压的工作任务，改进应用或者扩展服务范围）。
- 避免或推迟资本扩张和建设。

各医院已经开展精益方法的领域包括：

- 化验室。
- 静脉切开室。
- 餐饮服务。
- 家庭健康科。
- 门诊诊所。
- 门诊手术。
- 病历。
- 药房。
- 材料管理。
- 救护车服务。
- 急诊部。
- 住院医疗 / 手术部。
- 外伤护理。
- 导管室。
- 患者日程安排。
- 无菌处理科。

范围如此之广的回复来自 50 所医院（对本书所做调查的回复），这表明不存在最佳启动领域一说，这取决于医院的需求、文化以及现状。很多医院从那些似乎本质上更多以生产为导向的部门开始实施精益，包括化验室和药房这两个员工主要与物理产品、机器或仪器打交道的科室。支持型科室，比如药房和化验室，对许多价值流和患者护理状况会产生影响，因此，一个项目会对整个医院产生广泛的影响。一些医院选择从数量庞大的患者护理价值流开始实施精益，比如门诊手术或者急诊部，目的在于产生显而易见的影响，以激励其他部门的精益工作。

我们以何称之

精益这个词在日常生活中有很多消极的意义，比如说，人们经常把这个词与削减人力和财力相联系起来。在新闻报道中，生活在"精益时代"中这样的标题往往都不是非常积极向上的。尽管如此，有些卫生组织仍将它们实行的方案命名为精益，确保在教员工有关精益管理系统时能够表达出精益的真正含义。

许多组织想要给它们全面改进的计划起一个不一样的名字，比如流程改造、绩效优化或者运营优化等。领导者和实施者必然会把精益称作一种方法，但是部门和贴在墙上的海报却不会正式地使用这个字眼。另外一种普遍的叫法是运营优化，它的优点在于可以像一把雨伞一样包括六西格玛理论和其他的理论，正如第2章中探讨的那样。

其他组织会围绕着它们自己的名字而取一个有特色的名称，比如说"泰德康改进系统""弗吉尼亚梅森生产系统""密歇根质量系统"或者"博尔顿诊疗改善系统"。使用组织自身的名字强调了自主创新，哪怕是从丰田公司或者是早期医疗保健案例中吸取的经验。一些术语持续关注最终结果，例如医疗质量或患者。

从持续性改进开始

许多卫生系统并不从宏伟的系统转型计划开始，而是在有限的测试中实行持续性改进。kaizen 通常指的是"持续性改进"，而使用该词的改进有不同的方法。表 12-2 列举出了 3 种不同类型的持续性改进。持续性改进的三种方式都必不可少，只有相互结合才能相辅相成，见图 12-1。

表 12-2　持续性改进的类型

持续性改进的方法	问题的范围	持续时间	例子
点改进	小	数小时或数天	采用 5S 规则来重新组织护士站，解决一部设备的故障停工期问题
事项改进	中等	1 周（包括策划时，时间往往会更长）	减少手术室周转时间，防止药房操作失误，使跨部门的自动库存货架标准化
系统改进	大	9～18 周	重新设计某一科室布局和流程，比如临床化验室、药房，或者急诊部分诊流程

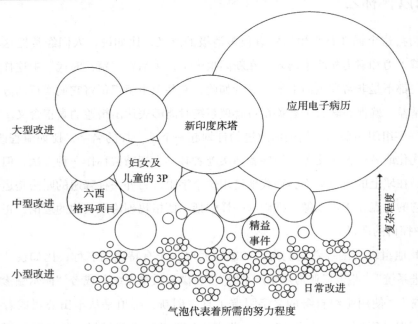

图 12-1　改进的三个层次

采用每种方法解决问题时，选择恰当的问题范围是很重要的。丰田主要在其工厂中使用"点改进"的方法，因为经过几十年的改进，丰田已拥有稳定、设计精良的流程。丰田的经验教导我们，计划—实施—检验—行动（PDCA 循环）的理念是无论问题发生的范围大还是小，它带来的流程都是大同小异的。他们通过不频繁的持续改进行动来教导人们如何在持续工作的基础上进行小型的持续改进。

同样，在医院中这些也是适用的，包括泰德康医院。在泰德康医院，他们改变了对事项的依赖，采用了一种他们称之为"持续日常改进"的方式，或是采取 PDCA（或者是 PDSA，计划—执行—学习—行动）进行小规模的改进。部分医院仅仅依靠事项改进的方法来推动变革和改进。医院的总体方法可以包含事项改进的方法，但还应当对员工和管理者进行培训和激励，这样每天都会有小的改进（通过点改进方法）。对于某些重大且范围涉及很广的问题，系统改进的方法将是最有效的。

迪克森回忆说，在前一个组织首次进行精益转型时，感觉精益就是一切，让我们开始进行大量的改善活动，并在系统中找到效率吧。他了解到，精益是真的尊重他人和不断改进……特别是尊重他人的那部分。马萨诸塞州举行过一些活动，但是迪克森强调，需要让"每个人，每一天，持续改进，并以一种尊重他人的方式参与其中"。

作为泰德康急重症医院之一，新伦敦家庭医疗中心的首席执行官比尔·施密特表示，他们像系统中的大型网站一样，从改进事件开始，但也增加了更大的战略计划和更小的流程改进。虽然一些急重症医院（仅有 25 张床或更少）说医院太小，不能实施精益，但新伦敦家庭医疗中心还是开始了第一次尝试。新伦敦就事件改进接受培训。一位来自咨询小组的先生帮助他们进行训练。在开发自己的服务商之前，新伦敦能够利用泰德康的服务商群。施密特表示，规模小的优势在于精益能迅速触及更大比例的员工，但缺点是"当我们犯了方向性错误的时候，需要更长时间来复原。"

施密特说，因为系统的"不裁员哲学"，所以并不存在裁员恐慌；工作人员更大的恐惧在于自己的角色将如何在精益制度中得以改变。他说，"关于人们将被重新分配的传言在人群中迅速散播开来。他们可能不会激动到做些奇奇怪怪的事，但至少会做些什么。"

急重症医院面临的与浪费和降低成本有关的系统性挑战是来自联邦政府的"成本加成"补偿模式。在这种情况下，每存一美元，医院就失去 50 美分的补偿。然而，施密特说，"降低成本是正确且恰当的事，这一点毋庸置疑。"

事项改进

kaizen 的意思是"持续性改进"，这似乎让人摸不着头脑，然而有如此众多的机构采用了事项改进的方法来解决问题，这种方法历时一周，快速高效。各处都开展一些活动，便使其变得零散，而不能成为持续的改进。kaikaku是一个日语单词，可以译为"激进的、革命性的改进"，对于此类型的变革，这样的描述或许更为贴切。"事项改进"的命名，有些偏差，但却可以成为某类问题的有效解决途径。"事项改进"这一短语在制造业领域非常流行，而很多医院使用的是诸如"快速流程改进工作"（rapid process improvement workshop，RPIW）或者"快速改进活动"（rapid improvement events，RIE）等词，但是概念是一样的。

改进事项由专门为该事项组建的团队实施，事项结束后团队即告解散。该团队常常是由跨部门的人员组成的，由一位接受过精益原则培训的领导带领。活动往往按此日程进行规划，详见表12-3。

表 12-3　事项改进结构

日期	目的 / 目标
星期一	开展精益方法和事项改进的培训，直接观察当下的流程，收集数据，与员工交谈
星期二	头脑风暴，认定并讨论改进的机遇，树立业绩改进的目标
星期三	启动对布局或流程的变革；对变革进行试验，遵循 PDCA 流程
星期四	最终确定奏效的部分，并使新流程标准化；设计管理方法，以维持变革
星期五	将结果和改进书面化，与原计划做比较；将活动向管理层汇报，庆功，策划今后的变革

泰德康医院做出的许多改进都是他们日常快速改进的结果。在周五的"汇报总结"会上，会有6个小组向高管们进行汇报，台下坐着100多名听众。这个环节被描述为"一半是教导会议，一半是精益传道讲经"。

当泰德康在改进期间提出50%的目标时，所有人都高声欢呼，就像讽刺那些达不到弹性目标的小组一样。50%的目标意味着鞭策所有人进行创造性的、具有突破性的思考，来应对这样一个严峻的目标。

更进一步，泰德康在大多数时候还在进行一些快速改进活动，但到2011年，领导者预期80%的改进将来自所谓的"持续的日常改善"（CDI）过程。这一过程由不同部门的领导来驱动。系统报告称，2012年实施了2万多项改进。约翰·波尔（John Poole）是泰德康改进体系的高级副总裁，他说持续的日常改善（CDI）是"精益中最困难的工作"——文化变革，需要日复一日的努力。波尔补充道，"几年来，我们通过事件改进和快速改进收获甚微，却浪费了大量的价值流。虽然一时间感到不值，但事后看来，正是这容易的20%才需要这样的改变。我们还没有创造出持续改进的文化。"

事项改进的缺陷

事项改进的缺陷之一便是，在持续一周的高强度活动中，人员缺乏高度的专注度。如果决策和变革由少量员工或外部专家发起，而不是日常从事该工作的人，那么旧流程重现的危险系数更大（如果新流程未被完全采用）。如果没有对团队成员和管理者进行培训或者激励，以使其持续地改进新流程，最终效果可能会打折扣。一家医院的管理者曾说道，"我们有很多进行'返工'的快速流程改进工作室，因为团队一消失，成效也跟着消失。我们只做构建快速流程改进工作，对文化的建设却少得可怜。"

就算是做出杰出精益成就和文化变革的弗吉尼亚梅森医学中心，也在其2004 年报告中这样提到："仅有 40% 的成果是由那些改变带来的，部分是由于缺乏可计量性和坚持到底的毅力，导致了医院经常回到陈旧的做事方法上来。"有人也许会说，他们将持续改进运用到快速流程改进工作中，到 2011 年，他们的领导报告说有 90% 的计划在 90 天后显现出了结果，而只有 50% 的结果在6 ～ 12 个月之后仍然生效。

严格地将一周作为截止日期会使得倾向于回避风险的机构或领导选择容易解决的问题，以确保他们能在一周之内完成。这种担忧会导致事项的范围大大缩小，从而无法得出令人印象深刻的结果。除此之外，如果缺少对总体"宏图"的关注，单独的一个事项也许只能改进一个领域，并导致其他领域出现活动范围之外的问题。

持续改进项目并非必须要持续四五天，有些问题并不需要用一周来解决，而让医生或者门诊大夫献出一个星期来不接待患者也是不现实的。巴恩斯犹太医院（密苏里州）创立了一种短小精悍的"6-3"方案。分管外科的副董事长大卫·贾克斯博士（Dr. David Jaques）这样描述它："小组有 6 个小时的时间来决定解决方案，之后在两个工作日之间至少要用一天来核实他们的方案，最后有 3个小时来分析和落实他们得到的结果。"

精益变革项目

系统改进的方法有时被称作精益变革，它由一个或一系列更加庞大的项目组成，这些项目解决的是一套范围更广的问题，这些问题通常在事项改进中解决。在每个项目中，将由目前的状态转变到一种未来的工作流程状态中，采用的方法包括：

- 改进物理格局和结构。
- 改进工作流程以增加作业流量。
- 错误校验和质量改善。
- 改进日程制定流程。
- 工作标准化。
- 库存管理和控制（看板管理）。
- 5S 管理和视觉管理。
- 启动日常改进过程。
- 开展更广泛的日常精益管理体系。

这些变革项目一般要耗费 9 ～ 18 周。项目扩大后，我们便可以通过采用更广泛的精益方法，来解决比一周（或几周）就能解决的更大且更重要的问题。精益变革项目关注的并不仅仅是快速的改进，还包括持续的成功和不断的改进。该途径可以利用各种精益方法给更多员工以更多的培训和经验。同时它还允许用更多的时间来培训管理者和其他领导者，使他们开始以精益的方式进行管理。这是得克萨斯州达拉斯市儿童医学中心和艾维拉·麦肯南医院采用的初级改进模式。

当选定了首个开展项目的部门或价值流后，很重要的一点就是要恰当地界定其定义，并划清其范围。一个项目必须在超大（会花去更长时间，并且可能增加复杂程度）和超小（可能不会产生重大影响）的范围之间找到平衡。

一份正式的纲领性文件可由部门领导层和精益项目小组制定，以确保方向和目标一致。进一步强调项目更多是为了改进绩效，而非只是实施精益方法，项目小组应当确定打算采用何种标准进行改进工作。应当形成一套基础性的衡量标准，这样项目小组能够在项目期间和之后对改进状况进行评估。每个衡量标准都应该树立改进的目标，目标以顾客需要和评估过程中确定的可削减浪费潜力为基础。

最初的项目只是起点，因为我们的目标是将项目的思想转化为一种新的工作方式和日常的工作方法。各部门及各种价值流的变革所取得的进展，可以使医院形成足够多的精益思维，并取得成功，这会为将精益整合到医院所有流程奠定基础。很多精益变革的工作之后便是持续的点改进和正式的事项改进。没有哪个部门或医院在一个精益变革项目之后就变得"彻底精益",问题依旧存在,一定数量的浪费总是会有,因为完美是一个很难达到的目标。

许多事项改进工作开始与精益变革或系统改进方法类似。弗吉尼亚梅森医学中心耗费了数周进行多重策划与数据收集,为其快速流程改进工作方法中的工作周做准备。同时,弗吉尼亚梅森医学中心还计划在项目之后对衡量标准进行多次重新评估,以测试其持久性。表 12-4 列举出了活动准备中的一些亮点。

表 12-4　案例：事项改进准备流程

时间	活动
8 周之前	确定需求领域
6 周之前	将目前流程书面化,绘制价值流图,收集数据
4 周之前	组成小组,确定衡量标准
2 周之前	确定目标,完成对目前状态的考察
1 周之前	完成策划
工作周	开始变革目前的状态和操作方式,考察成果
工作周之后	每隔 30 天、60 天和 90 天再重新考察一次

各医院应当研究所有的持续性改进的方法,根据需要解决问题的类型来恰当地使用它们,而不是去争论哪种最有效。对某些机构而言,在许多部门中开展事项改进是在医院中广泛推广精益方法的最佳途径,但是这样做的危险是,在任何一个部门中,员工都无法很快深刻理解,系统持续性改进也不会很快产生。其他医院利用系统改进方法在一个或若干个部门进行根本性和持续性的变革,但是这样做的危险则是,无法让医院其他部门了解精益的概念和方法。这需要权衡很多要素,所以哪种方法最好,并没有一个简单的答案。

精益项目团队

我们常常听到这样的悔恨之语："我们没时间改进了。"员工常常煎熬着,却只是为了能熬过一天,因为他们要应付浪费、返工和工作调整。有时间能去解决一些根本性的问题似乎成了一种奢侈。人们常常认为,不停地救火要比事先采取防范措施更容易。

如果我们让大家丢下日常工作职责去实施精益,他们一开始或许会很努力,然而，他们往往禁不住"诱惑"，会将精益工作的优先度置于完成日常工作之下。当有其他员工生病时，经理则忍不住会将员工从精益工作中抽调出来，这导致精益工作失去动力或者全部停滞下来。这便是典型的第 22 条军规（官僚主义）——需要改进，但却没有足够从事改进工作的时间。

在各医院中收效不错的一种方法是成立一个全职的流程改进小组，发起精益工作。管理者放宽了人事政策之后，便可以开始培训改进小组，分析目前的流程，花时间设计新的、改进的流程。医院机构必须确定精益小组的成员和领导者，他们是改革代理人，能与同事很好地相处，并影响他们。

克莱·约克（Clay York），儿童医学中心（得克萨斯州达拉斯市）的经理，对他们精益的成功做如下评价："我们在不裁员的情况下每年节约了 419 000 美元的人力成本，这是精益贯彻的成果。没有一线员工对精益的贯彻以及对流程顺畅运行进行保障，不可能节约出来如此之多的成本。节约了他们的时间，让他们得以做出计划并遵循计划，才能够让他们达到如此的成就。"

斯蒂芬妮·米切尔（Stephanie Mitchell），江滨医学中心（伊利诺伊州坎卡基市）的化验室服务主管，补充说，"为了精益能够获得成功，你必须要奉献出员工和时间去完成计划，并实现改进的目标。当他们还在做本职工作时，是没办法将精力投入到精益上来的。所以，我们让 4 位员工花费 12 个星期参与精益变革来重新设计我们的化验室，同时，我们偶尔也会让员工花费几天来参与到改进和重新设计中来。尽管改进需要花费一定的时间，但是到最后投资换来的回报绝对是物超所值。

如果打算成立专门的团队，医院管理者必须确保员工不会被拉回到日常工作中去，他们必须将百分之百的时间投入精益中去。为了将员工解放出来，需要通过找人代工、雇用临时工（如果需要的话）或者加班的方式来填补部门中的空缺。这是一项短期的投入，可以使得该小组推动改进，减少浪费，降低未来对众多员工数量的需求。

流程改进小组应当是跨部门、多样化的。成功的小组通常由 4～6 个员工组成，他们主要选调自项目改进部门本身。团队中新老员工结合，观点相结合，更加高效。团队中有一位曾在其他多家医院工作过的员工将有利于其他人理解不同医院运作的方式。

团队中有一到两位本部门外的成员也是很有帮助的。这些内部的外来人士带来了审视流程的新看法。举例来说，住院部的一位护士可能被选中去参加药房的项目团队。这名护士带来的是与药房打交道的内部顾客的观点。她可能会了解是哪些缺陷和问题导致了住院部的浪费和返工。成立一个由内部人士和外部人员共同组成的团队能够跨越医院不同部门间的鸿沟，使成员能共同处理问题，并减少互相指责，推诿责任。这名护士对流程可以坦率地提问，尽可能频繁地询问原因。比起团队中所有人具有同样背景、对老方法和流程持有同样理解的情况而言，内部成员不得不向外来人士解释其流程的状况，更有利于揭示浪费现象。

内部外来人士或许会有意成为未来精益改进部门的成员之一。举例来讲，一名放射科技师可能会被允许参加化验室项目的发起团队。这可以为化验室团队提供外部人士的观点，同时使放射科技师获得了精益的经验。精益医院常常策划团队人力资源的安排——"一前一后"（one ahead and one behind），即从前一个实施过精益的部门调派一人，再从后一个即将实施精益的部门调派一人。

在一家医院中，一名急诊部护士被安排在化验室精益小组中。在最初的团队建设会议上，这名护士自我介绍说她来自急诊部，然后立刻便说抱歉。她与化验室任何人的来往大部分是在电话中发火，试图知道测试结果。她解释说她通常并不是这样的，但是急诊部的压力让人常常吼叫，并且语速急促。这名护士有着强烈的动机想要帮助化验室进行改进，因为在她最终回到她的本职工作之后，她和急诊部的同事都会受益于她的这些工作。

除了要进行精确的组织之外，精益小组还需要一名项目领导和一名教官，无论是外来顾问还是来自流程改进部门的内部精益领导均可。我们不应当期望教官能想出所有的答案，也不应当期望在你没做出任何努力时，他能"使你精益"。事实上，许多教官在对团队进行有关精益概念的培训之后，依然坚持不给出现成答案，他们通过提出问题，让团队摸索出自己的解决方案。比起出自外部专家的答案，由部门员工摸索出来的精益流程更能获得认同。即使外部专家的答案是正确的，对精益改革和改进流程的掌控力也会打折扣。

高层的支持和领导

整个医院范围内的系统性精益改进若想取得成功，必须得到医院最高层管理者和有影响力医生的强力支持、广泛参与和坚实领导。如果高层不愿去解决改进活动或变革项目中发现的跨职能问题，精益工作也不大可能充分发挥出潜力。另一种失败的模式则是，领导层不理解精益的原则，将该原则误解为部门的次优化或者因为效率的提高而裁员。

泰德康前首席执行官涂尚德写道："最常见的问题是，领导层未能认识到需要改变到什么程度，而这种变化将会从个人层面扩展到领导层面。"他补充说，"领导人只是把关键性的问题交给顾问或负责改进的员工，这种做法不可取。"

西田纳西州医疗组织的杰克逊·麦迪逊化验室（Jackson Madison Laboratory）首次获得精益的经验是在其临床化验领域。该化验室改进了周转时间，降低了职员数的需求，同时通过减少一幢新设施的建设项目和建设空间节约了 120 万美元。

该化验室将从第一个项目中学到的概念和经验应用在微生物方面。他们将登记区和绘制区从一套流程合为一项，从而改进了流程。正如许多化验室一样，西田纳西医院过去只在日班期间读取并得出绘制样本的结果。在观察了其价值流和患者需要之后，该化验室意识到如果每天 24 小时都读取样本的话，将会产生效益，于是做出了上述变革。

微生物化验室还发现有机会做出一项重大改进，这虽然会让化验室开支更多，但在整体上，将会使医院受益。领导层选择了不使任何一个部门次优化的精益原则。该化验室采取的针对耐甲氧西林金葡菌（MRSA）的实验，花费虽然稍高，但是更迅速。新实验能够在 MRSA 遍布之前每年检测出大概 28 件 MRSA 感染事件。治疗每一起显性 MRSA 感染平均花去 3.5 万美元，新实验为医院节省了将近 98.3 万美元。倘若没有最高层领导的支持，该化验室有利于整个医院的决定就可能会被阻止。

除实验室外，医院通过使用精益和六标准差原则在前三年就节省了 500 万美元。

由于流程的改变会给人们以挑战，使很多人感到不适，因此，最高层管理者需要坚定地支持部门领导和精益改革。高层管理者需要有效地阐述"为什么精益化"，阐述变革的必要和需要解决的问题。理解变革的需要是非常重要的，管理者必须在向机构中其他部门传达精益思想方面起到重要作用。

某些领导借口说他们的员工或领导对精益不买账，意指员工怠慢或者狡猾地阻碍精益工作，或者完全拒绝参与。精益企业研究院（Lean Enterprise Institute）有关精益障碍的一项调查，阐述了机构在努力实现精益过程中出现的相互指责的数量。四大障碍中的三项均为责备行为，包括"中层管理者抵制"（36%）、"员工抵制"（28%）和"领导者抵制"（23%）。当问题出现时，最佳途径便是询问原因。如果你想寻找员工不支持精益的根本原因，那么原因可能包括恐惧、焦虑或者是缺乏理解，所有这些，行政领导者都可以解决。正如奇普（Chip）和丹·西斯（Dan Heath）在《转变》（Switch）一书中提到的那样，"看起来像阻力的事情往往是因为缺乏清晰度"。

管理者只说自己支持精益是不够的。管理者必须站在前线，掌控命令、进行沟通并采取可见的行动。作为管理者，你必须不断阐释自己有关精益的设想，并不断解释为何精益对于医院是一项重要的战略。领导者需要来自员工的真心承诺，是他们自己做出的选择，而不是强制遵守的。彼得·斯科尔特斯教授说："人们不抗拒变革，人们抗拒被改变。"

比支持和理解更好的方式是领导者的直接参与。对于高层领导来说，花时间到现场亲自观察流程常常会让他们大开眼界。不能走马观花，现场视察应当是对一个领域长时间的观察或从价值流的一端走到另一端。亲自对流程进行观察可以突出员工每天都要应对的浪费和问题所在。谁看上去很沮丧？谁迫于时间的压力而跑来跑去？你发现哪里混作一团、缺乏秩序？库存量在哪些方面没有满足日常用品的消耗？观察并听取员工的谈话将使你更能全面地了解精益的需求，这比单纯依靠记分卡或财务方法更有效。

管理者还必须知道员工对精益可能怀有的恐惧感。如果员工认为精益并不好，他们就不大会有激情。一个普遍性的担忧就是，精益及其带来的效率提高将会导致削减人数。管理者必须立场鲜明、掷地有声地承诺，精益不会导致裁员，否则，谣言和恐惧将会四处扩散，对精益产生损害。即便领导没有裁员的意图，如果不进行公开宣讲，也将会导致谣言散播、士气受挫。在银十字医院（位于伊利诺伊州的乔利埃特市），大卫·斯科莱比（David Schlappy）是负责医疗质量和服务的副总裁，他做出了这样的承诺，他说："我们不打算解雇任何人，没人会因为过程改进而丢掉饭碗。我以人格保证，如果我们依靠精益取得了进步，我们绝不会裁员。"这种承诺是精益在医疗系统中取得广泛成功的关键要素之一。一些杰出的医院，包括艾维拉·麦肯南医院和泰德康医院，都有相似的不裁员政策或承诺。

从中层开始

当由本部门领导发起时，在某一特定部门开展精益是可行的。在为本书进行的调查中，46位曾在医院中发起精益改进的被调查者被问到"医院的精益工作是由谁发起的"，如表12-5所示（允许多选）。结果表明，经理一级的领导与高管相比，同样或更有可能发起精益工作。从中层开始可能意味着，如果高级领导人从来没有对精益领域感兴趣，那么精益就会在中层结束。但是，也有时候，医院进行精益的初始火花始于提倡精益的中间管理者，或始于他们所在的部门。

表 12-5　医院中精益工作发起的机构层次

角色	比例（%）	角色	比例（%）
首席执行官、首席财政官或首席技术官	32.6	行政总裁	37.0
首席营销官或首席谈判官	10.9	临床/医疗总裁	30.4
行政副总裁	28.3	经理或主管	15.2
临床/医疗副总裁	19.6	医生或护士	4.3

在河滨医疗中心（Riverside Medical Center，位于伊利诺伊州坎卡基）的案例中，斯蒂芬妮·米切尔是管理化验室服务的行政总裁，她首先启动了精益工作。她将本案例拿到其高层领导团队中去，为首个项目寻求援助，并直接监管该项工作。尽管领导有意雇用一位顾问，但是他们对该观念并不热衷。首席执行官菲尔·坎比克曾说，尽管他信赖"可靠的精益管理实践"，同时乐意让化验室去尝试，但是基于其他改进方法的经验能否成功，他表示"怀疑"。

化验室获得首次成功之后，周转次数大幅削减，内部顾客（如急诊部）对于绩效的改进表示欢迎，领导小组也深受鼓舞，站在了第一线为整个医院领导该项工作。尽管坎比克和首席财政官比尔·道格拉斯只是通过参加监督委员会常务会议对化验室的精益工作进行监管，但是首个项目之后他们对于培训整个高层领导团队的兴趣也得到了提高。他们同时还支持继续全院的精益教育，并努力向其他部门推广该方法，比如药房、住院护理安排。

经历了最初的怀疑，现在坎比克开始热衷于将精益融入医院的核心战略。他说："精益是最合理的方法。这并不是基准测试，你很难找到完全同类的比较。精益关注的是，此时此刻，依靠我们的员工及其创造性来改进我们自己的流程。"

米切尔后来将"精益和持续的过程改进"作为她的职务和职责，帮助整个医院传播精益和培训人员。她每天对 85% 的管理人员和董事进行持续不断的改进培训，然后这些人开始在各自的领域领导这些工作。

建立范例和路线图

某些医院已经通过授课和采用单一方法，比如 5S 管理，来开展包括所有部门的精益工作。而诸如此类的工作，会使得教官或者培训人试图面面俱到，却没有一个做得够好。这种方法还会增加一种风险，即医院不去解决患者或员工的首要问题。诚然，单独采用 5S 管理会消除某些浪费，但是当急诊部门前来来往往的可怜患者快要把人逼疯时，你让护士花时间去维持护士站的秩序，她们或许会非常沮丧。如果在最初的工作后没有取得什么重要的成果，精益就会获得一个名号——"短暂的潮流"（或许精益就能持续这么久）。

丰田的波尼尼（Bonini）教练从一个"一英寸宽一英里深"的模型线开始，这意味着"狭窄范围"和"深入实施丰田生产系统（TPS）""使用正确的哲学、正确的工具、正确的管理方法，我们培养可以维持和传播这些做法到其他领域的人才"。

波尼尼说："TPS 的 90% 是通过经验学到的。"随后又补充道，"直到体验并建立了一个具有这一理念的组织才可以理解。除非已被使用，否则很难理解这些工具。管理方法很难理解，除非通过许多解决问题的周期或活动来教导，因此可以通过实践来学习。"波尼尼用骑自行车或打高尔夫球来类比学习，因为它们的基本概念很简单，并且可以从书本中学到。"但是，你永远不会通过一场讲座去学习游泳（或成为外科医生）"，因为这些"必须通过一个非常熟练（有多年的经验）的教练的指引和深刻的反思来学习"。

　　试图在整个医院实践一种（或一套）精益方法并不是有效的途径，而是应当围绕一个部门（比如药房或化验室），或者一条特殊的患者路径（比如到急诊部的患者人流）建立一个范例。创建一个有限的范例范围可以减少实施一整套精益方法和管理系统所需的时间。范例范围的目标不是使用一些浅层的精益工具，而是完全拥有一系列精益实践和思维方式。其目标是成为对组织其余部门来说可以实现的成功范例。

　　范例的选择可基于对若干要素优先次序的考虑而定，其中包括需求评估（需要解决哪些问题）、现状评估（哪些浪费可以消除），以及意愿评估（经理、员工和医生会同意改革是必需的、可行的吗）。波尼尼建议选择具有强大业务需求且可在 9 到 12 个月内有显著提高的范例范围和谦卑、渴望学习而不仅仅是死读书的组织领导者。如果波尼尼在现场的时候不能得到两到三个小时的高效管理时间，那就显示出"它不是当时的正确的优先事项或策略"，这使得这个领域的变革"变得非常困难"。波尼尼补充说："如果它是战略的一部分且引起了高层管理人员和董事会的关注，那么在每个正在进行的项目上花费两三个小时是合乎逻辑。他们需要坚定的信念才能实现这一目标。"

　　高层领导小组可以超出起始部门的范围首先制订一项计划或路线图。各医院常常根据当下的目标和优先事项为最初的两个或三个项目进行策划。举例来说，在医院实施精益的第一年，医院也许会计划完成两个项目，比如说，化验室和放射科，因为每项改革项目要花去三四个月的时间。

　　根据自身经验和世界各地卫生系统的一手观察资料，涂尚德在他的《管理改革》一书中主张采用"模范单元"方法。他写道，做得好的话，一个模范单元"是一场革命，而不是工作过程中通常的进化变革"，但是存在着"革命结果可能会非常糟糕"的风险。

　　涂尚德针对成功的模范单元方法提出了以下五点：

　　1. 必须注重重要、相关和明确的商业问题。

　　2. 范围必须有限。

　　3. "创造一个基于标准工作的新系统"，且是"清晰、有用和被使用者接受的"。

　　4. 将工作实施与真北评价体系的评估方向和目标紧密联系起来。

　　5. "如果可能的话，让高层领导（首席执行官和首席运营官）也参与其中"，但不是作为全职参与者，而是扮演定期检查的角色。"掌握方向的舵手必须愿意做出改变。"

涂尚德还强调了模范单元中看似矛盾的目标。首先，它是测试新想法并"将失败视为学习的一部分"的地方。其次，模范单元也是展示"最优秀的结果"的地方，这将有助于激励他人拥护精益并将在模型单元中开发的实践传播开来。

泰德康医疗集团针对患者的知名的"合作关怀"模式并没有立即在整个组织中实施。合作关怀在一个单位进行试点、重新设计和标准化。在初始测试中，试点模范单元中"非常满意"的比例从 68% 提升到了 90%。试点模范单元的成本下降了 30%。因此，它成为"泰德康医院所有住院患者的护理标准"。

波尼尼说，高层管理者在模范单元中的作用包括：

1. 富有激情地承诺，转型该是"由高层领导者引领的"。

2. 认真学习 TPS 原则到足够教给他人的程度。

3. 建立一个体现和解决问题的组织文化，"解决问题是其根源"。

4. 多到现场走走看看。

模范单元方法的扩展，日语中称为 yokoten，可能首先从一个单元按顺序移动到另一个单元。第二单元不是盲目地根据第一单元而发展起来的。相反，其评估新的方法，并决定是采用新方法还是根据其需要加以改进。如果第二单元改进了第一个单元的做法，那么这些改进应该与第一个单元共享。然后这些方法也许会传播到第三单元。这种有条不紊的推进看起来可能很乏味。通过制定自上而下的任务，迫使其他单元采用模范单元的方法来节省时间似乎是诱人的。但是，经验表明，"先慢后快"的方式更有效，即使比较慢。在向几个部门传播实践之后，组织有足够的信心来建议每个部门都采用新的标准，开放调整的需求（而不是复制）和持续改进。

一些组织已经推出了全系统范围内的"首次"持续改进做法。一家医院很容易购买 75 张大型白板，并将它们安装好（尽管它比在官僚机构中更难）。困难的是需要更多领导的配合，才能让 75 个单位积极地拥护它、为之忙碌以及实践它。一次性做到这一点就更难了。

改进的模范单元

相比之下，2014 年 12 月，作者帮助位于艾奥瓦州艾美的玛丽·格里利医疗中心实施和测试了一种范式线性方法以推进改善和日常连续改进。材料管理和外科住院部，这两个部门因拥有热心于精益的领导而被选为试点。如此一来，作者和玛丽·格里利的领导们更容易进行教学、培养和观察。过程改进协调员罗恩·史密斯（Ron Smith）成为内部教练和关键人物，以帮助传播改进做法。同时，他们的首席执行官布莱恩·黛尔特（Brian Dieter）及其副总裁兼质量改进官员凯伦·凯尔－罗斯（Karen Kiel-Rosser）也表达了声援和实际的支持。他们和当地的部门经理及董事提供早期改进工作的认定和支持。

在初步成功下，史密斯组织了一个计划，每两周向两个部门介绍改进方法。根据模范单元的经验教训，史密斯为新领域及其领导人制订了标准化的培训和辅导计划。到 2015 年 4 月，改进做法已经扩展到 14 个部门，新的领域是以"走下部门领导地位"为重点的。

为加快 2015 年 7 月完成的初步浪潮，罗恩培养和指导了一个能够将这些做法引入新领域的过程改进促进者。这样他们每两周就可以推进三四个单位。除了正在进行的辅导外，他们还计划进行"第二波"正式培训，以帮助每个部门从相对简单的"做好"改进进程，到着重于更复杂的问题解决和根本原因分析。

范式线性方法的一个优点是可以降低风险。例如，如果在最初启动新实践中出现错误，那么这种小的变化测试的影响是有限的。此外，如果购买和设计一个混合板或其他材料（或软件）来支持新的尝试，则可以使用从模范单元获得的经验来调整设计。一家医院已经购买和安装了 80 多个电路板，第一周的使用让过程改进小组认识到应该修改这些电路板。用单个或两个比全部一起使用更容易些。

线路图的优缺点

许多组织要求（或期望）能有一份详细的持续三年或五年的"精益路线图"，告诉领导者每月将会发生什么。在动态、快速变化的环境中，这几乎是无法做到的。但这并不意味着一个组织应该对所有应激做出及时反应。高层领导人可以与中层管理人员合作，根据组织的目标和方向，制定一个长远的和他们想要（或需要）完成的愿景，同时阐明原因。随着时间的推移，转型进步或成型的细节逐渐明晰。领导者应该期望，任何计划都必须随时间进行调整。正如美国前总统艾森豪威尔所说："计划本身不重要，规划才是一切。"

丰田汽车荣誉董事长傅孝华在 2002 年表示："人们有很多事情搞不清楚，因此，我们告诉他们，你们为什么不去行动？ 尝试着做些什么，你就知道自己知道的少得可怜，然后面对自己的失败，重做。在第二次试验中，你会发现另一个错误或者另一件你不喜欢的事情，可以再次重做。所以通过不断的改进，或者基于行动的改进，可以提升到更高的实践和认知水平。"同样的思想可以用于高层次的精益转型工作或者团队内的日常改进实践。

不止于精益项目

虽然我们的目标是让精益最终成为企业文化、日常管理体系和思维方式，但精益通常会作为人造计划或倡议而开始。健康系统在精益之旅初期通常会使前线员工和管理人员能够通过快速改善事件、转型项目团队或专门部门从事精益工作。

精益部门

许多组织创建了一个称为"精益部门"的内部部门，也有些称之为：

- 企业转型办公室。
- 改进推广处。
- 精益推进室。
- 过程卓越部门。
- 卓越运营团队。

该部门的人员可被称为内部顾问、教练员或协调员。他们的角色不是让组织精益化或者想出一切想法或改进。该部门的任务是教育和指导他人，领导或推动改进活动和项目（在此过程中教他人），并通过教育和参与精益培养组织未来的领导者。

中央精益部门多大才为好？这部分取决于组织的规模和团队成员的角色和责任。大型的转变需要多人的努力。有些医院试图采取"孤狼"领导或单独部门领导，这种方法最常导致领导者离任或医院运作的失败。涂尚德根据自己的经验和导师及顾问的建议提出，如果理想人数大于1，则主张设立一个规模为组织正式员工（FTE）数量1%的部门。对于一个拥有3 000名正式员工的医院来说，这将是30名全职精益成员。在一家规模一般的医院，更常见的是一个4～8人的小组。

一种方法是从一个相对较小的团队开始，以支持模范单元运作。然后，不断加入其他成员（并为他们寻找建设性的事情去做），直到加入更多成员无益于运作或适得其反。这是一种称为PDSA的方法来确定精益部门的规模。

医院的精益部门由内部人员和外部人员组成是很常见的。从精益生产组织聘请工程师或运营经理，可以成为医院护士、药剂师或单位经理的好搭档。内部人员和外部人员可以相互学习。通常，内部人员和外部人员协同作业，以促进快速改善事件，或者一起上课，利用彼此的优势和经验直到可以更独立地工作。

随着时间的推移，医院可能会增加外部员工（来自其他行业或医疗机构）和内部员工的均等组合。医疗保健专业人员经常通过初步项目或活动对精益产生兴趣，将自己定位为想要专注于改进和与其他领域合作的变革者。如果在医院进行生产力改进，员工可以被重新安置在精益部门而不被解雇。要求管理者为精益放弃"最好的人"——那些有能力和处理人际关系技能的人是有效的变革者。

通过招聘经理和人力资源部门，在聘用精益辅导员时，医院有时会混淆于不同的精益证书和精益指标。关于精益或过程改进的工作职位可能规定需要某种"精益西格玛"或"六标准差"证书。如果这是一个硬性要求，那么医院会错失部分人才，例如，前丰田员工不会有任何类型的证书。可以说，具有多年精益成功经验的制造业者可能比只通过在线测试获得正式证书的人更好。了解真正需要什么类型的人和怎样的经验对精益来说非常重要。

不管在医疗保健行业内还是在行业外，团队中拥有一个领导者或具有精益经验的员工也很重要。医院任命一名有经验的项目经理负责"精益西格玛"计划。她立即询问"什么是精益西格玛"，并表示"最好马上接受培训"。这是一个真实的故事。是的，项目管理是精益之旅的重要组成部分，但最成功的精益卫生系统已经雇用了精益领先制造业中核心的精益领导者、外部咨询组或与精益生产相关的卫生系统。

虽然精益部门的工作是全职的，但许多组织期望这是一个发展性的任务，而不是一个永久的职位或职业方向。例如，泰德康的中央改进小组通常有两年任期。涂尚德将团队的流动类比作"组织的血液"，将获取和传播精益知识比作氧气。泰德康内部，有超过 100 名高管和领导者花时间促进精益。"我们发现，当精益思想深植在管理中，企业文化以更快的速度沿着正确的方向发展。"

北湾医疗中心的首席执行官加里·帕萨玛（Gary Passama）在开始精益时反思说："我们有目的地在北湾灌输精益方法。我们对'爆炸性'的做法并不感兴趣。我们希望精益成为北湾日常工作的一部分。我们也希望各级团队成员有机会在工作现场使用精益原则。这就是我们过去三年来一直在努力的方向。"

我们现在有三名精益辅导员，他们在实施项目和变革中至关重要。我们看到了从各个部门供应情况到门诊如何安排患者的种种改变。在某些情况下，我们已经实现了一笔可观的节约。在另一些情况下，患者满意度有所改善。

虽然节省成本很好，但我们并没有将其作为精益活动的主要目标。我们的员工深知这一点，所以不怕进行精益。自从实施精益以来，我们没有重大的裁员。这也许是巧合，但是自从我们使用精益原则以来，我们在财务业绩和员工满意度分数方面已经取得了不小的进步。

变革管理的重要性

实施变革，包括精益在内，是很困难的一件事。这要耗费大量精力，需要坚持、投入和一份正式的变革管理策划方案。通常认为，在实施精益的挑战中，80% ～ 90% 与人和对变革的接受度相关。余下的 10% ～ 20% 挑战则来自技术工具和方法的运用。

麦肯锡的一项研究显示，转型计划的成功率不到 40%。虽然还没有人针对出现这种情况的频率做出过估计，但是在一些医疗机构中有精益失败的前例。随着时间的推移或领导层发生变革，精益被迫中止或放弃。有些人说精益不适用于医疗系统，但其他组织的成功证明精益工作可以运行，它只是不能保证正常运行（也不保证运行是容易的）。医院也经常纠结于其他大规模变革，包括兼并整合、电子病历系统的采用或新医院的建设。与精益工作进行较量的医院往往也与全面质量管理（TQM）、六西格玛或其他方法进行较量。于是，导致失败的根本原因这一问题油然而生。

正如许多人所说的那样，"变化不是一蹴而就的，变化是一个过程。"领导者经常急于改变，通过自上而下的任务，尝试将一个新的想法或实践应用于一个即时事件中。每个组织和个人都以自己的节奏来接受或不接受改变。用于变更管理的 ADKAR 模型显示了每个人如何以不同的步伐进入这些阶段：

- 意识到需要改变。
- 愿意参与并支持变革。
- 知道如何改变。
- 具备实施所需技能和行为的能力。
- 加强维持变革。

许多所谓的抗拒变化是一种缺失的表现，例如 ADKAR 模型的第四阶段。领导和沟通可以帮助人们渡过这一阶段。

不同的模型有助于说明在组织层面如何发生大规模的变化。ExperiencePoint 发布了一个模型，对约翰·科特（John Kotter）教授著名的"领先变革的八步过程"进行了微调。ExperiencePoint 模型的七大步骤为：

1. 了解变革的需要。
2. 召集一个核心改革小组。
3. 设想，制定愿景和策略。
4. 激励，更广泛地营造紧迫感。
5. 将愿景传达给组织。
6. 行动，采取行动。
7. 巩固收益。

大多数精益改革都遇到了困难，因为领导者直接采取行动，或是直接跳到精益模式的第 6 步。第 1 章中提到，尝试理解和界定问题或变革的必要性是指"从需要开始"。形成一个核心变革团队成为医疗系统的"指导委员会"或" 精益团队"，正如本章前面所讨论的部门或价值流。管理人员经常错误假设员工和经理了解当前的危机或情况，以及变革的紧迫性。选择一个可以与之相关的团队变更模型，认真思考，并将转型视为一个过程（或旅程）而不是一个事件。

许多成功转型都面临的一个挑战是，建立或更改新流程时，无论是根据劳动生产率还是客户服务措施（如患者对急诊部的满意度或科室间的周转时间），关键绩效指标可能会恶化，如图 12-2 所示。如果对新流程的培训较差，或是沟通上出现了问题，抑或只是出于偶然，组织面临着局面更加混乱及进一步影响绩效的风险。即使培训和沟通是有效的，"学习曲线"的效果显示，我们需要时间来适应新的过程，并且随着时间的推移，绩效将会得到改善。

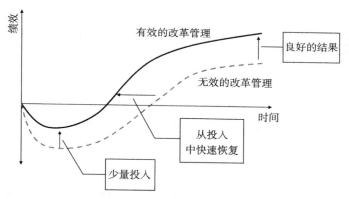

图 12-2　变革曲线，展现绩效如何随着时间流逝、有无高效改革管理而发生变化

然而，如果采用高效改革管理，生产率的曲线下潜会更小、持续时间更短。员工，尤其是精益团队的成员，需要明白的是，系统的改进从逻辑学的观点来看似乎毫无疑问是更佳的，但它仍然会使员工产生一种失落感或者悲伤感。改变和废弃旧流程会让人感到心痛，尤其是对于那些曾一手建立起旧流程的人。毕竟，如今不经济的流程过去往往曾是某人了不起的点子。

在实施精益的过程中，在相信改进会最终实现并能够改善其工作环境之前，医院部门和员工通常会经历一个抵触、恐惧和感到压力的过程。员工满意度评分可能会在恢复和改善超出基线之前下降。家庭治疗师弗吉尼亚·萨蒂尔（Virginia Satir）描述了一个五阶段的变化，类似于图 12-2，个人从目前的状态到抵制、杂乱无章，然后融合，再到一个新的状态。即使这是一个积极的改善，人们感到害怕也是很正常的，正如心理学家罗伯特·莫雷（Robert Maurer）在讨论人类大脑的杏仁核部分和"打不过就跑"本能如何进行重大改变时所说的。管理层教育人们不要害怕改变是不符合人的本性的。尊重他人意味着需要人们的参与并且小范围地做出改变，特别是在改革初期，以便使变革显得不那么可怕，并避免"打不过就跑"的心理。

精益小组需要做好准备——他们的同事可能会经历这样一个循环过程。这个循环过程可通过持续的交流和反馈被削弱。在有些案例中，一个新的流程只有靠时间和经验才能建立起对精益和新系统的支持、接受和激情。员工和同事可能会做出强烈甚至情绪化的反应，觉得旧系统和流程布局运作得不错，他们没有什么必要进行改革。领导者应当支持他的团队，并参与到整个项目中。

精益医院成功案例：艾维拉·麦肯南医院和大学医疗中心

从实验室开始

艾维拉·麦肯南医院和大学医疗中心（南达科他州苏福尔斯）有着 545 个床位，是艾维拉健康体系中最大的三级医院。该医院从 2004 年开始就在化验室进行了它的精益旅程。

到 2015 年，实验室一直保持并不断减少其周转时间，提高了 40% 的患者容量，但并没有增加员工数量。"采集—结果"的时间从 62 分钟减少到 35 分钟，减少了 44%。持续改进已经将这些时间降至 31.5 分钟。随着 2014 年自动验证的推出，全血化验（CBC）"采集—结果"时间已经减少了 25%，达到了 17.5 分钟。

"我们不断对实验室进行评估以寻求改进机会。无论是安装新的仪器、增强建设，还是审查现有的流程，'精益'都是评估过程的核心。"实验室服务副总裁马克·布莱克（Mike Black）如是说。"我们的员工满意度不断提升。新员工不断加入，他们也在精益过程中得到训练。"

2004 年，艾拉维·麦肯南实验室结合了质量管理和持续改进，成为全国第一个得到 CAP ISO 15189 认证的实验室。艾维拉·麦肯南是目前全国运营时间最长的实验室。

艾维拉·麦肯南医院在诸多部门都实行精益，包括：

化验室和组织学实验室。

药房。

急诊室。

手术室。

单人病房。

陪护服务。

行为健康部门。

妇科中心。

门诊部，包括药房、外科、护工和放射科。

长期护理。

初级保健诊所。

物料管理／供应部。

市场部。

专科门诊。

新生儿重症监护室。

乳房中心。

透析医院操作（药物安全和电子订单输入）。

家用医疗设备。

商务办公室和健康信息管理系统。

改进住院部和急诊患者流程和护理

在实验室之外，2006 年，艾拉维·麦肯南将精益概念应用于新急诊部门。这种改善令患者流程和其他流程都得到了改观，降低了建设成本。急诊室由 24 间被缩减到了 20 间，使得病房建设费用减少了 125 万美元。病房和科室的布置对于医师、护士和其他员工来说更加高效，节约了空间却不影响患者护理效果。房间呈 U 形排列，部门员工在中间办公。这种布置减少了走动距离，改善了沟通、团队协作和可视性。患者可以从 U 字的开口处进入或者离开，避开了急诊室典型的喧闹景象。每个房间，除了精神病病房，全部进行了标准化布置，改善了患者流程，这是因为患者不用再去等待一个特定的房间。团队创造了一种特殊的手推车，可以装上轮子根据患者需求推进任意一个房间。护士可以从每个病房的橱柜里获得所需的用品。从病房和员工集中区可进入储藏室，因此可在不中断患者流的情况下补充物资。

"虽然其中一些改进似乎很小，但却获得了巨大的胜利。如此一来减少了护士每天要走的路，可以多陪在病患的床边进行护理。"艾拉维·麦肯南区域总裁兼首席执行官戴夫·卡帕斯卡（Dave Kapaska）如是说。

这项设计非常成功，艾拉维运用简单的变动，将其成功复制在更为独立的急诊室。这个急诊室是苏福尔斯的一个新的初级保健诊所的一部分。该项目将在2016年开始施工，它将是南达科他州第一个独立于医院环境的急诊室。

艾拉维·麦肯南医院2006年到2007年期间的新急诊部流程和设计使其患者满意度在Press Ganey调查中从60%提升到90%。同时，平均等待时间也减少到略高于2个小时，低于国家标准（4:07）和州标准（2:59）。截至2015年，等待时间为2:26，保持或低于基准平均水平。如今，在最近的HCAHPS患者体验调查中，急诊部的满意度持续高于绩效良好的医院。精益原则的运用使艾拉维·麦肯南医院的急诊部接诊量不断增加。上一财年中，急诊部接诊29 029人，比前一年度增加了6%。

关于长期护理的精益设计

艾拉维还使用精益方法在三年内设计出一个新的长期护理（LTC）设施，包括护士、认证的护士助理、食品服务、陪护及在迭代布局和设计过程中的其他部分。"不能只在会议室里设计并希望它能奏效。"卓越流程总监凯西·麦斯（Kathy Maass）如是说。

新的长期护理场所设计了16个带有多重区域的房间。这些房间都拥有独立的餐饮和活动区域以及其他服务，如社区内的洗衣服务。从半私人房间到带淋浴的私人房间改变了客房清洁及其工作流程。在新的长期护理场所投入使用之前，在旧场所中进行了流程变更测试，因为现在要在四个不同时间段提供午餐，而不是在同一时间在集中的餐厅内为每个人提供午餐。即使病患们的供给有轻微不同，每间病房里也都配有药物和生活用品。因为标准化的流程和精益的使用，国家养老院调查首次没有发现存在什么不足。

精益，家庭医疗设施的转折点

家庭医疗设备（HME）是在医疗保险报销规定不断变化下的高度监管的医疗保健部门。多年来，艾维拉家庭医疗设备奋斗于监管结构、计费和处理患者与医护人员的不满之中。精益是 HME 变革的动力，由运营策略总监史蒂夫·克里姆（Steve Crim）领导。"一开始，我们从将要发生的 100 件事情中提炼出 5 件有着最显著变化的事情，以获得一些'成功'。"

CPAP 设备的患者随访改进流程便是一个例子。在某一时点，一些信息的缺失阻止或减缓了报销流程。克里姆说，前线员工最知道需要做什么，但他们还需要指导来确定如何做才能达成目标。通过建设性反馈和后续行动来强调改变不可选择，明确地向员工传达期望和期限是至关重要的。然后，团队设计了一个流程，根据订单收集所有必需的信息。在第一次接受命令时，收集信息消除了返工以及 CPAP 设备订购时发生的延迟。

鉴于部门面临的境况，毫无疑问，员工担心自己的工作面临危险。克里姆表示，员工需要安全感，或者说"需要我们的肯定"。"只要他们愿意为我们工作，我们便让他们放心，我们允许他们失败——这一点也是被证实了的。""最重要的是我们和各位一起实施了精益，却没有在这个过程中失去任何人。他们接受了这种既能满足患者需求，又能使组织实现期望的新方式。"克里姆如是说。

提升临床调度和电话预约

在临床护理中，精益原则为艾维拉的许多诊所实现当天预约奠定了基础。当出现意外疾病时，患者更倾向于先去见自己的医师。但是，当患者想要在当天预约急诊时，却不总能实现。

以前，如果患者的特定诊所已经安排满了预约，那么医院会给患者另一家诊所的电话号码。艾维拉初级保健创新委员会妇女健康和行政联络主任德布·索霍特（Deb Soholt）说："这样的结果是，我们失去了一些患者，患者忠诚度也在降低。我们的目标变成了在患者打电话时满足他们的需求，也就是提供当天预约。"

精益团队帮助医护人员简化自己的时间表，以便尽可能满足患者当天预约的需求。在每天工作结束之时，医生和护士仔细查看第二天的时间表，以确定可用于当天预约的时段。这些时间段作以明显标记，负责安排预约的人员有权将患者插在这些时间段，无须呼叫注册护士。另外针对主要的投诉，医院还做了一些调整，规范了整个系统的预约时间，因此调度员知道每名患者大概需要花费多少时间。

如果时间允许，患者可以预约其医师。然而，如果患者自己的医师没空，那么调度员可以通过查看整个医院的时间安排，为患者预约另一位医师。预约另外一个诊所也可以在不挂断患者电话的情况下进行。患者可以选择等自己的医师，或者在当天见另一个医师。

"我们要求调度员将自己作为销售人员，医师时间的销售人员。当患者要求与我们的医师进行预约时，我们希望确保他们在该电话结束之前能完成预约。"托德·汤森，一名流程卓越顾问表示："调度员从来没有认为自己会担任如此角色。"

当这个项目于 2012 年 9 月推出时，第一次打电话却没有预约成功的客户数量从每周 70 个左右下降到 10 个以下。医师更加忙碌，工作效率也提高了，并且非常欣赏这种精简的时间表。新医师也有更多的机会在自己能力范围内做事。

"结果非常好。患者感激不尽，我们最大程度运用了我们的基础保健系统。以前，我们有这样的能力，但我们却没有利用。"索霍特如是说。

改善住院部护理，实施电子健康记录和计算机化医生医嘱录入系统（CPOE）

医院还简化了流程，减少了浪费，时间更为自由，工作量更加易于管理，减少了加班，并允许员工享受必要的休假而不是一直工作。马斯表示："这项突破在于护理开始将精益原则视为一个持续的解决问题的工具。"

此外，精益原则在计算机化医生医嘱录入系统和床边药物验证的有效使用方面起了作用。由于成功实施了电子健康记录，艾维拉·麦肯南获得了 HIMSS 第 7 阶段奖，该奖项表彰了不再使用纸质图表的医疗保健环境。

在采用 CPOE 一年之前，护士、卫生单位协调员（HUC）和每个医院的药剂师都对这一流程进行了模拟，以提前发现这种无缝生活带来的变化。"在模拟过程中，这种变化显而易见。熟悉的装着医疗图表的塑料文件夹被拿走，取而代之的是一个仅包含少量信息的纸质文件夹。"马斯说，"医生不能写处方，因为没有纸。这一显而易见的变化提醒着他们，'该有所变化了'。"

工作人员还扫描和存档现有文档以创建单件流。"过程的变化都是思考和勾画出来的。 我们没有必要等到模拟时才发现问题。很多医院都在使用方面有些问题，但是我们的应用程度足够高，完全符合 HIMSS 第 7 阶段的要求。"马斯补充说。与 90% 的国家标准相比，2015 年 7 月以来住院患者 CPOE 的普及率一直保持在 90% 以上。

紧随 CPOE 而来的是药物条码编码。一组人员研究了可能存在的陷阱，护士在模拟实验室中测试了条形码设备。卓越流程顾问多瑞·哈迪（Doreen Hardy）说："我们让他们参与到决策之中，这样他们就有了变革的归属感。"哈迪和她的团队为 20 多个被提前识别的陷阱找到了解决方案。

马斯表示："再次出现在模拟中，合规率惊人。"自 2015 年 7 月以来，住院患者的床边用药验证利用率已经达到 96% ～ 97%。同样，从 2015 年 7 月起，药物扫描测量值已经达到 95% 以上，而这两项的国家标准均为 95%。艾维拉输血产品扫描量达 100%。

不必担心任何负面影响或反弹，表现好的员工可获得一次捕鱼奖励和一小包金鱼饼干。 每周表现好的参与者会被邀请到护理长家参与烤鱼聚会。

"如果没有提前采用精益原则为这个里程碑式的变革做准备，CPOE 和药物条码编码方案不会如此成功。"艾维拉·麦肯南区域总裁兼首席执行官戴夫·卡帕斯卡表示："通过'有用'的激励措施，我们节省了数百万美元。"

精益变革项目和其他改进形式

艾维拉·麦肯南的流程精进顾问会跟进这些项目，并持续对部门领导进行指导。部门领导掌握了这些新流程，并将其作为新管理方法的一部分持续改进。项目可以带来飞跃性的改变，但是想持久发展必须要有持续的努力和新的领导方式。"这是个旷日持久的改善流程。"马斯说，"我们管理的是过程而不是结果。"举例说，小组发现了创造工作标准的机遇，以此确定工作中心和静脉注射是根据需要恰当改进的。

改革项目由高管挑选，但也可以根据员工意见确定下来。这些长期项目是重要的，正如赛林凯（Slunecka）所说："我认为，单纯的改进活动就像应用众多的 Band-Aids。一周长的活动非常有助于改进流程，尤其是完全根据精益设计原则重新设计的流程。但必须首先完成重新设计。医疗设计实在太复杂，无法在一周内完成，而改变企业文化要花更长时间。"

尊重和领导对员工的承诺

艾维拉·麦肯南表示，不用裁员也可以提高生产率和节约成本。早在艾维拉·麦肯南的精益之初，医院就对员工做出了承诺，他们不会因为精益或其他改进而失业。艾维拉·麦肯南的前区域总裁、现任艾维拉健康中心首席执行官弗雷德·赛林凯说："我们答应员工，只要他们愿意尽力为组织服务，我们将竭尽全力保全他们的工作，但不一定是某一特定岗位的工作。"工作岗位可能会改变。

艾维拉现在有三位全职内部顾问，接管之前由外部顾问担任的工作，他们都有护理背景，由主任领导。艾维拉的顾问不会像其他医院一样采取一周长的"改进活动"。在早期的精益实践中，艾维拉通常采用持续 10 到 16 周的改进项目，这比一周内能够实现的项目效果更为彻底。近年来，迫于时间压力，艾维拉采用短期改进项目，因为很难让员工致力于长期的项目上。

艾维拉越来越重视观察或建模项目。使用离散事件仿真（DES）软件对实际系统建模以预测各种性能指标，例如患者等待时间和资源利用率。此外，允许决策者模拟"假设"情景以改善指标，例如，改进响应时间提供更好的患者护理服务，以及更好地利用资源和时间。

在急诊部，离散事件仿真用于确保一周中任何一天任何时间的注册护士—患者比率适当。在艾维拉心脏病医院，离散事件仿真用于更有效地安排系统资源，防止不必要地购买新设备。

艾维拉·麦肯南医院的经历告诉我们，精益并不代表要精简编制，而是要有适当的人员规模。在急诊室计划中，对当前流程的分析表明，在当前员工数量的前提下，工作是无法保质保量地完成的。所以说，医院实际上需要增加编制来增加患者吞吐量。赛林凯总结说，精益的目标是使得整个系统最优化，而不是仅仅优化人力资源成本，"每个计划节约下来的开支比计划本身的开支都要多，更不用说人力成本了"。

艾维拉·麦肯南医院的成功关键因素之一是其认识到了精益是针对人而说的。赛林凯说，员工——人力因素才是关键。员工与流程息息相关，他们服从改进方案，在实施改变时穿越重重险阻。

艾维拉·麦肯南医院精益的其他成果包括：

- 流动外科预估时间从 45 分钟降低到 25 分钟，减少了护士 90% 的走动距离。
- 乳房 X 光照相等候室的等待时间从 40 分钟降低到 12 分钟。
- 在新生儿重症治疗监护病房中，不需要叫醒患儿来喂药，团队改变了流程来迎合儿童的睡眠时间。
- 手术室库存减少 18.2 万美元；通过消除终点库存盘点，每年减少护士工作时间 600 小时。
- 标准外科设备的型号减小了，节约了采购成本，减少了再加工的工作，提升了员工的效率。
- 根据精益原则设计和建造了一个新的妇女中心和门诊手术中心。
- 通过调整调度，艾维拉能够延迟到 2018 年再购买新的 MRI，延迟了 200 万美元的支出。

精益思维，完善管理和持续改进的承诺

创新与战略副总裁朱莉·沃德（Julie Ward）表示："卫生保健工作者作为一个整体正在为此而奋斗。他们为能改变人类生活而获取满足，而精益最棒的一点在于始终从客户角度出发。"她说，"精益带来的副产品是使我们变得更有效率，成本不断下降。我们经常看到，当人们成为精益团队的一部分并实现这些变革性成果时，他们成为精益转化者。"沃德说，"他们开始关注应该如何改变，以实现这些改进。"

自从 2004 年艾维拉·麦肯南开始进程优化以来，创新团队已经开展了 130 项精益项目。"不可否认，变革已推进到医疗保健领域。外部竞争压力强迫我们运用一个不太习惯的传输系统。"艾维拉·麦肯南区域总裁戴夫·卡帕斯卡表示，随着市场变化而变化对我们的双向成功至关重要。"我不得不强调创新是绝对必要的，精益理念不断帮助提高效率。我们必须找到一种方法，能在每项工作中用更少的资源更巧妙地完成。"

其他行业也发生了复杂的变化，其中包括食品行业。卡帕斯卡说："我们对可以从领先者身上学到的东西感兴趣，所以踏入这一领域。"史蒂夫·克里姆

（Steve Crim）于 2013 年加盟艾维拉·麦肯南，担任运营战略总监。为使员工可以接受即将到来的变化，克里姆在公司员工论坛上，提出以下几个要点：

- 理解变化是个过程。我们不是追求完美，只是每天努力变得更好，更接近我们的目标。
- 成为工作的学生，透彻地了解它。
- 成为机会寻求者。不能沉潜待发，寄希望于所有这一切的变化都会"平静地过去"。寻求个人成长和改变的方式，同时帮助组织提升。
- 共同合作。为了未来蓬勃发展，需要协作，达成共识。因为没有人知道所有的答案。
- 置身其中。改变涉及所有人，不能袖手旁观。

"我们的首要目标是为患者提供良好的医疗护理。但是我们也关心每个员工的成就和安全。要做到这一点，我们必须保持竞争力、做到优秀和创新。"卡帕斯卡说。

结论

在寻求精益的过程中，没有单一路线图或手册可供医院参考。某些关键的要素是很必要的，包括识别需要解决的问题、领导层的直接参与、一线员工和经理改进其流程的意愿。从一个范例区域开始变革，有利于阐释机构中其他部门实施精益的潜力。精益不只是短暂的潮流，还是医院未来前景和战略的一部分，为了确保这一点，关注于管理系统并维持改进是非常重要的。

精益课堂

- 医院应当基于区域领导者推动改革的需要和准备程度关注精益。
- 合适的持续性改进（kaizen）有不同种类型，这取决于需要解决的问题。
- 高层的领导和参与对于精益的成功意义重大。
- 精益的成功需要行动、努力工作和纪律。
- 精益在任何地方都不可能一蹴而就，从范例区域启动可以为其他区域树立榜样。

- 拥有一个专心投入、跨部门的流程改进团队对于成功而言不可或缺。
- 不可忽视培训，然而培训不是万能的。
- 尽管一些快速的问题修正是积极的做法，但不要忽略更广大的途径和更具战略性的计划。

思考要点和小组讨论

- 哪些问题是确实需要解决的？我们应当从哪儿做起？关于改善的必要性和改进能力有广泛共识吗？
- 怎样解释舒克（Shook）关于精益变革的五个问题？
- 为什么承诺精益不会导致裁员如此重要？
- 我们如何才能将精益工作从一种项目的思想转换为一种日常工作方式？
- 怎样的技能和性格造就了最佳精益团队成员？
- 如果我们的上级领导还没有准备好，我们应该怎样做让他们投入并参与到精益中去？

精益医院和精益医疗体系的愿景

介绍

到目前为止，我们已经找到了精益理念的来源：亨利·福特（Henry Ford）、爱德华·戴明（Edwards Deming）以及丰田（Toyota）等。我们对该理念的核心概念、哲学原理、方法和领导风格等也已经做了充分的介绍。我们已经分享了一些使用这些方法的医院的实例，看到了他们在关系到患者、雇员、医生和医院等诸多方面的改善和提高。那么，接下来我们一定会问"我如何才能做到那些"和"当我做到之后会是什么样子"。

首先，在精益化改进的过程中，我们是无法达到"完成"或者"做到"的状态的。总会有新的问题等待解决，也总存在损耗等待消除，还有新形式的增值活动等待开发。经过 70 多年精益模式的发展，丰田仍有许多损耗和问题亟须解决。尽管他们已经在许多方面明显优于他们的竞争对手，但他们依然坚持改进。根本不存在完美的精益组织，从这个角度来说，精益医院这个词应该只是"正在系统地运用精益方法和工具进行管理和改进的医院"的简称。当我们谈到"精益实施"或者"精益转化"时，其实已经暗示了医疗体系通过这方面的努力，是完全可以达成目标的。我们正在实践精益理念，或许还能不断精益求精。

本书之前的版本谈论了"精益医院"。现如今，独立医院和医疗实践团体都在不断融入规模日益扩大的综合医疗体系当中，因而我们终于等到新的契机，可以定义并完善"精益医疗体系"的概念，不用再老生常谈"精益医院"的话题。如果患者将医院的价值定义为维护身体健康、保持生命质量的话，精益医疗体系完全可以做到这点，这个体系能够让人们安安稳稳待在家中，而不仅仅是更安全更高效地治疗他们。

医院何时才能算是精益的

根据《改变世界的机器》（*The Machine that Changed the World*）对"精益"下的原始定义进行判断，是否有一家医院可以与其他医院相比，在各个方面都只消耗一半而正常运营呢？一家精益医院应该有如下特征：

- 错误减半。
- 传染率减半。
- 患者的伤害减半。
- 等待的时间减半。
- 延误的时长减半。
- 员工数减半（或者人员更替数减半）。
- 花费减半。
- 所需空间减半。
- 患者和医生的不满都减半。

医院不太可能如丰田一样，真的实现两倍于他们竞争对手的优势（况且，这种差距随着时间的推移已经被丰田的竞争对手逐渐赶上）。这只是说，我们应该为我们的医院把目标定高一些。历史已经证明，精益的理念可能带来突破，这样就会显著提高业务绩效，而不是保守地提升目标，比如说亚利加尼总医院（Allegheny General Hospital）减少了 95% 的血液感染率。泰德康医院和威斯康星州的冈德森·路德教会医院（Gundersen Lutheran）减少了 25% ～ 30% 的门诊患者以及心脏病手术患者的成本。即使我们真的控制到只有竞争对手一半的缺陷，或一半的患者损伤，这能说明我们的工作已经差强人意了吗？当然不能，即使绝对的完美几乎是不可能的，我们也要力求完美。

我们不应该仅仅把目光局限于医院之内，而要放眼于整个医疗系统的完善。精益医疗系统致力于通过将整个系统联结成为统一的整体，而使得急诊室的就诊量减少一半。团体保健联谊社（华盛顿州）基于精益理论，通过以患者为中心的家庭诊疗方式，使得其成员医院的急诊患者减少了29%。精益医院还可以避免患者再住院，比如说圣玛格丽特医学中心（宾夕法尼亚州）就减少了慢性阻塞性肺病患者48%的再住院率。

医疗机构采取精益策略取得了一点成效，在各医院、手术中心、专科诊所还有初级保健办公室中反响都很好。现在面临的挑战是如何将这些方法传播到各个医院，使大家都能运用这个理念得到提升。我们应该从精益医院的领导者和案例上汲取经验，并推广到我们的医院中去。同时，我们还可以同其他正在学习精益理论的医院进行协作，互相交流意见。在这方面，一个典型的例子是医疗保健价值网络，它是由精益企业学院和泰德康医院联合创建的。超过60家北美洲医院正在这样的协作环境下相互学习，分享经验。美国铝公司（Alcoa）前首席执行官、美国财政部长保罗·奥尼尔（Paul O'Neill）拟创的匹兹堡地区健康倡议（Pittsburgh Regional Health Initiative）正是这种区域协作努力得出的成果，我们期待这样的成果能够传播到其他的地区、州府和国家中去。在精益与流程改进圈中，成员们形成了个人代表和医疗组织的形式来相互学习，这其中包括马萨诸塞州医院精益网络、旧金山湾区流程改进网络（加利福尼亚州，旧金山和硅谷）以及连接着得克萨斯州奥斯汀和圣安东尼奥的一个新生团体。

一家精益医院应该是怎样的

如果有机会进入一家正在贯彻精益理念的医院，你可能会去寻找那些直观的精益技术。可见指标会包括5S和可视化控制，这些技术可以对将被存储的物资加上标记或标签。你可能还会看到医院张贴出来的看板卡，这些卡片正在发挥作用。员工对经营方法改善的想法、绩效评估或A3报告也可能会被贴在墙上。医院的物理结构布局应该是紧凑的，具有逻辑性并且安排整齐。一部分精益医院的建筑崭新醒目，那些精细周密的设计元素能够带来服务效率和质量的提高。还有一些情况，医院的建筑设计虽然陈旧简陋，但是其中的精益思想和实践也能发挥重要的作用。

但是在更多的情况下，打造出一家精益医院所使用的核心方法很难在一次参观中直接观察到。我们能直接观察到这家医疗机构的构思过程和思维模式吗？我们能从其中看出人们如何解决问题吗？如果有足够的时间，我们也许能直观了解上司与员工之间的互动，不过在参观过程中我们通常不会有这样的机会。丰田在这方面是很开放的。他们允许其他厂商，甚至包括他们的竞争对手，来参观他们的工厂。其他公司大多照搬这些表层的手段方法，但是它们根本无法领会到丰田生产系统的真正本质。

在一家精益医院中患者会有怎样的体验

医院要永远站在患者的角度换位思考，深入考虑到底什么是完美的护理体验，对患者的体会感同身受，这样才有助于医院发展。例如，对于一个门诊手术病患，什么样的体验才算是一次完美的服务或者一次完美的护理？这有点类似于构建一个未来价值流程图的理想状态。我们可以不断追问自己，系统应该如何运作，以便为我们的精益改进设定目标。

医院通过不懈努力，不断增强诊治能力，降低诊治成本，这样患者就可以快速拿到预约或者就诊安排。医院收治率的合理化意味着患者们可以在合理的时间、合理的地点，得到合理的诊治。得益于常规治疗的透明标准价格机制，医院可以为支付人提供一份清晰的总计预估费用，以及患者需要现款支付（如果需要的话）的金额数量，患者不用再为医院的工作失误多花冤枉钱了。

事实上，患者的精益体验在到达医院之前就已经开始了，这里面就包括手术前的若干步骤，诸如日程安排、手术咨询，以及沟通的准确及时（比如需要去的实验室或者术前禁食）等，以避免出现误解、返工或延误的情况。从患者开车到医院那一刻，精益医院就要开始考虑患者的感受了。在哪里可以停车，又在哪里可以挂号，这些问题是否都有明确的指示信息？患者是不是可以顺利地挂号，而不必多次向不同的人询问相同的内容？在诊疗程序开始前，患者是否能避免过多的等待？

站在临床和手术的角度，医院是不是可以确保手术前所有的准备工作以及质量控制步骤都严格地执行了？这包括患者身份的确认、手术位置的标记和通用协议的暂停等。在精益医院，所谓的通用协议事实上被普遍遵行，这是为了学习指导方针的核心精神，而不是简单经历一下就完了。整个过程是否进行了错误校正，以保护患者免受伤害？是否所有的参与者（护士、医生和麻醉师等）都明确了自己的职责、协作内容以及工作的标准程序？在这样的团队环境下，是不是所有人能以患者为重，而非考虑自己的等级和职称？是不是所有的临床医生都在执行最有利于病患的循证临床实践？精益医院可以游刃有余地解决以上问题，此外因为有效的训练与监督，工作流程被严格遵守，还能确保所有的手术工具和工作范围都被严格消毒了。

除了手术本身，医院为正在等待的家属或亲人又提供了哪些服务？儿童家长是不是被允许尽可能陪护在孩子身边，让孩子醒来可以看到父母？他们是否可以不断获得患者状态的信息，以减轻他们的焦虑？患者是否能够顺利度过术后的恢复期，并且是否能在度过必需的恢复阶段之后，避免任何不必要的延误而办理出院手续（精益医院应确保病患不会因为任何理由被提早催促出院）？是否针对患者术后的责任进行了清晰明确的沟通，以确保患者的恢复，同时防止感染？术后治疗和后续跟进是不是安排了预约？病患是否收到了完全准确无误又便于理解的账单（如果有的话）？

无论从哪个角度尝试完美护理，一定要把临床护理和服务这两个方面都包括进来，以改善患者的体验。开始转换全新的视角，思考如何臻于完美，这样的效果往往优于只通过观察今天的实践和损耗而做出的改进。

超出日间手术病患的范围，一些患者到急诊室就诊或者有些人住院数日，对他们来说，什么才是理想护理呢？在任何精益环境之下，都要将延误患者的时间降至最低，至少也要比之前他们所习惯的延误时间有所缩短。事实上，当情况有所进步或者彻底改变时，患者通过精益医疗系统的就诊过程中很多方面都会显得不同寻常或出人意料。与你的同事、领导、员工聊一聊，设想患者在精益医疗系统中应该经历（或者不应该经历）什么。你怎样才能衡量估测为达到这些目标而做出的进步呢？

在一家精益医院工作会是什么样子

在精益医院工作，对于员工、领导、医生们来说往往意味着积极的工作体验。通过对许多例子的观察可以发现，在精益理念指导下的员工，士气和参与意识都得到了提高，大多数员工都不想离开一家精益医院而去其他地方工作。在某些情况下，工作状态会得到根本的改变（变得更好），这使得一些转到传统医院或诊所工作的员工又重返精益医院，他们不再想要在一个非精益的环境和文化中工作。

我们已经涉及了许多关键点，不过一个员工选择在精益环境下工作，还可能要求以下这些：

- 可以向监察人或其他管理者倾诉，可以提出自己的想法和意见，有为了完善系统而做出改进的自由，同时可以受到尊重，为此会恪守承诺协助完善组织。
- 在组织中有管理者精通精益理论，可以有效解决问题，并且能贡献大部分时间为他们的员工讲解精益技巧，提高能力。
- 为追求工作精益求精，可以被满足一切需要，包括适当的设施（在工作环境中）、合理的空间、员工等级、培训以及管理支持。
- 关注整体患者需求，而非突击完成某些任务。
- 接受适当培训，教授如何运用新技术，如何紧跟新政策和程序，而非被指望仅靠自己搞清楚这些东西。
- 可以改良工作纪律以便在一个系统中工作，同时保持创造力，以便能做出持续性改进和更为彻底的提高。
- 不会被要求负担过多的工作，以至于不能保证高品质地完成任务，同时也不至于待在一边无事可做（也不能提前回家，因为比起员工的录用发展，医疗系统对短期内节约费用更感兴趣）。
- 在轮班时有时间休息，有时间踏实吃饭。
- 如果任务过于繁重或者遇到问题，能够为自己发声，寻求帮助，得到管理层及时有效的回应。
- 能不断面对来自个人或职业上的新的挑战，从而不断成长，始终努力地去学习和提高自身的技术、领导力和解决问题的能力。
- 不会因体系问题受到责备，不会为失败受到陷害。
- 员工可以为在一个高效的团队里贡献力量而感到自豪，因为他们能够感受到自己的价值，感受到自己的工作对患者、对同事、对医院的核心问题乃至对社区所产生的影响。

再次重申，精益的目标并不是建立一个让人感到安逸的系统，也不是为了创造一个温馨没有冲突的环境。精益的人文关怀同样要求有责任感，激励每一个员工做得更好才是真正的尊重。

　　中层主管希望高层领导下达的目标方针是简明可行的。在各个层级的管理者都想为医院树立一个明确的战略方向，然后同员工一起努力改进计划，达到预期效果。管理者期待着下属能够在问题、浪费和险些发生的意外上保持开放的态度，从而为持续性改进建立一个开放的、免于责备的环境。在精益环境中的管理层希望战略目标是放眼全局的，能让他们把工作重点放在目标本身而非满足预算上。

我们该怎样描述一家精益医院呢

　　为了建立一个完整的印象，我们该如何从整体上定义一家精益医院的原型呢？一些医院能遵循《丰田模式》总结的 14 条通用原则，我们可以从这里入手。一家精益医院应该具有以下这些方面的特征：策略系统和管理系统、患者、员工、损耗和改进、技术设备和基础设施。

策略系统和管理系统

　　精益医院及其领导应该清楚地了解，为何我们说精益理念是一个必要方法论，以及精益理念是怎样做到不仅能改善关键措施，还能使医院随时间越来越具竞争力，越来越成功的。

　　精益医院要拥有积极从组织与行业内外学习和应用精益经验的领导班子，经常能够得到董事会或者社区生产领导的指点和帮助。

　　精益医院的目标和努力方向应该和医院的战略构想紧紧整合在一起，而不是单独使用一些手段让员工和领导致力于精益文化的建设。在战略部署过程中，精益战略和医院策略应该是相同的，并被广泛地传达到整个组织。

　　精益医院应该知道，成功不仅来自精湛的医疗技术与卓越的临床护理，它还源于员工的积极参与和完美的运营流程。精益医院可以让投资人了解，实现服务社会的承诺可以有很多方式，在技术更新或是空间拓展上投资并不是唯一渠道。

　　精益医院有一套完整的领导方法和模式，他们通过对监管和经理的培训，让所有领导者实行这一套方法。精益行为模式，比如深入现场、过程审核、在改进中通力合作以及仆人式领导等，应该作为选择员工、评价性能和取得进步的标准。

精益医院不仅依赖几个关键领导和个人来推动改善和文化改进，除了个体成就之外，医院领导的作用更在于加强医院团队凝聚力。

精益医院应该在各个方面寻求完善的机会，而非只改善与患者的互动。医院支持与管理领域，包括人力资源、会计核算、资金运作、社区关系等，都要以精益理念作为考量。

精益医院在所有的成员和投资者中建立了一种合作关系，这其中包括医生，也包括供应商和付款方。患者的安全守则和质量数据与其他医院和社区共享，不会把这些资源作为取得竞争优势的方法。

精益医院会精打细算，减少成本，这样做即使报销水平再低也可以盈利，而不是只会抱怨报销水平。

精益医院通过其出色的质量价值、签署"卓越中心"协议、吸引外地患者和支付者，可以在竞争中游刃有余，开拓新业务。

精益医院会有一个中央小组负责维持精益活动和提供精益培训。这个小组的任务是培训领导和员工，让他们做出改进，并拥有自己的工作过程，而不是代替他们直接参与其中。这种小组在高层管理者的带动下，能够使中层管理者在精益行为和管理哲学上得到持续指导和长足发展。

精益医院都要有一个专门负责关键患者诊疗价值流的全局流程，以及负责管理和改进的领导者。

精益医院要根据患者数量、实际工作量以及时间需求来确定员工数量，从而确保工作的安全和高质量。最佳的安排方式是在不同的时间段安排不同的员工数量。对标杆医院的学习和对预算的把控会促使医院下调员工数量。

精益医院将问题视为学习的机会，并认为在快速发展时代，关键的竞争优势是熟练掌握学习能力和解决问题的能力。

精益医疗系统要真正凝聚成整体系统进行运营，而不是仅仅作为单独的医院和诊所的集合。员工与领导可以跨院合作学习，共同解决问题，视情况分享最佳案例。跨院实现患者合理流动，在必要时为了满足患者需求转移病患，不会出现个别医院担心的报销损失的情况。

患者

精益医院总是富于热情并且认真地对待患者、家属和来宾，医院的目标就是提供完美的无损害的医疗服务，同时尊重患者和他们的时间。在所有活动、决策和优先事项安排上，患者都是排在首位的。领导层负责实现这些设想以满足投资者的期望。

精益医院在流程改善的努力之中也要涉及医院的最终服务对象——患者，以及他们的亲人。新的设计和流程要进行测试，以确保它们可以满足患者的需要。精益医院不能通过假设，而是要真正询问以理解病患需求，还要意识到不同的患者会有不同的需求和想法。

精益医院要提供出色的服务，尤其是对门诊患者。只有让患者真正沉浸在温暖关怀中，门诊医师和员工才能有机会全力满足患者的生理和心理需要。

精益医院要跟踪患者的实时反馈，而不能仅仅依赖正式的调查。反馈不仅是为了即时改善患者体验，它主要可以改善工作流程，避免未来患者出现不满意的情况。

虽然这样的目标看似难以实现，但是精益医院依然要把避免不该发生的错误作为自己的努力方向，从而避免对患者造成任何伤害。为了实现这样的目标，员工要采用标准化的工作方法，从根源上解决问题，对错误进行检验和纠正，不知疲倦地工作，而不是依靠个人的小心、谨慎。当本可避免的错误发生时，患者和付款人也不需要为因此而增加的工作支付任何费用，员工也能免于责备。

精益医院要尽可能避免浪费患者的时间，实行预约。此外，精益医院改善工作流程，减少时间浪费的努力还需要在诊疗的过程中体现出来。患者在诊治完成之后，可以没有任何延误，顺利回家。

员工

精益医院认为，无论对于患者还是医院来说，员工都是真正的价值源泉，而不应被看作可降低的成本支出，因此对员工不会想方设法地加以裁减。高层领导完全可以承诺，精益改进不会导致裁员，相反，可以给员工带来新的机会与成长。

精益医院帮助员工明白，并非所有的工作都能增值。每个人都应该致力于消除那些被定义为浪费的工作，从而可以有更多的时间花在患者身上。

精益医院会让它的每一位员工都加入到自己和团队的改进工作中来，并且支持他们为患者提供完美医疗服务的愿望。领导可以指导员工调整他们的工作，从而适应价值流的需要，并且和员工一起协同工作，实现系统的改进。每次调查结果下来时，员工也不必被遣送回家，因为这被视作经营改进的契机。

精益医院不会给员工安排太多的工作，以便让员工能保证高质量地完成自己的工作。医院也不会为了让员工更努力或者更小心地完成工作，而给他们施加压力，虽然这也被认为是实现品质、安全和效率的一种方法。

损耗和改进

精益医院认为每一个过程中都存在着损耗，因此要致力于持续的改进和根本问题的解决，而不是权宜之计和灭火工作。个人（无论雇员还是领导）不是问题或损耗的罪魁祸首。

精益医院会采取主动修复问题、减少浪费的态度，这要好过激烈的应对措施。它会鼓励员工主动面对损耗并对系统进行改进，而不是隐瞒问题和粉饰太平。

精益医院会打破部门界限，以致力于改进对患者的医疗服务和避免延迟。让员工在工作中感到自豪的是，能够在整个价值流中进行横向合作，而不仅是局部范围的最优化。

精益医院认为标准化的工作方法的价值在于改善安全、质量和生产力，这要好过让员工去寻找自己的方法来应对同样的工作，或想办法保证患者得到的是被广泛认可的诊疗手段。

精益医院是永远不会安于现状的，优于平均水平、名列前茅或赢得奖励对它来说都不足够，它总是努力变得更好。完美当然是一个难以实现的目标，不过对于精益医院来说，它是唯一可以接受的目标。

技术设备和基础设施

精益医院在实体设计上就是为了尽量减少患者以及所有工作人员的损耗。它的设计理念就是要支持工作流程和价值流，而不是让各部门和员工为了适应环境而调整自己的工作。精益医院应该多多重视那些对患者和员工而言更具功能性和有效性的因素，这远远好于通过修建大理石门厅地面和喷泉来掩盖不合理的流程处理。精益医院通过协作和互动来设计和建立整体项目的推动，比如，精益设计、3P、综合项目交付。

　　精益医院会有流程技术、自动化以及信息系统，以使工作变得更轻松或不容易出错。不过医院不会仅仅为了拥有一套新系统，就安装自动化或者对原系统进行改造。从开始到结束贯穿全过程，患者和员工都会深入参与进来，选择符合自身需要的技术。精益医院还需要花时间在新技术上培训投资人，确保新技术能被更有效地运用，并非责备个人不利用系统。

总结

　　2001 年，医疗行业曾立下这样的决心："我们希望看到一个医疗界的丰田。"在那个时候，医疗行业内还没有一个明确的行业龙头，没有一家医院的工作流程或者成果能够显著优于其他医院。即使精益医疗领域的一些先行者们才刚刚被人们熟知，在世界范围内也已经有数百家医院谱写了成功的精益故事。我们有理由相信，随着时间的推移，未来一批一流的医院将会崛起，整体上大幅超越现有的行业水准。精益理念的拥护者们都坚信，那些最有效地利用精益原则的医院将会跻身一流之列。这些一流医院将继续相互学习，不断提高，而其他的医院会被它们落得越来越远———些医院甚至很有可能倒闭或者被迫合并。我们都有机会遵循精益的管理模式去力争上游，每天加倍努力去减少损耗，尊重我们的员工，并为患者提供越来越好的服务。让我们抓住这些机会吧！

思考要点和小组讨论

- 在组织中，我们可以通过哪些主要途径来减半我们的消耗？
- 人们对"零"和"完美"的目标做何反应？
- 某些以患者为中心的目标是如何因为支付系统和财政因素而变得复杂的？
- 针对你的医院和科室，你对精益医院的愿景有何长远的看法？

精益思想丛书

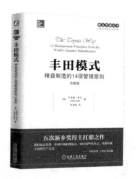 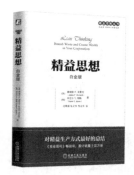 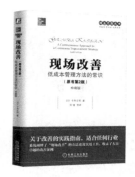

ISBN	书名	作者
978-7-111-49467-6	改变世界的机器：精益生产之道	詹姆斯 P. 沃麦克 等
978-7-111-51071-0	精益思想（白金版）	詹姆斯 P. 沃麦克 等
978-7-111-54695-5	精益服务解决方案：公司与顾客共创价值与财富（白金版）	詹姆斯 P. 沃麦克 等
7-111-20316-X	精益之道	约翰·德鲁 等
978-7-111-55756-2	六西格玛管理法：世界顶级企业追求卓越之道（原书第2版）	彼得 S. 潘迪 等
978-7-111-51070-3	金矿：精益管理 挖掘利润（珍藏版）	迈克尔·伯乐 等
978-7-111-51073-4	金矿Ⅱ：精益管理者的成长（珍藏版）	迈克尔·伯乐 等
978-7-111-50340-8	金矿Ⅲ：精益领导者的软实力	迈克尔·伯乐 等
978-7-111-51269-1	丰田生产的会计思维	田中正知
978-7-111-52372-7	丰田模式：精益制造的14项管理原则（珍藏版）	杰弗瑞·莱克
978-7-111-54563-7	学习型管理：培养领导团队的A3管理方法（珍藏版）	约翰·舒克 等
978-7-111-55404-2	学习观察：通过价值流图创造价值、消除浪费（珍藏版）	迈克·鲁斯 等
978-7-111-54395-4	现场改善：低成本管理方法的常识（原书第2版）（珍藏版）	今井正明
978-7-111-55938-2	改善（珍藏版）	今井正明
978-7-111-54933-8	大野耐一的现场管理（白金版）	大野耐一
978-7-111-53100-5	丰田模式（实践手册篇）：实施丰田4P的实践指南	杰弗瑞·莱克 等
978-7-111-53034-3	丰田人才精益模式	杰弗瑞·莱克 等
978-7-111-52808-1	丰田文化：复制丰田DNA的核心关键（珍藏版)	杰弗瑞·莱克 等
978-7-111-53172-2	精益工具箱（原书第4版）	约翰·比切诺等
978-7-111-32490-4	丰田套路：转变我们对领导力与管理的认知	迈克·鲁斯
978-7-111-58573-2	精益医院：世界最佳医院管理实践（原书第3版）	马克·格雷班
978-7-111-46607-9	精益医疗实践：用价值流创建患者期待的服务体验	朱迪·沃思 等

推荐阅读

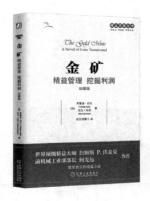 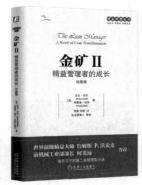 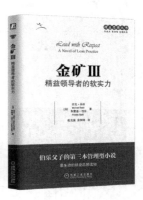

金矿：精益管理 挖掘利润（珍藏版）

作者：[法] 弗雷迪·伯乐 迈克·伯乐 ISBN：978-7-111-51070-3

本书最值得称道之处是采用了小说的形式，让人读来非常轻松有趣，以至书中提及的操作方法，使人读后忍不住想动手一试

《金矿》描述一家濒临破产的企业如何转亏为盈。这家企业既拥有技术优势，又拥有市场优势，但它却陷入了财务困境。危难之际，经验丰富的精益专家帮助企业建立起一套有竞争力的生产运作系统，通过不断地改善，消除浪费，大幅度提高了生产效率和质量，库存很快转变为流动资金。

金矿 II：精益管理者的成长（珍藏版）

作者：[法] 迈克·伯乐 弗雷迪·伯乐 ISBN：978-7-111-51073-4

在这本《金矿》续集中，作者用一个生动的故事阐述精益实践中最具挑战的一项工作：如何让管理层和团队一起学习，不断进步

本书以小说形式讲述主人公由"追求短期效益、注重精益工具应用"到逐渐明白"精益是学习改善，不断进步"的故事。与前一本书相比，本书更侧重于人的问题，体会公司总裁、工厂经理、班组长、操作员工以及公司里各个不同层级与部门的人们，在公司通过实施精益变革进行自救的过程中，在传统与精益的两种不同管理方式下，经受的煎熬与成长。这个过程教育读者，精益远不止是一些方法、工具的应用，更是观念和管理方式的彻底转变。

金矿 III：精益领导者的软实力

作者：[法] 迈克·伯乐 弗雷迪·伯乐 ISBN：978-7-111-50340-8

本书揭示了如何持续精益的秘密：那就是培养员工执行精益工具和方法，并在这个过程中打造企业的可持续竞争优势——持续改善的企业文化

今天，越来越多的企业已经开始认识并努力地实施精益，这几乎成为一种趋势。不过大多数实践者只看到它严格关注流程以及制造高质量产品和服务的硬实力，少有人理解到精益的软实力。本书如同一场及时雨，为我们带来了精辟的解说。

彼得·德鲁克全集

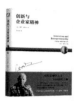 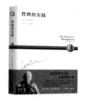

序号	书名	序号	书名
1	工业人的未来The Future of Industrial Man	21☆	迈向经济新纪元 Toward the Next Economics and Other Essays
2	公司的概念Concept of the Corporation	22☆	时代变局中的管理者 The Changing World of the Executive
3	新社会 The New Society：The Anatomy of Industrial Order	23	最后的完美世界 The Last of All Possible Worlds
4	管理的实践 The Practice of Management	24	行善的诱惑The Temptation to Do Good
5	已经发生的未来Landmarks of Tomorrow：A Report on the New "Post-Modern" World	25	创新与企业家精神Innovation and Entrepreneurship
6	为成果而管理 Managing for Results	26	管理前沿The Frontiers of Management
7	卓有成效的管理者The Effective Executive	27	管理新现实The New Realities
8 ☆	不连续的时代The Age of Discontinuity	28	非营利组织的管理 Managing the Non-Profit Organization
9 ☆	面向未来的管理者 Preparing Tomorrow's Business Leaders Today	29	管理未来Managing for the Future
10☆	技术与管理Technology，Management and Society	30☆	生态愿景The Ecological Vision
11☆	人与商业Men，Ideas，and Politics	31☆	知识社会Post-Capitalist Society
12	管理：使命、责任、实践（实践篇）	32	巨变时代的管理 Managing in a Time of Great Change
13	管理：使命、责任、实践（使命篇）	33	德鲁克看中国与日本：德鲁克对话"日本商业圣手"中内功 Drucker on Asia
14	管理：使命、责任、实践（责任篇）Management：Tasks,Responsibilities,Practices	34	德鲁克论管理 Peter Drucker on the Profession of Management
15	养老金革命 The Pension Fund Revolution	35	21世纪的管理挑战Management Challenges for the 21st Century
16	人与绩效：德鲁克论管理精华People and Performance	36	德鲁克管理思想精要The Essential Drucker
17☆	认识管理An Introductory View of Management	37	下一个社会的管理 Managing in the Next Society
18	德鲁克经典管理案例解析（纪念版）Management Cases(Revised Edition)	38	功能社会：德鲁克自选集A Functioning Society
19	旁观者：管理大师德鲁克回忆录 Adventures of a Bystander	39 ☆	德鲁克演讲实录The Drucker Lectures
20	动荡时代的管理Managing in Turbulent Times	40	管理(原书修订版） Management (Revised Edition)
注：序号有标记的书是新增引进翻译出版的作品		41	卓有成效管理者的实践（纪念版）The Effective Executive in Action

推荐阅读

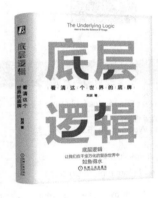 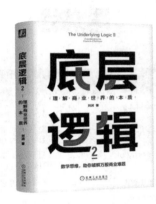 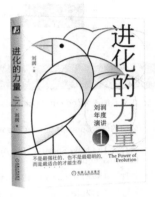

底层逻辑：看清这个世界的底牌

作者：刘润 著 ISBN：978-7-111-69102-0

为你准备一整套思维框架，助你启动"开挂人生"

底层逻辑2：理解商业世界的本质

作者：刘润 著 ISBN：978-7-111-71299-2

带你升维思考，看透商业的本质

进化的力量

作者：刘润 著 ISBN：978-7-111-69870-8

提炼个人和企业发展的8个新机遇，帮助你疯狂进化！